全国中医药行业高等教育"十四五"规划教材

全国高等中医药院校规划教材（第十一版）

U0324946

护理教育学

（新世纪第三版）

（供护理学等专业用）

主　编　聂　宏　杨巧菊

中国中医药出版社
·北　京·

图书在版编目（CIP）数据

护理教育学 / 聂宏，杨巧菊主编 . —3 版 . —北京：
中国中医药出版社，2023.8（2024.11重印）
全国中医药行业高等教育"十四五"规划教材
ISBN 978-7-5132-8202-4

Ⅰ . ①护… Ⅱ . ①聂… ②杨… Ⅲ . ①护理学—教育学—中医学院—教材
Ⅳ . ① R47

中国国家版本馆 CIP 数据核字（2023）第 098224 号

融合出版数字化资源服务说明

全国中医药行业高等教育"十四五"规划教材为融合教材，各教材相关数字化资源（电子教材、PPT 课件、视频、复习思考题等）在全国中医药行业教育云平台"医开讲"发布。

资源访问说明

扫描右方二维码下载"医开讲 APP"或到"医开讲网站"（网址：www.e-lesson.cn）注册登录，输入封底"序列号"进行账号绑定后即可访问相关数字化资源（注意：序列号只可绑定一个账号，为避免不必要的损失，请您刮开序列号立即进行账号绑定激活）。

资源下载说明

本书有配套 PPT 课件，供教师下载使用，请到"医开讲网站"（网址：www.e-lesson.cn）认证教师身份后，搜索书名进入具体图书页面实现下载。

中国中医药出版社出版

北京经济技术开发区科创十三街 31 号院二区 8 号楼
邮政编码　100176
传真　010-64405721
山东临沂新华印刷物流集团有限责任公司印刷
各地新华书店经销

开本 889×1194　1/16　印张 14　字数 370 千字
2023 年 8 月第 3 版　2024 年 11 月第 2 次印刷
书号　ISBN 978-7-5132-8202-4

定价　55.00 元
网址　www.cptcm.com

服 务 热 线　010-64405510　　微信服务号　zgzyycbs
购 书 热 线　010-89535836　　微商城网址　https://kdt.im/LIdUGr
维 权 打 假　010-64405753　　天猫旗舰店网址　https://zgzyycbs.tmall.com

如有印装质量问题请与本社出版部联系（010-64405510）

匡海学（黑龙江中医药大学教授、教育部高等学校中药学类专业教学指导委员会主任委员）

吕志平（南方医科大学教授、全国名中医）

吕晓东（辽宁中医药大学党委书记）

朱卫丰（江西中医药大学校长）

朱兆云（云南中医药大学教授、中国工程院院士）

刘　良（广州中医药大学教授、中国工程院院士）

刘松林（湖北中医药大学校长）

刘叔文（南方医科大学副校长）

刘清泉（首都医科大学附属北京中医医院院长）

李可建（山东中医药大学校长）

李灿东（福建中医药大学校长）

杨　柱（贵州中医药大学党委书记）

杨晓航（陕西中医药大学校长）

肖　伟（南京中医药大学教授、中国工程院院士）

吴以岭（河北中医药大学名誉校长、中国工程院院士）

余曙光（成都中医药大学校长）

谷晓红（北京中医药大学教授、教育部高等学校中医学类专业教学指导委员会主任委员）

冷向阳（长春中医药大学校长）

张忠德（广东省中医院院长）

陆付耳（华中科技大学同济医学院教授）

阿吉艾克拜尔·艾萨（新疆医科大学校长）

陈　忠（浙江中医药大学校长）

陈凯先（中国科学院上海药物研究所研究员、中国科学院院士）

陈香美（解放军总医院教授、中国工程院院士）

易刚强（湖南中医药大学校长）

季　光（上海中医药大学校长）

周建军（重庆中医药学院院长）

赵继荣（甘肃中医药大学校长）

郝慧琴（山西中医药大学党委书记）

胡　刚（江苏省政协副主席、南京中医药大学教授）

侯卫伟（中国中医药出版社有限公司董事长）

姚　春（广西中医药大学校长）

徐安龙（北京中医药大学校长、教育部高等学校中西医结合类专业教学指导委员会主任委员）

高秀梅（天津中医药大学校长）

高维娟（河北中医药大学校长）

郭宏伟（黑龙江中医药大学校长）

唐志书（中国中医科学院副院长、研究生院院长）

彭代银（安徽中医药大学校长）

董竞成（复旦大学中西医结合研究院院长）

韩晶岩（北京大学医学部基础医学院中西医结合教研室主任）

程海波（南京中医药大学校长）

鲁海文（内蒙古医科大学副校长）

翟理祥（广东药科大学校长）

秘书长（兼）

陆建伟（国家中医药管理局人事教育司司长）

侯卫伟（中国中医药出版社有限公司董事长）

办公室主任

周景玉（国家中医药管理局人事教育司副司长）

李秀明（中国中医药出版社有限公司总编辑）

办公室成员

陈令轩（国家中医药管理局人事教育司综合协调处处长）

李占永（中国中医药出版社有限公司副总编辑）

张峘宇（中国中医药出版社有限公司副总经理）

芮立新（中国中医药出版社有限公司副总编辑）

沈承玲（中国中医药出版社有限公司教材中心主任）

编审专家组

全国中医药行业高等教育"十四五"规划教材
全国高等中医药院校规划教材（第十一版）

组　长

余艳红（国家卫生健康委员会党组成员，国家中医药管理局党组书记、局长）

副组长

张伯礼（天津中医药大学教授、中国工程院院士、国医大师）

秦怀金（国家中医药管理局副局长、党组成员）

组　员

陆建伟（国家中医药管理局人事教育司司长）

严世芸（上海中医药大学教授、国医大师）

吴勉华（南京中医药大学教授）

匡海学（黑龙江中医药大学教授）

刘红宁（江西中医药大学教授）

翟双庆（北京中医药大学教授）

胡鸿毅（上海中医药大学教授）

余曙光（成都中医药大学教授）

周桂桐（天津中医药大学教授）

石　岩（辽宁中医药大学教授）

黄必胜（湖北中医药大学教授）

前　言

　　为全面贯彻《中共中央 国务院关于促进中医药传承创新发展的意见》和全国中医药大会精神，落实《国务院办公厅关于加快医学教育创新发展的指导意见》《教育部 国家卫生健康委 国家中医药管理局关于深化医教协同进一步推动中医药教育改革与高质量发展的实施意见》，紧密对接新医科建设对中医药教育改革的新要求和中医药传承创新发展对人才培养的新需求，国家中医药管理局教材办公室（以下简称"教材办"）、中国中医药出版社在国家中医药管理局领导下，在教育部高等学校中医学类、中药学类、中西医结合类专业教学指导委员会及全国中医药行业高等教育规划教材专家指导委员会指导下，对全国中医药行业高等教育"十三五"规划教材进行综合评价，研究制定《全国中医药行业高等教育"十四五"规划教材建设方案》，并全面组织实施。鉴于全国中医药行业主管部门主持编写的全国高等中医药院校规划教材目前已出版十版，为体现其系统性和传承性，本套教材称为第十一版。

　　本套教材建设，坚持问题导向、目标导向、需求导向，结合"十三五"规划教材综合评价中发现的问题和收集的意见建议，对教材建设知识体系、结构安排等进行系统整体优化，进一步加强顶层设计和组织管理，坚持立德树人根本任务，力求构建适应中医药教育教学改革需求的教材体系，更好地服务院校人才培养和学科专业建设，促进中医药教育创新发展。

　　本套教材建设过程中，教材办聘请中医学、中药学、针灸推拿学三个专业的权威专家组成编审专家组，参与主编确定，提出指导意见，审查编写质量。特别是对核心示范教材建设加强了组织管理，成立了专门评价专家组，全程指导教材建设，确保教材质量。

　　本套教材具有以下特点：

1.坚持立德树人，融入课程思政内容

　　将党的二十大精神进教材，把立德树人贯穿教材建设全过程、各方面，体现课程思政建设新要求，发挥中医药文化育人优势，促进中医药人文教育与专业教育有机融合，指导学生树立正确世界观、人生观、价值观，帮助学生立大志、明大德、成大才、担大任，坚定信念信心，努力成为堪当民族复兴重任的时代新人。

2.优化知识结构，强化中医思维培养

　　在"十三五"规划教材知识架构基础上，进一步整合优化学科知识结构体系，减少不同学科教材间相同知识内容交叉重复，增强教材知识结构的系统性、完整性。强化中医思维培养，突出中医思维在教材编写中的主导作用，注重中医经典内容编写，在《内经》《伤寒论》等经典课程中更加突出重点，同时更加强化经典与临床的融合，增强中医经典的临床运用，帮助学生筑牢中医经典基础，逐步形成中医思维。

3.突出"三基五性"，注重内容严谨准确

坚持"以本为本"，更加突出教材的"三基五性"，即基本知识、基本理论、基本技能，思想性、科学性、先进性、启发性、适用性。注重名词术语统一，概念准确，表述科学严谨，知识点结合完备，内容精炼完整。教材编写综合考虑学科的分化、交叉，既充分体现不同学科自身特点，又注意各学科之间的有机衔接；注重理论与临床实践结合，与医师规范化培训、医师资格考试接轨。

4.强化精品意识，建设行业示范教材

遴选行业权威专家，吸纳一线优秀教师，组建经验丰富、专业精湛、治学严谨、作风扎实的高水平编写团队，将精品意识和质量意识贯穿教材建设始终，严格编审把关，确保教材编写质量。特别是对32门核心示范教材建设，更加强调知识体系架构建设，紧密结合国家精品课程、一流学科、一流专业建设，提高编写标准和要求，着力推出一批高质量的核心示范教材。

5.加强数字化建设，丰富拓展教材内容

为适应新型出版业态，充分借助现代信息技术，在纸质教材基础上，强化数字化教材开发建设，对全国中医药行业教育云平台"医开讲"进行了升级改造，融入了更多更实用的数字化教学素材，如精品视频、复习思考题、AR/VR等，对纸质教材内容进行拓展和延伸，更好地服务教师线上教学和学生线下自主学习，满足中医药教育教学需要。

本套教材的建设，凝聚了全国中医药行业高等教育工作者的集体智慧，体现了中医药行业齐心协力、求真务实、精益求精的工作作风，谨此向有关单位和个人致以衷心的感谢！

尽管所有组织者与编写者竭尽心智，精益求精，本套教材仍有进一步提升空间，敬请广大师生提出宝贵意见和建议，以便不断修订完善。

国家中医药管理局教材办公室

中国中医药出版社有限公司

2023 年 6 月

编写说明

　　全国中医药行业高等教育"十四五"规划教材《护理教育学》是根据《国务院办公厅关于加快医学教育创新发展的指导意见》《关于深化医教协同进一步推动中医药教育改革与高质量发展的实施意见》等文件的精神，在国家中医药管理局的宏观指导下，以培养护理学专业学生的教学能力及技巧为目的，以综合培养学生的素质及能力为中心，依据护理学人才培养的规律和实际需求，由国家中医药管理局教材办公室、中国中医药出版社组织编写的护理教育学课程本科教材。本版教材按照教育学的原则及护理教育学的学科结构特点来选择及组织教材内容，秉承传承创新精品的理念，以适用于护理学专业学生教育教学需要对上版教材进行重新修订和完善。

　　护理教育学是在普通教育学基础上分支出的新兴学科，是护理学学科体系中一门新兴的交叉学科，是护理学专业本科学生的一门专业课程。在教材内容选择上，突出实用性，强调选择与护理教学实践联系密切的内容，力争在传授护理教育理论的同时，努力与临床护理教学过程有机结合，使学生能学以致用。希望搭建教学理论和护理教学实践之间的桥梁，帮助学生用所学的知识审视护理教育现象，指导护理教学实践，并不断完善护理专业教学过程，为将来从事护理教育，包括临床护理教学，以及开展临床健康教育活动奠定基础。

　　本教材是在全国中医药行业高等教育"十三五"规划教材《护理教育学》基础上修订而成。在修订过程中，始终围绕立德树人的根本任务，融入课程思政内容，加强并实现了思政元素与相关知识点的恰当融合和有机结合，严格遵循继承性与创新性相结合的原则，吸取了大量国内外相关教材的精华，将学科领域成熟的新理论、新知识写入教材。此外，本教材还进行了数字化资源的更新、丰富和完善。每一章节都配以重要概念、重要理论的讲解视频，扩展和应用了多种知识链接，以及利用习题、案例等多种数字资源，帮助学生更好地掌握相关知识点，适当丰富教材的知识含量及提高知识信息的详细程度，助力"互联网＋教育"的发展。

　　本教材由全国20所高等医学院校专门从事护理教育教学及科研的有关专家编写。全书共分十章，第一章护理教育学概述由聂宏、杨巧菊、胡燕编写，第二章教育学理论及在护理教育中的应用由吴燕妮、袁娟编写，第三章护理学专业教师与学生由蔡恩丽编写，第四章护理教育的目标体系由李明霞编写，第五章护理学专业课程设置由马小琴、吴彬编写，第六章护理教学的组织形式由李晓伟、贺惠娟、宋艳丽、姜晓光、邹小燕编写，第七章护理教学方法及媒体由郭莉莉、姚壮、蒋新军编写，第八章护理教育管理由江虹、李翀编写，第九章护理教育评价由陈红涛、殷海燕编写，第十章护理学专业学生的素质教育由许亚红、侯朝铭编写。全部书稿由聂宏和杨巧菊进行统稿，部分插图绘画由孙维伯和徐佳明协助完成。本教材数字化工作由聂宏、杨巧菊、殷海燕负责,《护理教育学》融合出版数字化资源编创编委会全体成员共同参与完成。

鉴于护理教育学的相关知识不断发展和更新,且编者的水平和实践有限,若有疏忽和不足之处,敬请广大师生提出宝贵意见,以便再版时修订提高。

《护理教育学》编委会

2023 年 6 月

目　录

扫一扫，查阅
本书数字资源

护理教育学是在普通教育学基础上分支出来的新兴学科，是护理学学科体系中的一门新兴的交叉学科。护理教育学是将教育学、教育心理学理论和方法技术应用于护理教育领域，以研究护理教育现象与规律的学科。护理教育学学科的建设和发展对培养护理人才、提高护理教育质量、办好护理院校、推动护理教育事业发展均具有极其重要的现实意义。

第一节　教育与教育学

　　研究教育，揭示教育规律，首先必须明确教育是什么，这是建构教育学理论大厦的基石，是教育工作者必须明确把握的问题。教育作为一种与人类社会共始终的社会现象和活动，拥有极其漫长的历史，研究它是在什么条件下产生的，它为什么是目前的样貌，它的发展经历了一个怎样的过程，它的未来发展前景如何等，都属于教育学学科本体性问题，必须给出正确的解释。

一、教育的概念、本质及功能

（一）教育的词源

　　"教育"一词始见于《孟子·尽心上》"得天下英才而教育之，三乐也"。这说明了教育年轻一代人是人生的一大乐趣，但未揭示教育一词的内涵。之后，我国许多古籍中均有提到，如许慎曾在《说文解字》中解释："教，上所施，下所效也。"目的在于育人为善，从社会需要出发，以教育及培养为主;《中庸》也曾提到"修道之谓教"，即用社会道德去影响和培养年轻人;《荀子·修身》中有"以善先人者谓之教"的说法;《学记》中有"建国君民，教学为先"的记载等。直到 19 世纪末 20 世纪初的时候，"教育"在我国开始成为常用词。

　　在西方国家，"教育"一词英语释为"抚育""自身生成";德语释为"引导""唤醒";法语释为"引出"。三者皆出自拉丁文"educare"，本义为"引出"或"导出"，意思就是通过一定的手段，把某种本来潜在于身体和心灵内部的东西引发出来。古希腊三哲人之首苏格拉底（前469—前399）最早指出教育就是传授知识。后来，捷克著名教育家夸美纽斯（J.A. Comenius，1592—1670）提出"教育在于发展健全的个人"。法国启蒙思想家、教育家卢梭（1712—1778）也提出"植物是由栽培而成，人是由教育而成""教育应当依照儿童自然发展的程序，培养儿童所固有的观察、思维和感受的能力"。美国实用主义教育家杜威提出"教育即生活""教育即生长"等观点。

　　上述对教育概念的表述虽然存在差异，但它们都有一个共同的认识和基础，即把教育看作是为社会培养人、促进人身心发展的一种"活动"。这种共同的认识正确地反映了古今中外一切教育所具有的共同属性：只要社会存在，教育培养人的属性是不会改变的。

（二）教育的定义

教育（education）作为一个特定的科学概念，有广义和狭义之分。

广义的教育，指在人类的生产与生活活动中，有意识的以影响人的身心发展为直接目标的社会活动。自有人类开始，广义的教育就相应而生，并存在于人类社会生活的各种活动过程中。广泛地说，凡是有目的地增进人的知识和技能，影响人的思想品德的活动，不管是有组织的或是无组织的，系统的或零碎的都是教育。狭义的教育是人类发展到一定历史阶段才产生的，主要指学校教育，是教育者根据一定的社会要求和年轻一代身心发展的规律，有目的、有计划、有组织地对受教育者的身心施加影响，把他们培养成为一定社会所需要的人的活动。

学校教育出现在西方文艺复兴时期，自20世纪始一直是我国最重要的教育形式。与其他教育相比，主要区别在于：学校教育具有较强的目的性、系统性、组织性和控制性；学校的任务是专门培养取得入学资格的人。

（三）教育的本质和功能

教育是为社会的延续与更新而培养人的活动，这是教育区别于其他活动的根本特征，也是教育的本质属性。教育的本质属性揭示了教育具有两大功能：促进人的发展和促进社会的发展。这两大功能相辅相成、相互促进。教育的基本功能是依据社会的需要，促进人的发展，进而促进社会的发展。社会的发展又可以提供给人更好的物质文明和精神文明，继而促进人的发展。促进人的发展是教育的根本出发点和立足点，是教育的本体功能。所有教育都必须通过培养人来实现为社会发展服务的功能。把握教育与人和社会发展的关系，有助于深刻认识教育的本质，正确、有效地开展教育活动，充分发挥教育的功能。

1. 促进人的发展　教育是培养人的活动，是人的发展所必需的。通过有目的、有计划、有组织的教育活动，可以促进人的发展。促进人的发展属于教育的内部关系，主要表现在以下三个方面。

（1）教育对个体发展的主导作用　个体的发展，是指个体从出生到成人期身心有规律的变化过程。它包括身体发展和心理发展两个方面，心理的发展离不开身体的发展，身体的发展同样受到心理发展的强烈影响，二者是密不可分的。个体的发展呈现明显的历史性与社会性、顺序性与阶段性、共同性与差异性等特征。个体发展既能现实地展开，又具有无限发展的可能性。

影响个体发展的因素可以归结为三个方面，即遗传、环境与教育。遗传素质是个体发展的物质基础，为个体的身心发展提供可能性；环境（自然环境与社会环境）对个体的发展起一定的制约作用；教育是一种特殊的环境，对个体的发展具有主导作用。

遗传素质与环境对个体发展跟教育关系密切。教育的主导作用既表现为对个体的作用，也表现为对种族遗传、对环境形成的重要影响。然而，个体的发展往往离不开其能动的实践，个体主观能动性的发挥，对人的发展经常有着决定性的意义。因此，教师应鼓励学生积极主动地参与各种教育活动。

（2）教育的个体社会化功能　教育在个体发展中的主导作用突出表现为教育能促进个体的社会化。所谓社会化是指人接受社会文化的过程。这种功能主要表现为以下三个方面。

①教育促进个体观念的社会化：个体观念是个体对社会事物的看法和个体在社会活动中形成

的思想。个体观念的社会化，即世界观、人生观、价值观的形成。我们所期望的教育，就是在个体观念的社会化过程中，能有计划、有目的地按照一定社会的要求帮助人们形成社会所需要的观念，特别表现为促进个体政治观念和道德观念的社会化。②教育促进个体智力与能力的社会化：首先，教育指导或规范个体智力和能力的社会化；其次，教育加速个体智力、能力的社会化。③教育促进个体职业、身份的社会化：在现代社会中，个体谋求某种社会职业通常以接受相关的教育和训练为前提，教育是促进人的职业社会化的重要手段。个体的身份是指个体在整个社会结构中的地位，个体的身份社会化通常也以接受相关的教育与训练为前提，因此，教育是促进个体身份社会化的重要手段。

（3）教育的个体个性化功能　人在社会化的过程中必然伴随个性化，同时也要求个性化。人的个性化的形成与实现依赖于教育。教育具有促进人的个性化的功能，教育的这种功能主要体现在它促进人的主体意识的发展、促进人的个体特征的发展及促进个体价值的实现等方面。个体的个性化与社会化是统一的，教育的功能在于促进二者有机的结合与统一。

2. 促进社会的发展　教育的社会功能是促进社会的发展，属于教育的外部关系，主要通过下列三种途径来实现。

（1）教育为社会主义经济建设服务　经济建设是社会主义现代化建设的中心。教育为社会主义建设服务，首先要为经济建设服务，经济建设的首要任务是提高生产力水平。教育最基本的经济功能就是劳动力的再生产，即把可能的劳动力转化为现实的劳动力，把一般的劳动力培养成为具有一定生产知识、劳动技能、有觉悟、有文化素养的特殊劳动力。高等教育在提高生产力水平方面的作用越来越被重视，以至于人们把高等教育的数量与质量作为衡量一个国家生产力水平与经济实力的重要指标之一。"以知识为基础的经济"时代的到来，更加突出了教育在经济建设中的作用。

（2）教育为社会制度建设服务　教育为经济建设服务，不仅为了促进生产力的发展，还要使生产关系适应生产力的发展。经济制度是生产关系的制度化，政治是经济的集中表现，经济制度和政治制度构成了社会制度的主体。教育为社会制度建设服务的功能，主要通过培养人才以维护、改革、调整、完善经济制度与政治制度，即促进生产关系适应生产力的发展。

（3）教育为文化发展服务　主要体现在对文化的传承、选择、创造和融合。

①文化的传承：社会通过教育将前人所积累的生产生活经验、伦理道德规范、科学技术知识，有计划地传承给下一代。教育具有选择、整理、传递和保存文化的功能。文化借助于教育得以延续和发展。②文化的选择：人类数千年的文明历史积累了不可胜计的文化知识，教育者不可能在有限的时间内把前人所积累的文化知识全部传递给后人，必须有所选择，即教育者应整理、继承、传播和发扬社会发展所需要的精华；而剔除、摒弃所不需要的糟粕。也就是说，文化制约教育，教育选择文化。高等教育，通过制定培养目标、设置专业与课程、编写教学大纲与教材以及教师群体和校园文化，对文化进行有效地选择、批判性地继承。③文化的创造和融合：教育具有创造更新文化的功能。教育可以促进不同文化之间的相互交流、吸收和融合。文化的创造主要由高等教育来承担，高等教育通过科学研究和种种创造性活动，不断地创新文化。在传统文化与外来文化的冲突、重组、融合中，高等教育有创造新文化的机遇。这种创造活动，推动了社会的发展，也使高等教育获得了新的生命力。

3. 促进人的发展与促进社会发展的关系　教育的定义包含了三个基本要素，即教育、人和社会。人的发展与社会的发展和教育的关系，是教育学的基本问题。要理解教育和人与社会的关系，首先必须理解人与社会的关系。

从人的角度看，人是处于一定社会发展阶段中的人，人的本质是所有社会关系的总和；人的发展，要在社会的发展中实现；人的价值，只能体现在社会价值之中。人不能超越于社会，离开了社会价值就不会存在抽象的人的价值。

从社会的角度看，社会是人按照一定模式或系统组成的集合体，社会的发展，归根到底决定于人的个体与群体素质的提高；社会发展是为了最大限度地满足人们的物质和文化的需求。作为人与社会中介的教育，其基本功能在于根据社会的需要促进人的发展；反过来，通过培养人来促进社会的发展。

因此，促进人的发展与促进社会的发展，是教育的两个不可分割的基本功能。人的发展与社会发展的一致性，决定了教育促进人的发展与促进社会的发展两个基本功能在本质上是统一的。为促进社会的发展，教育必须满足人的自身发展的需要，提高人的个体与群体的素质；为促进人的发展，教育就必须满足社会发展的需要，使社会能提供人的发展所必需的物质和精神的教育资源。人的发展与社会的发展互为目的、互为条件，教育的价值是促进人的发展与促进社会发展的价值的统一。因此，教育必须协调这两种基本功能，才能充分实现其价值。

教育的两种基本功能，在本质上是统一的，但在教育实践中，却往往存在顾此失彼，甚至矛盾冲突的现象。如片面强调教育的社会功能而忽视个性的发展，或者片面强调个性而忽视为社会服务都是不可取的。前者致使人的个性发展受到抑制，人的聪明才智不能充分发挥；后者轻则滋长严重的个人主义、自由主义，致使学校培养出来的人不能适应社会需要，不能推动社会的发展，更有甚者，会阻碍社会的健康发展。正是由于教育理论从不同角度反映教育实践中存在着的各种矛盾冲突，于是形成了所谓"个人本位教育论"和"社会本位教育论"两种对立的教育观。前者主张根据个人发展的需要来确定教育目的和教育实施；后者主张根据国家的利益、社会的需要来确定教育目的和教育实施。

教育是为社会主义现代化建设培养人才，在培养过程中，要充分重视人的个性发展与尊重学生的个人选择。教育工作善于协调促进人的发展与促进社会发展的两种基本功能。

二、教育的基本要素及相互关系

构成教育活动的基本要素是教育者、受教育者、教育内容、教育物资。正确理解基本要素之间的关系有助于理解教育的形态和内部结构。

（一）教育者

教育者一般指能对受教育者在知识、技能、思想品德等方面起到影响及教育作用的人。家庭教育中，父母是子女最初且最重要的教育者；学校教育中，具有一定资格的教师是主要的教育者；社会教育中，"师傅"及其他起到教育作用的人员也都属于教育者。但当教育已成为社会的独立行业，特别是近代教育制度确立后，教育者主要是指学校教师及其他形式的教育机构的工作者。

（二）受教育者

在教育活动中，受教育者指承担学习责任和接受教育影响的人，是教育的对象，是学习的主体。

对于受教育者，可以从三个方面理解。第一，人是需要教育的，也是完全可以接受教育的。孔子曾言："朽木不可雕也，粪土之墙不可圬也，于予与何诛？"抛开学习态度和道德伦理方面的考虑，这句话道出了人的可教性问题；英国教育家洛克从人的社会性角度提出"人类之所以千差万别，便是由于教育之故"。由此可见，无论从人的生物学发展需求角度还是社会发展需求的角度，教育对于人的发展而言都是非常必要的。第二，人只有发展到一定阶段才能接受教育。发展心理学认为，只有当儿童出现了自我意识后，才能对自身及外界事物有较为明确的认识，才使自身与外界事物建立一定的联系，"教"与"学"双方的活动才能真正展开。所以，一岁以内的儿童由于尚未产生自我意识，这时的教育实际上更多的是一种模仿，而不属于真正意义上的教育。第三，从人的生命历程而言，受教育者在教育活动中所处的地位是有变化的。婴幼儿时期，由于生理、心理功能的不成熟，自我意识较薄弱，因此，在教育活动中处于较为被动的地位，随着个体身心的发展，个体在教育活动中的自主性将占有越来越重要的地位，此时主观能动性成为实施教育的基本前提。

（三）教育内容

教育内容是教育活动中教育者和受教育者共同认识、掌握和运用的对象，是联系教育者与受教育者活动的中介。教学内容是根据教育目的经过选择、加工形成的，组成内容很丰富。教学内容在学校教育中不仅体现为课程计划、课程标准、教学大纲及教科书等，也体现在教育活动中的思维方式、价值观念、经验技巧、情感态度等，教学内容反映了一定的社会需求，是教与学的依据。

（四）教育物资

教育物资是指进入教育过程的各种物质资源，是教育活动的物质基础。可分为两类：一是教育的活动场所与设施，主要指学校的校舍、教师、实验室及内部设施等；二是教育的媒体与手段，即教育活动中教育者和受教育者之间传递信息的工具和手段，包括图片、录音和录像设备、电视电影、投影仪、计算机、通信工具等。

以上四个要素是构成教育系统，开展教育活动必不可少的因素，彼此相互联系、相互依存、相互制约。在四个教育要素中，教育者和被教育者属于能动要素，二者在教育活动中同处于主体地位。教育内容和教育物资属于非能动要素，是教育活动的基础。当四个要素同时具备时，主体因素决定教育活动的成效，因为教育目的、内容、途径、方法的控制和调节是由教育主体决定的。因此教育者和受教育者的主客体关系是教育过程中最主要的关系和矛盾，教育目的能否实现，取决于这对矛盾关系的正确处理。

三、教育学的概念和发展

（一）教育学的概念

"教育学"一词最早是从希腊语"教仆"（pedgogue）派生而来，按其语源，教育学就是照管儿童的学问，后来被引申为关注教育过程的应用艺术。《辞海》中说："教育学主要探讨教育的本质、目的、制度，各项教育工作的任务、内容、过程、方法、组织形式、教师、学校管理等。"《教育学大辞典》将教育学定义为：是研究人类教育现象及一般规律的学科。其任务是研究培养人的社会教育活动，揭示教育的客观规律，论述适应社会需要，符合教育规律的教育理论以指导实践。

总而言之，教育学（pedagogy）是研究教育现象和教育问题，揭示教育规律的一门科学。

（二）教育学的发展历程

教育随人类社会的产生而产生，也随人类社会的发展而发展，具有永恒性。教育自产生以来，经历了一个相当漫长的历史过程，一般可划分为四个阶段。

1. 教育学的萌芽阶段　自人类进入奴隶社会，由于学校的产生，教育实践的发展，人们开始对教育实践中积累的经验进行概括和总结，这些都反应在一些哲学、政治学和伦理学等著作和学说中。在中国，以春秋战国时期孔子、孟子为代表提出了许多有价值的教育观念。如《论语》一书记录了大量关于教育的论说，提出学而时习之，不愤不启、不悱不发，学而不思则罔、思而不学则殆、因材施教等，反映了中国古代对教育学的认识。而我国古代的《学记》则是世界上最早、最完整的一部教育学专著，写作年代约在战国晚期，作者为孟子的学生乐正克。书中在总结先秦儒家教学经验基础上提出的教学原理、教学原则与方法及尊师重道的思想，对中国教育学和心理学的发展，都产生了重大影响，是中国也是世界珍贵的教育遗产之一。《学记》主张课内与课外相结合，课本学习和实际训练相结合。重视启发式教学，重视教学的循序渐进，强调激发学生内在的学习动机，培养学生学习的自觉性，重视因材施教。同样，古希腊和古罗马的文化遗产中也记载了很多教育的观点，哲学家柏拉图在《理想国》就阐述了相当丰富的教育思想和教育主张。由于历史条件的限制，此时的教育尚未形成独立的体系，仅以某种教育思想的形式与政治学、哲学、伦理学、文化及宗教等交织在一起。这些总结与概括也往往停留在现象、经验的描述，形象的比喻和简单形式逻辑的推理上，缺乏科学的根据，因而不可避免地带有主观随意性。这一阶段的主要特征是教育学还没有从哲学、政治学、伦理学等学科中分化出来形成独立学科，因此该阶段属于教育学发展的萌芽阶段。

2. 教育学的形成阶段　从欧洲文艺复兴时期起，教育学发展进入一个新阶段，它从哲学中分化出来，逐渐形成独立的教育学理论体系。在这个过程中，捷克著名教育家夸美纽斯和德国教育家赫尔巴特（J.F. Herbart，1776—1841）作出了卓越的贡献。夸美纽斯开创了对教育学进行专门研究的先河，他的《大教学论》建立了适合学生年龄特征的学校教育制度，全面系统地阐述了教学的基本原则和方法，确立了班级授课制度，规定了广泛的教学内容，夸美纽斯因此被人们誉为"教育学之父"。赫尔巴特在《普通教育学》中明确提出以心理学、伦理学为学科基础，全面阐述了教育、教学问题，提出了教学的教育性原则和教学阶段理论，标志着教育学正式成为一门独立的学科，并为科学教育学的发展奠定了基础。这一阶段的显著特征是教育学从哲学中分化出来，形成独立学科体系，但由于历史和阶级的局限，这些论著尚未达到真正科学化的程度。

3. 科学教育学的建立阶段　马克思主义诞生后，历史唯物主义与辩证唯物主义的理论和方法，特别是马克思主义关于人的全面发展的理论，不仅为科学教育学的建立提供了世界观与方法论的指导，而且对教育学中的一些根本问题，诸如教育的社会性质和作用、教育与人的发展与其他社会现象之间的关系等，做出了科学的回答，使教育学走向了科学化发展的阶段，真正成为一门科学。

4. 教育学的多元化发展阶段　第二次世界大战后，科学技术发展同时呈现出高度分化、高度整体化、高度综合化的新趋势。教育学与心理学、社会学、经济学和系统论等学科的联系日益密切，促使教育学的理论背景、学科体系发生分化，产生了许多新的交叉学科和分支学科。此阶段的显著特征是现代教育学的发展已形成立体、交叉的学科网络结构和多元化的研究格局。

第二节　护理教育

护理学专业作为医疗卫生事业领域的一个重要组成部分，目前正处于一个蓬勃发展和深刻变革的时期，护理教育担负着为社会培养合格护理人才的重要使命。清楚护理教育学的基本概念和形成条件，明确护理教育学与其他交叉学科之间的关系，不仅有利于护理人员对护理职业范围的深刻理解，还有利于进一步促进护理教育学科的建设和发展。

一、概念

（一）护理教育的概念

护理教育（nursing education）是指培养护理专业人才的社会实践活动。相对于社会系统而言，护理教育的性质与教育的性质是一致的，都属于社会意识的传递系统。相对于整个教育系统而言，护理教育是培养护理人才的专业教育活动。护理学专业学生接受这种教育的直接目的是为未来从事护理工作做好准备。护理教育具有很强的实践性，是一种护理院校与医院及社区医疗服务机构密切结合，共同完成的教育。

（二）护理教育学的概念

护理教育学（nursing pedagogy）是护理学与教育学相结合而形成的一门交叉学科，是一门研究护理领域内的教育现象和教育问题，揭示护理教育规律的应用学科。它依据社会卫生事业和护理学科发展的规律和特点，运用教育科学的基本原理和方法，研究护理教育活动的基本规律，阐述培养符合社会和护理学科发展需要的护理专业人才的理论和方法，探讨护理院校的组织及管理活动的规律和策略。

二、基本特点

护理教育是建立在普通教育的基础上，以培养护理人才为目标的专业教育。一方面，护理教育与普通教育一样，都具有教育的基本属性；另一方面，由于专业性质的不同和教育对象的特殊性，使得护理教育又具有区别于普通教育及其他专业教育的固有特点。

1. 专业性质、任务的特点　护理教育以培养各层次护理专门人才为目标，为国家卫生保健事业发展服务。因此，护理教育的规模、结构、层次乃至教学内容等受到社会政治、经济、文化和科学发展水平的影响，是根据国家卫生保健事业发展的需要而确定的。近年来，随着社会对高层次护理人才的需求、社会大众保健意识的增强及信息技术的发展，高等护理教育、社区护理教育及智慧护理等在护理教育中占据的地位越来越重要。

2. 教育对象的特点　高等护理教育的对象是通过统一高考、择优录取的大学生。富有理想是青年学生的特点，当前大学生崇尚自由、公平、公正，竞争意识较强。他们的人生观和世界观已基本确立，在学习活动中独立性、批判性较强。随着信息技术的进一步发展，大众传播媒介多样化、可及化，为学生接收信息提供了广泛的渠道。护理专业学生自主学习能力、批判性思维能力在校期间也不断增强，逐渐形成了比较严谨的治学态度和学习风格。作为未来的护理工作者，在校护理专业学生面临着学业、就业的压力，因此希望教师将教学与护理临床相结合，重视护理专业知识的学习和职业技能的训练。

3. 教育内容的特点　护理教育的内容具有综合性、整体性和实践性的特点。随着医学模式的转变和整体护理思想的确立，护理的目标已指向使护理对象不仅在身体方面，而且在心理、社会方面都达到健康完好状态。要实现这一目标，护理工作者就必须具备多方面的知识。除必须掌握医学基础知识、护理专业知识外，还必须学习心理学、管理学、社会学、伦理学及美学等社会、人文科学知识。护理教育特别注重实践教学，以培养学生的动手能力和解决实际问题的能力。

4. 教学组织与方法的特点　护理工作的对象是人，护理学是关于人类生命与健康的科学。在教学过程中，许多护理知识与技能的学习必须通过对人的直接护理行为来实现。因此一部分可用模型替代外，还有一部分只能在学习者自身上进行练习。另外，还有相当一部分教学内容需通过临床见习、实习，方能获得感性认识，达到掌握水平。这就给教学的组织安排、教学方法的选用与改革提出了特殊的要求。

5. 教育管理与评价的特点　护理教育管理具有层次多、部门多、参与管理人员多的特点，需要参与护理教育的各部门、各层次机构要协调关系、相互支持、密切配合。评价的内容包括学生的知识能力、态度等。评价的方法包括观察法、考核法、访谈法、问卷法、床边考核法、建立学习档案法、客观结构化临床考试等多样化方法。

三、任务

目前国内的护理教育基本在高等院校中完成，因此，探讨护理教育的任务应根据国家对高校提出的"教学、科研、服务"三大任务要求，结合护理专业的特点和发展现状及未来发展趋势，归纳护理教育当前主要任务如下。

（一）教学任务

护理教育担负着为国家、为社会培养各层次合格的护理人才的重要使命，培养合格的护理人才是护理教育的基本任务。

1. 扎实的护理专业基础教育　注重护理专业学生的基本理论、基本知识、基本技能的"三基教育"。只有具备宽厚而扎实的专业基础知识，才能较好地适应现代化科学技术的发展需要，才能有一个较好的个人专业发展基础。学校教育是护理专业学生获得专业培养的关键时期，无论教学学制、课程结构和教学手段如何变革，但夯实专业基础的教育原则是始终应该坚持的。

2. 教学内容与学科发展研究紧密结合　高校护理教育应该逐步改变过去以教材为依据的僵化的教学过程。为推动现代化护理的发展，护理教育内容必须反映现代医学和护理学科的最新成就和进展，引导学生接近护理学科发展的前沿，培养学生评判性思维的能力，使学习内容始终与学科发展和临床实践紧密结合。

3. 重视学生综合能力的培养　为了使护理教育面向未来，就必须重视学生主动获取知识的能力、自我教育的能力、交流和竞争的能力的培养和训练。特别是培养学生勇于探索、不断创新的精神，以适应新时代的飞速发展与科学技术的日新月异。

4. 注重学生专业精神的教育　在教学中就必须重视政治思想教育和职业道德品质教育，着力培养学生"敬佑生命、救死扶伤、甘于奉献、大爱无疆"的医者精神。要注重培养学生爱岗敬业的精神，注重学生人文素质的养成。

（二）研究任务

护理院校集中了具有较高专业水平的教师、科研人员，护理专业方向较齐全，实验设备条件较好，各种信息较集中，学术活动丰富，有科研所需的人才。因此，护理院校是护理研究的重要力量。护理院校只有同时抓好教学与科研，才能不断地更新教育教学内容，提高教育质量，发展护理学理论与技术，促进护理事业的发展。护理院校的研究任务可以体现在以下三个方面。

1. 护理院校教师直接参与重大护理研究项目和课题 积极发挥高校在科研工作中的优势，促进护理研究成为推动护理工作不断前行的动力，并应及时将研究成果与高校教育内容相结合。

2. 高校教师积极开展护理教育研究 用科学的教育理念指导护理教育实践，用先进的教育手段不断完善护理教育过程，提高教育质量。

3. 指导护理学生投身于各类科研创新项目 护理教师给予学生热情的支持与帮助，能给学生增加参与竞争的信心和克服困难的勇气。通过参与各类科研创新项目，启发护理学生的科研意识，从而激发学生对护理科研的兴趣。

（三）服务任务

社会服务是指护理院校除教学、科研以外面向社会的服务活动，如开展各种护理咨询活动、科研成果的推广与应用、举办护理技能培训班、卫生保健知识讲座、为社会承担教育和预防保健的任务等。护理院校给社会开展和提供各种专业服务的意义在于：首先是与社会共享护理专业的发展成果，使护理发展的社会价值得以体现；第二，帮助人们正确认识护理人员在维护人类健康中的作用，转变传统观念对护理专业的不客观看法，服务效果还有助于巩固社会对护理专业的需求度；第三，通过服务过程也有助于充分认识社会人群对护理的需求变化，为护理专业培养方向和目标的调整提供客观依据；同时，开展社会服务的过程也为学生提供了更多接触社会的机会，使学生能够运用专业知识解决服务对象的实际健康问题，促进学生理论联系实际和社会能力的发展。

护理院校为社会提供服务，不仅有助于增强人们健康保健知识、促进社会物质文明和精神文明的发展，而且还为护理专业的学生提供社会实践的机会，有助于护理专业的学生将所学的理论知识付诸行动，加强了护理教育和社会的联系，使护理院校能根据社会需求改进护理教育、教学和科研工作，为社会培养具有良好适应性的高素质护理人才。

四、类型与层次

依据社会对护理教育发展的要求及社会对护理教育发展所提供的条件，根据护理教育自身发展需求和学科内部多因素相互关联与相互作用的方式，逐渐形成了与护理教育发展过程相适应的教育层次和形式。熟悉当前护理教育体系的结构特点，有利于发挥现有教育层次和形式的优势，并促进护理教育的体系结构不断改进趋于完善。

（一）护理教育的类型

我国护理教育正处在一个教育形式不断发展和完善的阶段，每种教育形式的产生都有其形成的基础条件和适宜的教育对象。熟悉各种护理教育形式的教育目的和教育特点，能够帮助我们正确理解多种教育形式共存的必然性和互补性，以利于发挥每一种教育形式的优势作用，促进护理教育日趋完善。

1. 根据教育对象分类

（1）**基本护理学教育** 它是建立在普通教育基础之上的护理学专业教育，根据教育目标目前在两种水平上实施，即中等护理学教育和高等护理学教育。高等护理学教育又可根据培养目的的不同分为高等专科护理教育、本科护理教育和研究生教育，其基本目的是为学生毕业后从事临床、社区护理或毕业后续教育完成基础教育准备。

（2）毕业后护理学教育　主要是针对大学本科、专科护理学历教育毕业生或进入临床的在职人员所进行的专业培训，其目的是：适应临床护理操作要求；培养从事护理研究、教育、管理及高级临床护理专门人才。一般毕业后护理教育采取两种方式进行，即研究生教育和注册后护理教育，岗前培训和专科护士培训是目前开展的主要注册后护理教育形式。

（3）继续护理学教育　是为正在从事护理工作的专业人员提供的教育，继续护理教育是以学习新理论、新知识、新技术和新方法为目的的持续性终身的在职教育。继续护理教育是为适应医学科学的发展和社会卫生经济的发展变化而产生的新的教育形式。1997年4月，中华护理学会在无锡召开了全国继续护理学教育的会议，对继续护理学教育的定义、对象及试行办法做了具体说明，并规定护士每两年注册1次，并以每年的继续教育学分作为注册的依据。目前我国的继续护理学教育已向制度化、规范化方向发展，对促进护理人员个人成长、不断提高业务水平及保持护理人员工作能力都发挥了积极作用。

2. 根据办学形式和教育时间分类

（1）全日制护理教育　是指除节假日和寒暑假之外，全天安排护理专业课程学习的教育形式。全日制护理教育是护理专业基本学历教育的主要教学形式，属于这种教育形式的有高等院校护理院系、专科护理学校、中等卫生学校中的护理专业及全脱产的护理专业班级。全日制护理教育活动受到课程设置体系的制约，有严格的学籍管理制度，学生必须服从学校的统一管理。

（2）非全日制护理教育　是指允许学生在不脱离自己工作岗位的情况下，利用业余时间完成护理教育过程。根据教育的目的不同，非全日制护理教育又可分为护理学历教育和护理短期培训项目。非全日制护理学历教育是符合我国国情的护理教育形式，并在国内高等护理教育恢复阶段发挥了积极的促进作用，它是当时解决在职护理人员学历问题的最主要途径，也是培养临床护理教学人员和建设临床护理实践基地的主要护理教育举措。这里主要介绍三类非全日制护理学学历教育形式。

①大学：在护理高等教育恢复前后，部分有护理高等教育办学条件的医学院校，以开设护理夜大学的教学形式为护理本科教育投石问路。护理夜大学主要招收在职护理人员，一般要通过统一的入学文化考试，结合考生单位推荐意见择优录取，学制3～4年，上课安排在晚上或周末。办学目的是为了提高在职护士的学历水平，为护理本科教育进行必要的护理师资准备和临床教学基地的建设。护理夜大学被多数护理院系作为探索护理教学的方法、积累教学经验的实验教学阶段，为开设护理本科教学发挥了重要作用。但办学规模受校舍条件限制，课程学习方式对学员的工作影响大等因素，阻碍了护理夜大学的招生规模和在护理教育中的影响力。

②自学考试：20世纪90年代，国内各地方自学考试委员会根据护士学历教育需要开始增设护理教育项目。护理自学考试是以学生自学、社会助学、院校主考三段式教育方式完成护理学历教育的过程。护理自学考试有专科段和本科段，专科段一般考试科目12～16门，以3年为一个教学周期，每一科目在一个周期中安排2～3次课程考试。考生通过全部规定课程的考试，可获得毕业证书。护理自学考试开办以来，因其办学效率和学习方法的优势被社会和护理人员认可，在改变护理人员学历结构方面发挥了重要的作用。现阶段护理自学考试已逐步从中专升大专的学历教育阶段向大专升本科的学历教育阶段过渡，当然，在整个教育过程的专业管理及课程学习的深度和教师的专业引导方面仍需改进。

③远程教育：20世纪90年代末，远程教育开始在国内护理教育中开展，它具有教育方法手

段科学化、学校对整个教学计划运行的控制更严密、教师对学生学习引导作用更具体、教学过程中教学双方互动更为广泛、更有利于院校之间教学交流和护理教学资源共享性提高等特点，在现代教育科学技术日新月异、社会发展和卫生保健事业对护理教育要求不断提升的社会背景下，护理远程教育具有较好的发展潜质和广泛长期的应用空间。

（二）护理教育的层次

护理教育的层次结构是依据国家教育总体发展规模和条件，并结合本专业的发展需要，制定和阶段性形成的符合国情的专业教育层次结构。目前我国护理教育的层次结构，按培养护理人才的等级可分为以下四个层次。

1. 中等护理学教育 任务是培养临床中级护理人员。招生对象为初中或高中毕业生。报考学生必须经过国家统一命题的入学考试，由各学校根据考生的德、智、体三个方面的成绩衡量，择优录取。学习年限一般为 3 年或 4 年。通过学习，学生应该掌握中等教育规定的文化基础知识、本专业必需的医学基础知识，掌握护理理论及实际操作技能，具有对常见病、多发病及危重患者的观察、应急处置和身心护理能力，熟悉病房一般管理要求，具备基本的社会保健知识。学生按照学校的教学计划修完全部课程，考试合格，准予毕业，发给毕业证书，通过国家的护理执业考试取得护士执业证书后，能在各级医院独立从事临床护理、卫生宣传及疾病防治工作。20 世纪末，中等教育是国内护理人才培养最主要的途径。随着社会对护理人才需求定位的变化，1999年起，国内多数护士学校减少或停止招生，中等护理教育学校和招生人数逐年减少。

2. 护理学专科教育 任务是培养具有临床实际工作能力的应用型护理人才。高等护理专科教育的教学形式多样，在高等院校护理院系内设置护理专科是较为普遍的一种教育形式，目前也有独立的高等护理专科学校，护理专科教育还可以由职工大学、电视大学、函授大学等承办。招生对象一般为高中毕业生或具备同等学历的男女青年，也可以是护理中专毕业已参加工作的临床护士，学习年限一般 2～3 年。通过专业学习，使学生在掌握本专业的基本理论、基本知识和基本技能的基础上，提高专科护理理论和技能水平，掌握本专业的新知识、新技术，具备初级的护理管理、预防保健及临床护理教学能力，掌握基本科研知识，具有运用护理科研成果的能力。学生按照教学计划修完全部课程，考试合格，准予毕业，发给专科毕业证书。近年来随着社会对高等护理人才需求的增加，许多中等护士学校通过与高等院校合并或改建升级为高等专科学校，使高等护理专科教育规模迅速扩大，逐渐成为现阶段我国护理人才培养的主要途径之一。

3. 护理学本科教育 任务是培养较系统掌握护理学的基础理论、基本知识和基本技能，能独立解决临床护理问题和较强的专业发展能力，具备护理管理、护理教学、护理科研的基本能力，成为在医疗卫生和保健机构从事临床护理、预防保健工作的高级应用型护理专业人才。目前护理本科教育主要由医学院校承办，实施形式有两种：一是高中毕业生通过国家高等教育入学考试，进入护理院系学习，学习年限为 4～5 年；二是已取得护理专科教育文凭的护士或学生，参加护理全日制专升本科学习，或通过夜大学、电视大学、函授大学、远程教育及参加成人自学考试形式完成护理本科教育，学习年限一般为 2～3 年。学生按照教学计划规定修完全部课程，考试合格，准予毕业，发给毕业证书；达到国家颁布的学位条例规定，可授予学士学位。

4. 护理学研究生教育 包括护理学硕士研究生教育和护理学博士研究生教育。

（1）护理学硕士研究生教育 是护理研究生教育的第一阶段，其任务是培养具有从事专科护理、护理管理、护理教育和护理科研工作的高级应用型或学术型护理人才。目前我国实施护理研究生教育的机构主要是各高等院校的护理学院或护理系，招生对象是高等护理院校本科毕业生或是具有同等学历者，经过国家统一的研究生入学考试，择优录取，学习年限一般为 3 年。学习期间，由研究生指导教师按照专业培养目标的要求，根据研究生管理部门的相关制度，制定每个研究生的培养计划。该计划对研究生的研究方向、学习课程时间安排、指导方式、培养方法、考核和完成学位论文的期限等都有明确和具体规定。研究生通过学位课程学习，修满规定学分，考试、考查合格，完成学位论文并通过答辩，并经国家授权的学位评定委员会批准，可授予硕士学位及硕士学历毕业证书。目前，国内护理硕士研究生教育还可以通过同等学历人员申请硕士学位的教育形式完成。申请学员需要通过主办学校规定的相关课程的学习，同时还需要通过国家统一的专业综合考试和外语水平考试，取得合格证后进入学位论文阶段，在导师指导下完成学位论文的准备和答辩，并经国家授权的硕士学位评定委员会批准，可授予硕士学位证书。

（2）护理学博士研究生教育　是护理研究生教育的第二阶段，也是我国护理人才培养的最高学历层次。护理博士研究生教育任务是培养具有坚定宽厚的基础理论知识和系统精深的专门学科知识，具有独立从事科学研究和教学工作能力，能够在学科研究和专门技术领域内做出创新型成果的高级学术型护理人才。博士研究生毕业后一般能成为护理学科骨干力量和学科带头人。招生对象是已经获得硕士学位或具有相当水平的护理人才。护理博士研究生教育学习年限一般为 3～6 年，入学后必须在导师指导下，学习培养计划所规定的课程，通过考试，并在导师指导下完成科研课题，写出具有一定创新型和学术应用价值的论文，通过论文答辩，并经国家授权的博士学位评定委员会批准，授予博士学位。

第三节　护理教育的历史、现状与发展

自有人类开始便有护理活动及护理教育行为，但真正有组织、成体系的护理教育，则肇始于 19 世纪中叶的南丁格尔时期。经过百余年的发展，时至今日，护理已经成为一门独立的学科和专业。护理事业的发展离不开护理教育的推动。回顾百年来护理教育所走过的风雨历程，比较中西方护理教育的发展特点，在正确认识护理教育发展现状的基础上对未来护理教育的发展趋势进行展望。

一、国外护理教育的历史与现状

（一）国外护理教育的起源

在漫长的历史长河中，人类为了解除或减轻自身疾病及痛苦，而产生了以"养育、照顾"为主要内容的自发护理及其经验的传授，成为护理活动和护理教育的起源。当时由于经济、文化落后及交通困难等条件的制约，医疗和护理没有明确的分工。治疗与护理多由教会担任，由僧侣、修女对患者进行医疗、照顾。随着医学的发展，建立了医院，收容患者集中治疗，才引起人们对护理患者的注意。直到 1633 年，罗马天主教徒圣文森·保罗（St.Vincet de Paul）在巴黎成立了"慈善姊妹社"，召集有一定文化的教徒学习护理知识后，到医院服务。这类具有浓厚的基督教信仰的护士组织，逐渐演变为私立医院的护士学校或设有学位的护理系。美国、英国也相继成立了类似的组织。1836 年，德国牧师西奥多·弗里德尔在德国凯塞威尔斯城建立了女执事训练所，是护士正规化培训的开端。弗罗伦斯·南丁格尔曾在此接受了短期的护士训练。

（二）以医院护校为基础的护理教育

19 世纪 50 年代，医院开始培训年轻的女性从事护理工作。培训采用带徒方式，在医生指导下从事 6 个月不付报酬的护理工作，然后取得护士资格。这种形式显著地提高了医疗质量，得到了医生和服务对象的认可。

19 世纪下半叶，欧美的现代医学得到了迅速的发展。在南丁格尔的努力下，欧洲第一所护士学校——圣·托马斯医院护士学校于 1860 年在伦敦正式成立，它标志着正规护理教育的开始。南丁格尔在她的护士学校中建立了完整的教学制度与课程体系，注重理论与实践的结合，同时还非常重视道德规范及人文素养的培养。学生不仅要学习专业知识和技术，自身的言行举止亦会受到监督，同时还会涉猎文学、艺术、心理学等领域。南丁格尔以其一生的心血践行了她对护理事业的热爱和对护理教育的执着，南丁格尔护士学校培养的学生很多都成为世界各地护理事业的开创者，而以医院为基础开办护士学校成为此后一段时期世界范围内护理教育的主要办学模式。美国于 1871 年在新英格兰妇幼医院开设了院办护校。日本和欧洲各国也先后建立院办护校并开始正规的护理教育，他们的护理教育是为了满足国内发展需求而自觉设立和实行的，对后来其他国家护理教育的发展具有示范作用和深远影响。自 1860 年直至 20 世纪 50 年代，院办护校一直是世界各国培养护士的主要途径。

（三）高等护理教育的形成与发展

工业革命和美国国内战争结束后，医院条件得到了改善，护理教育得到了发展，逐渐摆脱了对医院的依靠。1899 年，美国哥伦比亚大学教育学院家政系开设医院经济学课程，培养护士学校校长、教师和护士长，可谓高等护理教育的先声；1901 年，约翰·霍普金斯大学开设了专门的护理课程；1909 年，明尼苏达大学开设了美国历史上第一个大学护理系课程班，培养专业护士，学制 3 年，成为现代高等护理教育的开端；20 世纪 20 至 30 年代，随着美国经济的繁荣，护理教育进入鼎盛时期。1924 年，耶鲁大学成立护理学院，开设了以大学为基础的 4 年制护理本科教育，学生毕业后授予学士学位，这成了世界护理教育发展史上的一座里程碑。随着卫生保健事业对护士知识和能力产生的高需求及护理学科自身的发展需要，高学历层次的护理教育逐渐发展起来。将护理教育纳入大学教育，标志着护理学成了高等教育的一个学科，这对护理专业的学术性和科学性提出了更高的要求。护理教育的办学方式和教学内容亦发生了显著变化，逐步从职业培训向专业教育转变。这一时期，支持高等护理教育快速发展的原因除了学科发展需要之外，科学技术和经济水平的发展使社会对护理人员的素质需求不断提升，这也是促进护理教育蓬勃发展的客观动因。

第一次世界大战以后，随着医学的进步和医疗向专科化发展，社会急需受过高等教育的护士，在职的护士也迫切需要进入高等学校接受继续教育。1924 年，美国耶鲁大学护理学院设立了护理硕士教育；1932 年，美国的天主教大学开展护理硕士教育，目标是培养教学和管理人才及高级专科护理专家；1933 年，美国哥伦比亚大学教育学院开设了第一个培养护理教师的博士项目；1934 年，纽约大学为护士创办了第一个哲学博士学位，旨在提高护理教育和护理科研水平；1963 年，美国加利福尼亚大学开设了护理博士教育；1964 年，美国加州大学旧金山分校开设了第一个护理博士学位项目。在发展护理理论精神的倡导下，美国的护理博士学位教育得到了快速发展，到 20 世纪 70 年代末已经从 3 个增加到 21 个护理博士项目，培养出了大批的护理学博士。1977 年 6 月 27 日，欧共体护理指导法公布，规定护理教育应以高中毕业为起点，学制 3

年。为遵照法律，欧共体各国的护理教育从学制到课程都进行了相应的改革。目前，美国、加拿大、韩国、菲律宾、泰国、澳大利亚等国家都已经形成了从学士到博士的完整的护理教育体系。

（四）国外高等护理教育的现状及发展趋势

进入 21 世纪，护理教育开始飞速发展，教育体系日益完善，教学理念与时俱进，教学技术与信息化技术手段的融合越来越密切。各国根据自身社会发展需求，对护理教育课程设置、教学方法改进、护理高级人才培养、护理岗位胜任力培养等方面的改革也在不断深入。

1. 护理教育体系日益完善　美国护理教育体系包括大专、本科和研究生教育三个层次，以本科护理教育为主体。至 2014 年，美国开设护理学本科教育的院校已达 679 所，开设护理学硕士研究生教育的院校有 518 所，开设护理学哲学博士研究生教育的院校有 134 所，开设护理学实践博士研究生教育的院校有 269 所。英国的护理教育分为注册前和注册后教育两个层次。注册前教育即本科教育，注册后教育包括注册后培训和研究生（硕士及博士）教育。至 2016 年，英国开展护理本科教育的院校有 76 所。澳大利亚的护理教育体系也比较完善，至 2014 年，澳大利亚有 39 所大学开设护理本科教育，29 所大学开设临床型研究生教育，24 所大学开设研究型护理学哲学博士教育。近年来，远程教育、流动性教育项目、分轨式、校外学历模式等灵活的教育方式逐渐在一些国家开展，以满足经济和卫生事业发展对护理人才的需求，为在职护士提供更多受教育的机会。

2. 护理人才培养适应社会发展需要　进入 21 世纪以来，人类健康面临着老龄化、新型传染病、环境风险的挑战，公众对健康的关注度提高，全球卫生系统日趋复杂，这对医疗卫生人才提出了更高的要求。为适应本国乃至全球卫生健康发展需要，许多国家纷纷制定或修订本国的护理教育标准和护理人才培养目标，以造就能应对挑战的新一代护理人才。20 世纪 80 年代美国护理界开始出现高级实践护士（advanced practice nurse，APN）。美国护理学院学会制定的硕士护理教育目标为：培养具有各专科临床护理实践专长的高级实践护士及护士指导者，以提高护理、保健及治疗水平，更好地服务于不同民族、多种文化的人群。护理专业型博士学位的教育目标与硕士教育目标相近，即培养具有各专科临床护理专长的高级实践护士。随着 APN 在临床实践工作中作用的彰显，高级护理实践人才的培养逐步受到多国的重视，高级实践护士队伍迅速壮大。此外，加拿大、英国、澳大利亚、美国等国也十分重视社区护士的培养和社区护理的发展。在加拿大，许多护理院校设有社区护理专业学士与硕士学位点。在英国，护士与助产士协会于 2004 年将专业社区公共健康护理作为一个新的专业领域，并设立了从业注册资格的标准。在澳大利亚，大部分护理院校均开设了社区护理学课程，并制订了两年全日制硕士学位培养计划。同时，澳大利亚形成了社区开业护士（具有处方权与治疗权、循证行医和诊断能力的护理硕士）的培养方案，且立法严守开业护士的准入条件。在美国，社区护士多为本科、研究生（硕士或博士）毕业。为提高社区护士的素质，美国、韩国等国家建立了比较完善的学历教育和注册制度体系，实施对社区护士的规范化培训。随着社会老龄化和疾病谱的改变，社会对社区护理的服务需求将进一步增大，这将推动社区护理教育的不断发展。

3. 护理课程设置与教学方法与时俱进　国外护理院校非常注重根据社会的需求相应地调整课程设置。近年来，国外护理院校重点发展疾病预防、老年护理、社区护理及临终关怀等课程；以美国为代表的一些国家逐步将计算机辅助制造、信息学等纳入护理教育课程；国外护理教育还重视社会科学和人文科学的教育，强调多元文化护理，以培养学生的跨文化护理能力，为不同种族及文化背景的患者提供优质服务；国外护理院校还探索开展跨专业教育课程，培养学生跨专业合作的能力。在实践教学方面，国外大部分国家注重将实践教学和理论教学相融合，要求实践课时与理论课时的比例至少达到1：1，并贯穿于整个教学过程。国外护理教育的方法和手段也很多元化，包括课堂讲授、小组讨论、实践教学、以问题为基础的教学、计算机辅助教学、慕课、翻转课堂等。同时，信息化技术手段与护理教学的融合越来越密切，多媒体、高仿真模拟人、虚拟现实等现代科学技术逐渐出现在护理教学过程中，提升了教学效果。近年来，远程教育方兴未艾。美国护理远程教育已覆盖护理全层次教育；一些发达国家还利用远程教育向其他国家输出护理教育，实现了护理教育资源的共享。此外，慕课、微课、翻转课堂越来越普及，为不同需求的护士和学生提供了便捷高效的学习资源。未来，科学技术将与护理教育继续深度融合，为培养护理人才服务。

4. 开展护士胜任力本位教育 美国率先提出"胜任力本位教育（competence-based ducation，CBE"，即根据从事工作所应具备的能力，明确培养目标，开展护理教育。基于此理念，美国护理院校强调培养学生运用护理程序、实施护理干预、有效沟通和合作、信息利用、评判性思维、独立决策、跨文化护理、自主学习等多种能力，并提出本科生在毕业时应具备6个维度的核心胜任力，包括健康促进能力、管理能力、人际沟通能力、临床护理能力、计算机使用和病例管理能力。目前，部分国家已开展"胜任力本位教育"，并收集数据来观察和预测护理人力资源需求，制定学生专业核心能力培养计划，以培养具有综合职业胜任能力的护理人才。

二、我国护理教育的历史与现状

（一）我国护理教育的起源

自从有了人类，就有卫生保健活动。从医学的起源看，先护后医、医护合一是我国传统医护的特色之一。中医学强调"三分治，七分养"，其中七分养的实质就是护理。从远古至公元前22世纪，一般认为这是我国医学教育的萌芽期，人类通过劳动创造了语言文字，积累了初步的医药卫生知识。公元前22世纪至公元5世纪，是我国医学师徒式教育发展期，此时期师承教育的最大特点就是以临证贯穿于教学过程始终，医护融为一体，且护理没有明确的高、中、低级之分，只凭经验多少来区别水平的高低。5世纪至19世纪40年代，称为我国传统医学教育的发展期，医学教育从师徒式发展到建立医科学校，学校教育与师承家传教育并存，以学校教育培养学生，在体制、专业设置及招生考试等方面不断完善，逐步形成了具有我国特色的传统医学教育体系。中医护理理论经历了春秋战国、汉、魏晋南北朝、唐、宋、元、明、清等时代已趋于完善，近现代的中医护理渐见雏形，其特点是以整体恒动观为指导思想，遵循因人、因地、因时制宜的原则，运用辨证施护方法，采用中医特有的针灸、推拿等技术，强调情志调节和饮食调养，以人为本，并尊重个体差异。

（二）我国近代护理教育的创建与发展

鸦片战争后，大量西方传教士进入中国，西方医学随之引入，教会医院逐渐出现在传医布教的过程中，传教士医生越来越体会到护士的稀缺。针对此种情况，传教士医生邀请训练有素的外国护士来到中国，以维持医院的有效运转；但外国护士人数太少，杯水车薪难以满足日益增长的护理需求。基于此，教会医院中的来华护士和医生一起开始着手培训中国本土的护士。由此，西方南丁格尔式护理教育体系被引入中国，开启了中国近代护理教育的新纪元。

1. 我国近代护理教育的创建

（1）创建护士训练班或护士学校　1887年，美国第一位来华护士麦克奇尼在上海西门妇孺医院开办了我国第一个护士训练班，招募一些丧偶的、年龄适宜的妇女从事患者照护工作，教给她们照护和使用药物的方法。虽然麦克奇尼的护士训练班没有系统的课程设置，没有规范的教材，也没有供学生练习的设备和实验器材，基本模式为"学徒式"，但它作为中国第一个护士训练班，标志着西方护理教育在中国的开始。1888年，美国护士约翰逊在福州的马高爱医院创建了护士学校，学制2年，这是我国历史上第一所正式的护士学校，也代表着我国院校形式护理教育的开始。19世纪80年代到20世纪初，教会医院迅速发展，来华工作的外籍护士远远不能满足当时医院发展对护理的需要。为解燃眉之急，上海、北京、武昌、天津、广州、苏州等城市先后开办了培训中国本土护士的训练班。随后，其他城市如南京、长沙、德州、汉口、成都、重庆、太原、沈阳、安庆、保定、济南等地的教会与教会医院也逐渐开设了形式相近的中国本土护士训练班。这些训练班多附属于教会创办的医院，招收的学生数量不多，无统一标准，教学设施或教学设备简陋匮乏，也没有统一的教材及课程体系；很少有专职的护理教师，多由医生及病房护士长兼任授课教师，采用学徒制的方法、以半工半读的形式培养学生。操作为主、理论为辅，其目的是节省经费，解决当时医院护士人数不足的问题，满足教会医院医疗活动的需要。早期学徒制的护士培训工作开展得相当艰难，受中国传统文化的影响，国人对护理工作的认同度较低，加之传教士的特殊身份，使得当时能够主动接受西医护理教育的中国人非常有限。

（2）创建中国第一所公立护士学校　1908年在天津创办北洋女医学堂，又称长芦女医学堂，我国早期女留学生金雅梅受政府聘用担任北洋女医学堂总教习，学制2年，分助产和看护两个专业，为学生教授助产、看护、通用药理、卫生、种痘等知识；教学过程注重教学与实践相结合，学生除学习理论知识外还要进行临床实习活动，以达到将所学的理论知识解决临床问题的目的。

（3）创办中国第一所国立中央护士学校　1932年11月，政府创办了第一所国立中央护士学校，由潘景芝担任校长。1934年成立护士教育专门委员会，将护士学校改为高级护士职业学校，统一学制为3年，并将护士助产学校定为4年制。抗日战争全面爆发后，国立中央护士学校先迁长沙，继迁贵阳，后又迁至重庆，与中央医院合作办学。至1944年迁到高滩岩，与上海医学院附属医院合作办学。该校自办校以来，有12个班，共计254名毕业生。

（4）创办中国第一所高等教育护士学校　1917年，美国洛克菲勒基金会正式创办北京协和医学院。1919年，29岁的美国护士沃安娜（Anna Dryden Wolf）受洛克菲勒基金会的邀请，来到中国筹办北京协和医学院护士学校。1920年，洛克菲勒基金会与北京燕京大学、南京金陵女子文理学院、苏州东吴大学、广州岭南大学、山东齐鲁大学五所私立大学合作，创建了中国第一所高等护理教育机构——北京协和医学院护士专修科，后改称"北京协和医学院高级护士学校"。1941年12月8日太平洋战争爆发，日军进驻学校及医院。1943年9月该校撤离到成都重建护校。1946年4月24日集体离开成都，同年6月返回北京。北京协和医学院护士学校治学以严格著称，学校的宗旨是"培养高水平的护理骨干、师资和领导人才"。学生在指定大学读完预科后，才能转入该校学习，后经考查成绩合格后，除该校授予护士毕业证书外，还可以获得原预科大学的学士学位，另外也可以高中毕业后考入该校，毕业后授予学士学位。

2. 中国近代护理教育的发展

（1）成立护理教育组织机构，并不断完善健全　中华护士会最初成立的主要目的就是统一全国护理教育标准。1912年中华护士会成立了看护教育委员会；1922年，看护教育委员会更名为看护教育股；1924年在第七届全国护士会员代表大会上决定将看护教育股作为中华护士会的永久分支机构保留下来；1926年看护教育股又改称为护士教育委员会。护士教育委员会下设翻译、课程、注册、考试四个分股（1926年后称为翻译委员会、课程委员会、注册委员会、考试委员会）；1934年，护士教育委员会颁布了中央护士教育委员会章程。在近代护理发展史中，正是由于中华护士会多年的努力，促使在国家主管教育的部门内设有护理教育委员会，使我国的护理教育被纳入国家教育行政系统，与其他各类学科的教育受到同等重视，并实现了由政府负责护士学校立案与护士注册登记的管理工作，使护士具有了国家承认的法律地位，提高了护士及护理专业的社会地位。

（2）建立护士学校注册制度　1909年，中国看护联合会成立的同时成立了注册委员会，开始拟定护士学校注册标准及相关注册事宜。1914年7月，在第一届全国护士会员代表大会上讨论通过了全国护士学校的注册章程。当时符合中华护士会护士学校注册要求的仅有4所学校，分别是福州马高爱医院护士学校（后称基督教协和医院护士学校）、上海仁济医院护士学校、上海西门妇孺医院护士学校、福州龙山妇幼医院护士学校。此后，中华护士会根据当时各地护理教育的发展情况，对注册章程的标准和条件进行了多次修订及完善。随着各地医院护理工作的发展以及护理教育水准的不断提高，护士学校注册章程在原有基础上又增补了许多新的规定，使得护士学校的注册更加规范，有章可循。1935年，教育部将护士学校纳入国民教育体系后，公布了护士学校立案章程，要求所有学校向政府立案注册。

（3）扩大护理教育规模　①学校数量增加。自1914年护士学校首次注册后，至1936年，全国共有174所护士学校在中华护士会完成了注册。从注册学校名单史料中可见，各地护士学校的发展极不平衡。东南沿海城市的教会医院护士学校开办数量较多、时间较早，中部及西部等内陆地区护士学校开办相对较少、时间较晚。自1923年开始，辽宁、山西、贵州、陕西等省才陆续有医院注册护士学校。1937年后，护校向政府注册，护士学校的注册信息在护士季报中未见报道。②生源规模扩大。我国早期护士学校多是教会医院为满足医院医疗活动开办的，招生规模较小，且早期学习护理者以男性为主，一些护校只招收男生，如1912年苏州博习医院仅开办男护士学校，至1922年才开设女护士学校。1918年中华护士会第四届全国护士会员代表大会经讨论决定，先由外籍护士陪同中国女护士共同工作，在严谨认真的工作中逐渐改变男患者对女护士的看法。这一举措极大地促进了女性护士生源的增加。更为重要的是，进入20世纪以后，中国社会经历了清末新政、辛亥革命、五四运动等，对妇女解放产生了很大影响，女性工作机会也在增加。在这种变化的社会环境下，报名进入护士学校者明显增多，并且逐渐转变为以女性为主。

（4）完善学生入学标准　随着中国近代护理教育的发展，各个学校逐渐规范学生的入学条件和学员标准，从一定程度上保证了护理学生的生源质量。首先对学生的年龄、文化程度、个人品行等均提出一定的要求。虽然不同护校之间招生条件不完全一致，但也可见一定的共性：在年龄上要求一般在18岁以上，未婚为佳，男女学生均可。招生时护校非常重视学生的品行，要求有熟人推荐以做品行担保；有的院校需要进一步面试以确认是否录取；对既往文化程度也有一定的要求，如高校或中学毕业，以满足医学和护理知识学习的需要，甚至有的院校需要在入学前测评学生的英文程度，满足需要后才能顺利入学。其次，在入学后规定有一定的试学期，其目的一方面是让学生自己感受能否有自信做护理工作，另一方面由医院的管理者来确认学生有无做护士的能力，考查学生对患者的态度、是否恪守学校规则。如上海同仁医院规定试学期为6个月，期满合格者再定修习4年。

（5）建立毕业护士会考制度　1912年，中华护士会教育委员会即拟定了全国护生毕业统一考试的会考计划，并于1915年举行第一次全国毕业护生会考。1922年，中华护士会下设护士教育股，以代替护士教育委员会负责全国会考事宜。会考工作一直是中华护士会的一项主要工作，即使是战乱纷扰依旧照常进行。直至1936年12月，中华护士会举行了最后一次护士毕业会考，此后此项工作由教育部接管。1937～1946年全国毕业护士会考合格、经护士会发给毕业证书者3941人，截至1946年9月，共发出毕业文凭9487张。

（6）开展护士国际进修学习 依据中华护士会史料记载，1911年，37位中国最早的护士会会员中，就有3位曾在美国接受过护理专业培训，1位曾经去过美国约翰·霍普金斯大学学习护理专业。说明我国近代护理在早期就有出国留学背景的护士，虽然人数有限，但开创了护理专业对外交流的窗口。1927年，红十字会选派1名护士赴英国伦敦Bedford大学攻读公共卫生护士。1938年，美国红十字会特设国际护士奖学金，在其后的五年内每年资助一名美国籍和非美国籍护士前往伦敦南丁格尔基金会学校进修学习1年，我国陈秀云女士成功获得第一届非美国籍学生奖学金，这也是我国近代护理史上的一个荣耀。在我国近代护理发展史中，大规模选派护士出国进修是在1946年。第二次世界大战刚结束不久，联合国善后救济总署于美国纽约举办了护士师资进修班。20位从事公共卫生、护理教育和护理行政的中国护士由全国各卫生机构举荐，经严格考核后被选派赴美进修，为期4个月。护士师资班结束后，有7名中国护士获得美国洛克菲勒基金会奖学金的资助，继续在美国三所大学再度深造。出国留学使中国护士有机会接触到美国护理的发展状况，并将其与我国护理发展水平相比较，从而找到差距，明确未来的改革与发展方向。这20名中国护士学成回国后，大部分从事护理教育和护理行政管理工作，后来多成为我国护理领域知名的专家和学者，为我国护理事业的发展作出了重要贡献。

三、新中国护理教育的调整及振兴繁荣

中华人民共和国成立后，国家开始逐步接管旧中国的护士学校并加以整顿改造。同时为了适应当时国家计划经济的总体要求及全国缺医少药的现状，在1950年8月第一届全国卫生工作会议上，决定将护理教育列入中等专业教育序列，停办高等护理教育。由卫生部制定全国统一教育计划、教学大纲和教科书，招生对象为初中毕业生，学制2年。1953年，北京协和高等护理专科学校正式宣布停办。1954年，卫生部决定将中专护理教育学制改为3年。

1. 护理中专教育 1979年7月16日，卫生部颁布了《卫生部关于加强护理教育工作的意见》，提出"要大力加强和整顿现有的卫生学校办护士专业、医院办护校和独立办校这3种类型的教育""积极恢复和建立护士学校，各省、市、自治区要在3年内恢复或新建一所护校"。政策制定后，到1985年为止，已有439所全日制中等医药卫生学校设有护理专业，全国有护士63万多人。为达到1990年护士总数发展到83万的奋斗目标，1986年8月27日，卫生部在《关于护理队伍建设的五年规划（1986—1990）》中提出了"提高中等卫生（护士）学校培养能力，扩大招生规模"的举措，同时大力提倡"医院办护校、医院联合或医院与卫校联合办护校"的人才培养方式。为了强化这一措施，1987年12月1日，卫生部和国家教育委员会在《中等卫生学校与医院联合办学培养护士的暂行规定》中明确指出卫校与医院联合办学属于正规教育制度。卫生部于1989年2月14日又颁布了《卫生部关于加强中等卫生学校师资队伍建设的意见》，政策的出台在一定程度上缓解了师资的匮乏，提高了师资的质量。从上可以看出，在十一届三中全会后的10年左右时间，我国护理教育的重点是中等教育，政策制定的出发点是整顿和恢复中等护理教育。

2. 护理大专教育 20世纪80年代初，全国各医学院校纷纷创办护士大专班，这是建立在中等护校毕业基础上的成人护理高等教育，学员经过国家统考入学。教育形式上不仅有全日制的3

年大专班、半脱产 4 年制的业余夜大，还有自学考试的形式。

1999 年 6 月 13 日，《中共中央国务院关于深化教育改革全面推进素质教育的决定》发布，将高职教育明确为高等职业教育，属于大专教育，从此我国护理大专教育有了两种形式——高等专科学校和高职学校。到 2021 年，全国招收护理学专业的高职院校约 700 余所。

3. 护理本科教育　为恢复我国的高等护理教育，中华护理学会曾多次组织有关会议进行讨论，并于 1978 年 11 月 11 日向卫生部呈报了"我国需要高等护理教育的几点理由"的书面报告。卫生部于 1979 年 7 月 16 日在《关于加强护理教育工作的意见》的文件中，提出要恢复和发展高等护理教育，计划在 2 ～ 3 年内选择有条件的高等医学院校试办护理专业（系）。根据文件精神，1982 年天津医学院开始筹建护理系，1983 年正式招生，在全国率先恢复了护理本科教育。1984 年 1 月，国家教育委员会和卫生部联合召开了高等护理专业教育座谈会，鼓励参会的医学院校要积极创造条件，试办高等护理专业教育，培养高级人才，逐步建立具有中国特色、适应"四化"建设及医药卫生工作需要的教育体系。这次会议不仅是高等护理教育的促进会，也是护理学科发展史中的一个重要转折点。从此，高等护理教育在停办了 30 多年后，从 1985 年起逐步恢复，北京医科大学、中国协和医科大学、中山医科大学、山东医科大学、南京医学院、上海医科大学、上海第二医学院、中国医科大学等 8 所医学院招收护理本科生，学制 4 ～ 5 年，授予医学学士学位。1987 年 8 月，在国家教育委员会颁布的《全国普通高等学校医学本科专业目录》中，护理学专业被正式列入本科专业，从法定程序上正式确立和规范了护理学专业的培养目标、主干学科、主要课程、修业年限和学位授予，明确了高等护理教育的方向。20 世纪 90 年代初，又有华西医科大学、湖南医科大学、哈尔滨医科大学等相继开设了护理本科教育。此外，从 20 世纪 90 年代开始，许多医学院校陆续开设了护理专科升本科的教育形式，为在职护理人员创造了再深造的机会，在一定程度上提高了其知识水平和业务能力。中医护理专业从中医学中分化出来始于 20 世纪 60 年代，我国高等中医护理教育开始于 1985 年，北京中医学院首先开设了中医护理专科教育。1999 年，广州中医药大学等 3 所院校开设了中医护理本科教育。2007 年，全国已有 24 所高等中医药院校开设有中医护理学本科专业。截至 2021 年年底，我国招收护理等专业的本科院校约 280 余所。

近 20 年，护理本科教育经历了 2001 ～ 2010 年的稳步发展，在稳步发展的基础上，2011 ～ 2020 年进行本科教育内部的调整：一是单个学校招生规模扩大，特别是应用型本科类、地方性及民办院校的招生规模增长明显；二是培养结构变化，有一批院校开始增加了助产、社区、老年、康复等方向的护理人才培养；三是从规模扩张到质量内涵建设。质量内涵建设期间标志性节点是：2007 年在教育部的指导下成立了"教育部高等学校护理学类本科教学指导委员会"（简称护理教指委），在护理教指委的带领下，开始着手研制护理学本科教育的质量标准，并于 2018 年正式颁布了《护理学类教学质量国家标准》，这一标准对护理学本科教育有着重要意义，为护理学专业发展带来新的契机；2010 年开始试点护理学本科教育专业认证，2019 年，为了进一步加强护理学本科教育认证工作，教育部成立了"护理学专业认证工作委员会"，在护理教指委指导下开展工作，截至 2020 年已经完成 41 所院校的认证。

4. 护理研究生教育

（1）学术型硕士教育　1990 年 10 月，国务院学位委员会第九次会议正式批准的《授予博士、硕士学位和培养研究生的学科、专业目录》中在临床医学一级学科（代码 1002）下增设了护理学（代码 100210）二级学科，北京医科大学成为我国第一个护理学硕士授予单位，并于 1992 年招收了我国首届护理学硕士研究生，随后第二军医大学、中国协和医科大学、上海医科大学、华西医科大学等获得护理学硕士研究生学位授权批准。随着护理学科的发展，2011 年，护理学从临床医学二级学科分化出来，成为一级学科（代码 1011），开启了护理学科独立发展的新时代。目前全国共有 78 所院校可招收学术型护理硕士。

（2）专业型硕士教育 2010 年，为适应我国医学事业发展对护理专门人才的迫切需求，国务院学位委员会第二十七次会议审议通过了金融、护理、药学硕士等 19 个硕士专业学位设置方案，正式设立护理硕士专业学位（代码 1054）。2011 年全国首批授权点 28 个，截至 2021 年全国授权点已达 122 个。

（3）博士教育 2003 年，第二军医大学护理学系获得批准独立二级学科护理学博士学位授予权；2004 年开始，第二军医大学、中南大学、中山大学、山东大学等院校相继在临床医学下设的护理学二级学科开始招收护理学博士生。目前，全国护理学一级学科和二级学科共有 33 所院校（含一级学科授权点 28 所）可招收护理学术型博士。

综上，高等护理教育的发展现状，不论是本科、硕士还是博士都得到了一定的发展，但全国的分布存在一定差距。自 2011 年护理学成为一级学科之后，护理研究生教育进入快速发展期，特别突出的是专业型学位，截至 2021 年 8 月，其授权点率先实现了 31 个省（直辖市、自治区）全覆盖。从授权点增长速度看，在硕士层面专业型学位研究生教育优先于学术型的发展，这也体现了护理是一个实践性学科的特点，与全国研究生教育的发展趋势相一致。

四、我国新时代高等护理教育的发展趋势

（一）科学布局，促进护理学人才队伍的全面建设

护理队伍建设是扩大护理服务供给的重要保障。《"健康中国 2030"规划纲要》明确提出，到 2030 年，实现每千常住人口注册护士数达到 4.7 人。2018 年，国家卫生健康委员会等 11 部委联合发布了《关于促进护理服务业改革与发展的指导意见》，明确提出要加强护士队伍建设，充分发挥护士在疾病预防、医疗护理、康复促进、健康管理等方面作用，不断提高专科护理水平，实现优质护理服务全覆盖，因此，培养符合国家健康发展战略的护理专业人才，造就堪当民族复兴大任的时代新人，是"健康中国"建设的国家战略、"全生命周期、全方位照护"的人民需求及"护理学科纵深发展"的建设需求。在"新医科"和医学技术飞速发展的背景下，未来的高等护理教育发展中，不仅要扩大培养规模，更要重视结构调整和内涵建设。在"十四五"期间，应着手布局本科以上的护理教育，特别是合理布局研究生教育规模和种类，改革探索专业型学位的护理教育，改善研究生教育与护理行业发展的协调性，以突出护理专业临床实践的特点。新时期护理高等教育在立足应用型人才培养的同时，兼顾高层次护理人才培养，统筹护理人才培养和使用，科学布局，促进护理学人才队伍的全面建设。

（二）促进学科融合，培养高层次复合型人才

在大健康理念的引导下，医学发展理念也从以疾病治疗为中心转变为以促进健康为中心，服务全生命周期。单一学科的理论和方法已经无法满足健康服务发展的需求。人类生命活动的复杂性、健康问题的多因性和健康服务需求的多样性要求必须突破学科壁垒，有机整合医学、护理学和人口学、社会学、信息技术等学科的理论、知识和技术，创造护理新模式、新方法。培养能够运用交叉学科知识和以大数据、人工智能为代表的信息技术解决多样化健康服务问题和科学前沿问题的高层次护理创新人才，是"新医科"建设对护理高等教育提出的新要求。因此，未来要促

进护理与工科、理科、文科交叉融合，培养高层次"护理 +X"多学科背景的复合型人才及实践能力强、临床思维能力强、有爱有温度的护理人才。加快发展护理教育是推进护理事业供给侧结构性改革的重要环节，是实施健康中国战略的迫切需要。

（三）继承创新护理教育内涵建设

护理教育内涵建设包括教育理念发展、护理课程体系调整、教学组织方法革新等，教育内涵建设是新形势下医学教育改革的必然趋势。培养"德、智、体、美、劳"综合素质，尊重并引导学生树立健康的主体意识，鼓励学生积极发挥主观能动性，是护理教育理念与时俱进的体现。在护理教育过程中，教师、学生应共同处于"主体"地位，即教师学生"双主体"。一方面，学生是认知的主体，是知识意义的主动建构者。另一方面，教师应做好整体教学设计，主导教学过程。这就需要教师具备较强的教学管理能力和教育学、心理学等理论素养。培养"德、智、体、美、劳"综合素质，就需要对护理教育课程体系进行合理调整。根据社会发展进程、人口结构变化、公众健康需要、人才培养目标等，定期对护理教育课程体系进行论证和调整。强化品德教育，创新课程思政建设；兼顾专业教育与人文素养塑造，深入学科间融合，探索开发综合性课程，提升人文关怀能力和美学素养；理论与实践并举，继续研究理论课程与实践教学有机融合的途径和方法，丰富实践教学形式，拓展实践教学场地，在实践中巩固理论知识、拓宽专业视野、锻炼工作思维、开展劳动教育、内化职业道德。在课程体系不断调整的基础上，教学组织方法也应进行相应革新。除了传统的讲授法、小组学习法、情景模拟教学之外，还应创造条件开展 PBL 教学、线上线下相融合的翻转课堂、慕课教学、虚拟仿真教学等现代化教学方法。应用多元化的教学手段辅助教学，实现教学质量提升。

（四）完善护理教育制度，创建护理终身教育体系

根据学科特点及社会发展需求，进一步明确不同层次护理教育的办学定位、人才培养目标、课程设置、评级体系等，加强护理教育的内涵建设。继续完善继续教育制度，进一步拓宽护理继续教育渠道，丰富护理继续教育资源，提供灵活多样的继续教育形式，为护理人员入职后的继续教育创造宽泛的学术环境，创建终身教育的学习氛围。深入探索高等院校与医疗机构共同培养专科护士与临床护理专家的人才培养模式，为在校护生和临床护士提供职业发展新路径。培养专科护士及临床护理专家不仅是对社会公众高质量健康需求的有效应对，更是护理学学科向高水平、专业化发展的具体体现。

（五）融汇中西医文化，树立全球化视野

随着我国国际影响力的不断提升，中医药已走向世界，中医与西医学相结合将越来越受到重视。中西医结合护理作为中西医结合医学的一个分支，以它特有的整体观念、辨证施护理论、中医护理技术及养生保健方法等，在常见病预防与康复、老年慢性病管理、突发卫生公共事件应对等领域，发挥出显著的优势。国家对中医事业发展给予了前所未有的支持力度。《全国护理事业发展规划（2021—2025）》明确指出，要"大力发展中医护理，持续提升中医护理服务质量，强化中医护理人才培养，切实提高中医护理服务能力"，这对护理教育而言既是机遇也是挑战。随着中西医结合护理学科的逐步完善，我国的护理教育将走出一条秉持现代护理发展理念、汇聚中西医文化的特色之路。在挖掘自身特色的同时，我国的护理教育也要着眼于全球，中国护理是全球护理事业非常重要的组成部分。积极扩大对外开放、开展国际交流和合作、培养具有国际影响

力的护理人才也是护理教育的重要内容。我们应借鉴国际教育质量标准，建立与国际接轨的护理教育质量认证制度，推动学历相互承认，开展联合办学、合作教育项目，为国内外学生提供更多受教育的机会和更广阔的发展平台，推动全球护理教育协同发展。

思考题

说出国内外护理教育发展历程的大致脉络。

教育学理论及在护理教育中的应用

教育学理论是教育思想的系统表述，教育思想是指教育活动主体通过直接或间接的教育实践而形成的对教育对象、教育问题的认识、观点和看法。纵观教育学发展史，教育学理论是伴随一代代教育学家的出现而发展的。西方教育的教育理论本质经历了四大进程（神性化、人性化、心理学化、现代化），主要代表人物有柏拉图、卢梭、让·皮亚杰、杜威等。我国自春秋战国时期最早教育家孔子的《论语》后，董仲舒、韩愈、朱熹、王守仁、蔡元培、陶行知等教育名家的思想对我国教育发展起到了积极影响。教育学理论对解释和指导教学活动，推动教学改革意义重大。本章将对在护理教育中运用比较广泛的当代教育学理论进行介绍。

第一节　行为主义学习理论

行为主义是一门以人类行为为研究对象的自然科学，它与生理学的关系密切，是美国现代心理学的主要流派之一。1913～1930年是早期行为主义时期，由美国心理学家华生创立，他主张心理学应该摒弃意识、意象等太多主观的东西，只研究所观察到的并能客观地加以测量的刺激和反应。1930年起出现了新行为主义理论，指出在个体所受刺激与行为反应之间存在着中间变量，这个中间变量是指个体当时的生理和心理状态，它们是行为的实际决定因子，包括需求变量和认知变量。行为主义流派学习理论的主要代表人物是桑代克、巴甫洛夫和斯金纳。

一、主要观点

1. 强调科学心理学所研究的只是由别人客观观察和测量的外显行为。
2. 构成行为的基础是个体的反应，集合多个反应即可知行为的整体。
3. 个体行为不是与生俱来的，不是由遗传决定的，而是受环境因素的影响被动学习的。
4. 对动物或儿童实验研究所得到的行为原理与原则，可推论解释一般人的同类行为。
5. 强调外显行为的变化及强化的作用，认为人的行为结果影响着后继的行为。

二、桑代克的试误学习理论

美国心理学家桑代克（E.L. Thorndike）是行为主义理论的代表人物，他的研究领域包括动物的学习、人类的学习、教育过程、教学原理和英语学习的性质等，是动物心理学的鼻祖，是现代教育心理学联结派学习理论的创始人，因对教育心理学的贡献影响深远，故有"教育心理学之父"的美誉。

（一）桑代克的实验

桑代克创造了迷箱作为实验工具（图2-1），将饥饿的猫关进迷箱，箱外的食物（鱼、肉）可望而不可即，迷箱内设有可开启门闩的装置。饥猫通过抓、咬、钻、挤等方式想逃出迷箱，直到它偶然触动机关逃出而获得食物。经过若干次实验后，发现猫无效动作逐渐减少，逃出箱子所花时间缩短，最终猫辨别出开门的装置，建立打开门闩与开门取得食物之间的联系，逃出迷箱。

图 2-1　桑代克的迷箱

（二）桑代克的主要观点

1. 试误理论　桑代克根据实验得出结论：个体的学习是一种逐渐的、反复尝试错误的过程，使刺激情境与正确反应之间形成联结。试误过程可归结为四个步骤：①以不同反应进行多次试探。②发现正确的反应。③选择了正确的反应或减少了错误的反应。④经过多次练习将正确反应保留下来。

2. 学习定律

（1）准备律（law of readiness）　指学习者在开始时的预备定势，包括三种状态：学习者有准备而又给予活动就感到满意；有准备而未给予活动则感到烦恼；无准备而强制给予活动也会感到烦恼。

（2）练习律（law of exercise）　指刺激与反应之间联结的强度取决于使用联结练习的频次，换言之，练习的次数越多，刺激－反应的联结就越牢固，反之联结就会减弱。

（3）效果律（law of effect）　指刺激－反应联结会受到结果影响。如果反应导致满意的结果，联结可增强；如果反应导致烦恼的结果，联结会减弱。

后来桑代克将上述学习理论中的准备律和练习律看成是效果律的副律，强调学习最重要的因素是个体的行为结果，并且他的效果律更强调奖赏。

桑代克的学习定律指导了大量的教育实践，如效果律指导人们使用一些具体奖励来鼓励学生学习；练习律指导人们通过重复性练习来巩固学习成果；准备律指导人们正确掌握指派活动的时机，来提高学习的积极性。但是桑代克学习理论的缺陷在于过于简化了学习过程的性质，这是历史的局限性造成的。

三、巴甫洛夫的经典条件反射学习理论

巴甫洛夫（I.P. Pavlov）是俄国的生物学家、心理学家、医师、高级神经活动学说的创始人，

高级神经活动生理学的奠基人，条件反射理论的建构者，曾荣获诺贝尔生理学奖。

（一）巴甫洛夫的实验

巴甫洛夫通过特制的装置观察狗的唾液分泌，发现引起动物唾液分泌活动的刺激有两类。一类是动物胃内或嘴里的食物，这种反应是动物的本能。巴甫洛夫把食物称为非条件刺激（UCS），把所引起的反射性的唾液分泌称为非条件反射（UCR）。另一类是伴随食物同时呈现的其他事物。巴甫洛夫将铃声、灯光等与肉配对，经过一系列的配对尝试后，发现单独呈现铃声或灯光而不提供肉，也能引起狗的唾液分泌（图2-2）。这种情况下，经过与肉（非条件刺激）配对后，铃声或灯光就成了条件刺激（CS），由条件刺激引起的唾液分泌就是条件反射（CR）。由此可见，条件反射仅仅是由条件刺激与非条件刺激配对呈现的结果。

1. 条件反射形成之前　　　　　2. 条件反射形成之前
食物　反应　分泌唾液　　　　音叉　反应　不分泌唾液
非条件刺激　　非条件反射　　　自然刺激　　没有非条件反射

3. 条件反射形成之中　　　　　4. 条件反射形成之后
音叉 + 食物　反应　分泌唾液　音叉　反应　分泌唾液
　　　　　　　非条件反射　　　条件刺激　　条件反射

图 2-2　经典条件反射的形成过程

（二）巴甫洛夫的主要观点

1. 巴甫洛夫的学习律

（1）习得律（acquisition）　指条件刺激与非条件刺激配对呈现，可建立条件反射。

（2）消退律（extinction）　指条件刺激多次重复而不伴有非条件刺激，已建立的条件反射会逐渐减弱以致消失。但是条件反射的消失并不意味着这一习惯再也没有了，过段时间后，条件反射会自发恢复，但这种自发恢复不能达到原来的强度，而且不伴随非条件刺激，仍会迅速消退。

（3）泛化律（generalization）　指某一种条件反射一旦确立，就可以由与原来的条件刺激相似的刺激引发。一般而言，刺激与原来的条件刺激越相似，引发条件反射的可能性越大。

（4）辨别律（discrimination）　指提供辨别学习后，有机体可有选择地对某些刺激做出反应，而不对其他刺激做出反应。辨别是与泛化相反的过程。

巴甫洛夫把比较精确和客观的方法引入动物学习的研究，把心理与生理统一起来，从而对高级心理活动的研究产生了巨大影响。

四、斯金纳的操作条件反射理论

斯金纳（B.F. Skinner）是美国当代著名心理学家，新行为主义学习理论的创始人及主要代表人物，是操作条件反射理论的奠基者。他发明的"教学机器"及设计的"程序教学"方案，对美国教育产生过深刻影响，被誉为"教学机器之父"。

（一）斯金纳的实验

斯金纳改进了桑代克的实验研究，发明了"斯金纳箱"来进行关于操作条件反射的实验（图2-3）。箱内装上一操纵杆，操纵杆与另一提供食丸的装置连接。把饥饿的白鼠放进箱内，白鼠偶然踏上操纵杆，供丸装置就会自动落下一粒食丸。白鼠经过几次尝试，会不断按压杠杆，以取得食物，直至吃饱为止。斯金纳认为食物在这里的作用是行为的强化剂，而动物的学习行为是随着一个强化作用的刺激而发生的。斯金纳通过实验认为，教育是塑造行为的过程，分析强化的效果是教学有效性的关键。

a.灯；b.复盘；c.操纵杆；d.电格栅。

图 2-3　斯金纳箱

（二）斯金纳的主要观点

1. 两种类型的学习　斯金纳认为个体的行为分为两类：一是应答性行为（respondent behavior），即经典性条件作用，由已知的刺激所引发，是个体对环境被动的反应；二是操作性行为（operant behavior），由有机体自发产生，是有机体主动作用于环境习得的反应。由此可将学习分为两类模式，即刺激类条件作用学习和强化类条件作用学习。

2. 强化理论　是斯金纳学习理论的精华所在，他认为通过不同的强化类型和强化程序可以影响行为的学习。

（1）强化类型　强化（reinforcement）指提高有机体反应概率的任何事件，可分为正强化和负强化。正强化是通过呈现某种正性刺激增强反应的概率，负强化是通过终止某种负性刺激增强反应概率。惩罚是通过给予某种不愉快的刺激以抑制反应发生的频率，分为：正惩罚，在一个行为之后呈现某种负性刺激，从而使这种行为出现的概率减少；负惩罚，在一个行为之后移除某种正性刺激，从而使某种行为出现的概率减少。惩罚在改变行为方面有时是一种有效的方法，但是它会导致一些负效应，斯金纳认为在教育中应尽量减少。

（2）强化程序　有两类，即连续强化和间歇强化。连续强化指在每一次正确反应之后都给予强化，间歇强化则不是每一次正确反应后都给予强化。间歇强化又可分为比例强化（根据反应次数予以强化）和间隔强化（根据时间间隔予以强化）。比例强化和间隔强化还可进一步分为固定比例或固定间隔强化和变化比例或变化间隔强化（图2-4）。每一种强化程序都产生相应的反应模式：连续强化比间歇强化习得速度更快，不给予强化后，消退速度也更快，因此在教授新行为时最为有效；比例强化比间隔强化反应速度更快；间歇强化的反应率高于连续强化，而消退率却低于连续强化；变化的强化程序比固定的强化程序反应速度快；固定强化比变化强化习得速度快，不给强化时消退速度也更快。

图 2-4　斯金纳的强化程序

3. 塑造与行为矫正　塑造（shaping）是指通过安排特定的强化相倚关系，用分解动作的方式，逐步联系，最后将多个反应连贯在一起，而形成个体行为库中没有的新行为。在教育中，可以通过塑造技术教会个体从事某种行为反应。行为矫正（behavior modification）是指个体的某些不当行为或不良习惯，经过强化、惩罚得以消失，从而矫正个体的不当行为或不良习惯。

五、行为主义学习理论在护理教育中的应用

行为主义理论注重可观察的行为，强调刺激、反应和强化等在人们行为习得中的作用，因而在很大程度上反映了人们学习的一些规律。在护理教育中，行为主义的学习理论可用于以下方面。

（一）明确目标教学及学生水平

根据行为主义学习理论，教学的目的就是提供特定的刺激，引起或培养学生特定的行为反应。在护理教学过程中，首先要明确学生的起点行为和终点行为。前者指在开始学习某种知识前要评估学生已有的知识或技能，以保证提供的刺激（学习的目标）切实、准确；后者指经过学习后学生能学习到的知识和技能，并据此制定教学目标，且教学目标越具体、越精确，越好。另外，明确描述从起点行为到终点行为的各个小步行为，通过各种手段让学生按步骤学完所安排的内容。

（二）形成积极的学习行为

运用准备律，应做好教前和学前的准备工作。教师应充分了解学生、钻研教材、分析教学大纲等，对教学过程进行合理设计；学生应提前复习旧内容，预习新内容；教师在开始授课前，先告知学生学习目的，采取复习旧内容、播放影片等方法，唤起学生的学习需求，激发学习动机，让学生在最佳状态下学习。根据练习律，教师应注意培养学生的恒心与毅力，鼓励和要求学生多加练习，例如各项护理操作，以达到娴熟的程度。根据效果律，教师还应该在学生练习过程中加强巡视，以及时发现和纠正学生在练习过程中的错误，缩短学生练习的时间；对于掌握好的，及时给予表扬和鼓励，使学生产生满足感，增强学习效果。

运用经典条件学习理论，可以帮助学生避免或消除某些已经形成的有碍于学习的条件反射，建立积极的条件反射。例如，学生不喜欢某一学科的学习，无法掌握该门学科的内容，教师可通过反复提供令学生愉悦的刺激，如与所学内容相关的视频，使学生逐步出现积极的学习行为，进而通过视频内容而记住所学内容。同样，护理教师也可运用该理论帮助学生形成积极的学习行为。例如，学生学习静脉穿刺时，最初难免会感到紧张，临床教师经过耐心细致的解释与沟通后，筛选血管条件好、亲切、大度的患者，争取让学生穿刺成功。即使穿刺失败，也不会对学生造成负面的心理影响。肯定学生的学习与努力，可增加学生临床实习的安全感与价值感，产生渴望临床实践的积极态度和行为。

（三）正确应用强化理论

强化理论可用于护理教育的许多方面。根据刺激（提问）－反应（回答）－强化（确认）的原理，护理教师应该及时并积极对学生的学习效果给予反馈。例如，通过对学生良好学习行为给予表扬、奖励等正强化，使学生继续保持该行为。通过塑造技术，使学生习得诸如慎独、无菌操作等良好观念及行为。正强化有利于维护学生的自尊，培养学生的自信，使学生感受到学习的充实与快乐。在护理教育中要尽量使用正强化，避免负强化，尤其是惩罚。另外，鉴于不同的强化程序，可导致不同的习得速度、反应速度和消退速度，教师也可利用不同的强化程序，例如，定期考核（固定间隔强化）或不定期小测验（变化间隔强化），促使学生持续学习，提高教学的效果。

然而，行为主义学习理论过于强调学习的外部环境作用，忽略了影响学习的许多内部因素，如认知、情感、个性特征等，使得这一学习理论的运用有很大的局限性。

第二节　认知学习理论

认知学习理论发端于早期认知理论的代表学派——格式塔心理学的顿悟说。但是，认知学习理论的真正形成却是20世纪六七十年代。认知学习理论是通过研究人的认知过程来探索学习规律的学习理论，该理论认为学习的基础是学习者心理结构的形成或改组，而不是刺激－反应联结的形成或行为习惯的加强或改变。因此，认知心理学派对学习的研究侧重于刺激与反应之间的心理过程，借外显的行为改变来推测导致这种变化的内在机制或过程。现代认知心理学分为两支，一支为认知结构论，另一支为信息处理论。主要代表人物有托尔曼（E.C. Tolman，1886—1959）、皮亚杰（J. Piaget，1896—1980）、布鲁纳（J.S. Bruner，1915—2016）和奥苏伯尔等。

一、主要观点

主要观点包括：人是学习的主体，主动学习；人们对外界信息的感知、注意、理解是有选择性的及学习的质量取决于效果；人类获取信息的过程是感知、注意、记忆、理解、问题解决的信息交换过程。

1. 学习结果　学习是形成反映整体联系与关系的认知结构。

2. 学习过程　学习过程是积极主动进行复杂的信息加工活动的过程。

3. 学习规律与条件　注重学习的内部条件主动性、内部动机、过去经验、智力等。

二、布鲁纳的认知结构学习理论

（一）布鲁纳及其研究

布鲁纳是美国著名认知心理学家和教育学家，他通过对儿童智力的观察及研究提出了认知结构学习理论。他主要从事人的知觉、学习、思维、记忆等一系列研究，取得了巨大的成就。他认为，人的认识过程是通过主动地把进入感官的事物进行选择、转换、储存和应用，以达到学习、适应和改造环境的目的。

（二）主要观点

1. 认知生长和表征理论　表征或表征系统（representation systems）是人们知觉和认知世界的一套规则。布鲁纳认为在人类认知生长过程中经历了三种表征系统的阶段。

（1）动作表征（enactive representation）　幼儿 1～2 岁。在这个阶段，幼儿靠动作来认知了解周围世界，亦即通过对事物的直接感知来认知事物。如幼儿通过吃饭认知勺子，通过睡觉认知床。对人类而言，动作表征是求知的基础，虽然最早出现在幼儿期，但却使用终生。

（2）映像表征（iconic representation）　又称为肖像表征，约 3 岁后至 7 岁。指儿童开始形成图像或表象来表现他们知觉和发现的事物。这种表征很像照片和现实，是完全相似的。对人类而言，该求知方式的形成，标志着抽象思维的开始。

（3）符号表征（symbolic representation）　又称象征表征，大约从六七岁开始。此时儿童能够运用符号表现他们认知的世界。这里最重要的是语言。和映像表征不同，这种表征是以任意性为特征的，认知发展至此已趋于成熟，可直接从事抽象思维。

布鲁纳认为，人类认知发展是沿着这三种表征系统的阶段顺序前进的，但并不是学习每一事物都必须从动作表征入手，依次经历这三个阶段。教学活动如何进行取决于学生的认知发展水平和已有的知识。比如学生已经具有这方面的动作经验，就可以从唤起学生的视觉映像开始；如果学生已经具备动作表征和映像表征的经验，就可以直接从形成符号表征开始，三种不同的方式可以灵活运用，以达到促进学生认知发展的目的。

2. 认知结构理论　布鲁纳认为，学习就是掌握事物的结构，学习事物是怎样相互联系的。在教学中，务必使学生了解各门学科的基本结构，掌握基本原理和概念。他从四个方面论述了学习学科基本结构的必要性：①懂得基本原理有助于学生理解学科知识。②学习普遍的或基本的原理有助于学生记忆知识。③领会基本原理和概念，有助于学生将所学知识迁移，解决在课外所遇到的问题和事件。④理解学科的基本原理有助于学生将学科学习不断深入下去。例如，学生在学习代数时，如果掌握了交换律、分配律和结合律这三个基本法则所体现的思想，那么他就能认识到，以后所要解的"新"方程并不是什么"新"东西，而都是这三个基本法则里学过的东西。

3. 类目和编码系统　类目（category）指有关的对象或事件，它可以是一个概念，也可以是一条规则。例如鸟是一个类目，从该类目代表若干性质相似的物体或事件的层面上说，鸟类是一个概念，它表征那些有羽毛、翅膀、双腿和嘴的动物，因而做出的都是鸟的推论。布鲁纳进一步认为，人们如果要超越直接的感觉材料，仅仅把感觉材料归类是不够的，还必须将类目加以推理、概括，构成编码系统。所谓编码系统（coding system），是指人们对环境信息加以分组和组合的方式（图 2-5）。在布鲁纳看来，学习就是类目及其编码系统的形成过程，是个体能够把同类事物联系起来，并把它们联结成有意义的结构，从而使学生的学习能够超越给定的信息，取得举一反三的效果，同时也有利于学生提取信息。

图2-5　动物的编码系统示例

4. 发现学习　指学生在学习情景中，经由自己的探索和寻找获取问题答案的一种学习方式。布鲁纳认为，学生在掌握学科基本结构的同时，还要掌握学习该学科的基本方法，其中发现的方法和发现的态度是最重要的。所谓发现，并不是局限于发现人类未知的事物，还包括用自己的头脑亲自获取知识的一切形式。布鲁纳发现学习的特征是：①强调学习过程的探索性，人类认知是一个过程，而不是一种产品。学习的主要目的不是要记住教师讲的或教科书的内容，而是要学生参与建立该学科知识体系的过程。②强调直觉思维，认为直觉思维是发现学习的前奏，对科学发现活动极为重要。③强调内在动机在学习中的重要性。④强调学习记忆的首要任务不是贮存而是提取。

布鲁纳认为，敢于从事直觉思维者，其心智运作一定较为活跃。他主张学生根据自己的知识和经验，对问题情景先做一番直觉思维，一旦发现解决问题的线索，直觉思维就变成了发现学习的前奏。他指出结构是知识构成的基本架构，包含彼此关联的概念，发现学习只在具有结构性的情境下才会产生。学生从结构中学到的知识，有助于产生正向的学习迁移，培养学生求知时执简御繁的能力，获取高层次知识。而对于有效学习来说，"发现自己的错误"和"发现正确答案"同样重要，从错误调整到正确的认知历程，才是最重要的。

三、奥苏贝尔的认知同化学习理论

（一）奥苏贝尔及其研究成就

奥苏贝尔（D.P. Ausubel）是认知学派的另一位著名代表，他曾在美国心理学会、美国教育协会、美国医学协会、美国全国科学院、农业部、教育部及白宫吸毒问题研究小组、生物学课程研究委员会等单位和组织工作，并在1976年获美国心理学会颁发的桑代克教育心理学奖。他主要关注学校学习理论的研究，同时在理论医学、临床医学、精神病理学和发展心理学等领域也有研究。他的学习理论核心是有意义学习（meaningful learning）和同化理论（assimilation theory）。

（二）主要观点

1. 有意义学习　实质是将符号所代表的新知识与学习者认知结构中已有的适当观念建立起非人为的和实质性的联系。奥苏贝尔认为，学习要有价值，就是尽可能要有意义。为此，他区分了接受学习和发现学习、机械学习和有意义学习之间的关系。接受学习是指教师将学习的主要内容以定论的形式传授给学生，学生只需对所学内容加以内化，以便将来再现和应用。发现学习是指学习的主要内容不是现成地给予学生，而是由学生自己去发现这些知识，然后才是把发现的知识内化、运用。奥苏贝尔认为，接受学习未必是机械的，教师讲授得法，并不一定会导致学生机械地接受学习，而发现学习也未必都是有意义的。

（1）有意义学习的条件　①外部条件：学习的材料应当具有逻辑性，即本身与学习者的有关观念可以建立非人为的和实质性的联系。②内部条件：首先，学习者需具有有意义学习的心向；其次，学习者认知结构中必须具有适当的知识，以便与新知识进行联系；再次，学习者必须积极主动地使这种具有潜在意义的知识与他认知结构中有关的旧知识发生相互作用。

（2）有意义学习的类型　①表征学习（representational learning）：是学习单个符号或一组符号的意义，或者说学习代表什么。表征学习的主要内容是词汇学习，即学习单词代表什么。②概念学习（concept learning）：有意义学习的另一类较高级的形式，实质上是掌握同类事物的共同的关键特征。③命题学习（proposition learning）：是以句子的形式表达，实质上是学习若干概念之间的关系，或者说，学习由几个概念联合所构成的复合意义。

2. 同化理论　同化（assimilation）指新知识被认知结构中原有的适当观念吸收，新旧观念发生相互作用，新知识获得心理意义并使原有认知结构发生变化的过程。奥苏贝尔认为，同化是有意义学习的心理机制。学生习得新知识主要依赖于认知结构中的先备知识。有意义学习通过新旧知识的相互作用与同化得以发生，新旧知识相互作用的同化模式有以下几种。

（1）下位学习（subordinate learning）　又称类属学习，指新的学习内容类属于学生认知结构中已有的、包摄面较广的概念。新学的知识与学生原有知识之间有两种关系：一种是派生关系，指新的学习内容仅仅是学生已有的、包摄面较广的命题中的一个例证，或能从已有的命题中直接派生出来；一种是相关关系，指新的学习内容属于原有的具有较高概括性命题，但可使原有命题得到扩展、精确化或获得新的意义。

（2）上位学习（superordinate learning）　当学生学习一种包摄性较广、可以把一系列已有的观念从属于其下的新命题时，新知识便与学生认知结构中已有的观念产生这种上位关系。

（3）组合学习（combinational learning）　当学习内容与认知结构中已有的概念和知识既不产生下位关系，又不产生上位关系时，就产生组合学习。在组合学习中，由于只能利用一般的内容起固定作用，因此对于它们的学习和记忆都比较困难。

四、信息处理学习理论

（一）理论的产生

信息处理学习理论始于 20 世纪 50 年代初，其核心思想是将学习看成是对信息的处理、储存和需要时提取加以运用的过程。信息处理学习理论是通信技术、计算机技术等科技发展的产物，用于解释人类在环境中如何通过感觉、知觉、思维、注意、记忆等内在心理活动，获得并应用知识的过程。

（二）主要观点

1. 记忆信息处理模式　许多心理学家从各个角度研究了人类的记忆信息处理系统，其中阿特金森 – 希弗林的记忆信息处理模式（the Atkinson–Shiffering Model）近年来广受关注，该模式由三个主要部分构成（图 2-6）。

图 2-6 阿特金森 - 希弗林记忆信息处理模式

（1）感觉记忆（sensory memory） 又称感觉登记或瞬间记忆，是信息处理的第一步，是个体通过视、听、触、嗅等感觉器官感应到外界刺激时所引起的瞬间记忆，保留 0.25～2 秒。一般而言，感觉器官感应到的各种信息都获得感觉登记，但并非全部登记的信息都得到进一步处理。注意负责信息的筛选，将无用的信息过滤遗忘；将被注意到的信息辨认，形成知觉经验，传入短时记忆。

（2）短时记忆（short-term memory，STM） 是一种工作记忆，指经过感觉登记后再经注意而在时间上延续到 1 分钟以内的记忆。短时记忆保存时间短暂，信息容量很小，具有运作性。运作性指短时记忆能对来自感觉登记和长时记忆中选择出来的信息进行有意义处理：一方面它通过注意接收从感觉记忆接收的信息，为当前的认知服务；另一方面，它又根据当前认知活动的需要，从长时记忆中提取储存的信息进行操作。因此，短时记忆又称运作记忆。

（3）长时记忆（long-term memory，LTM） 是保存信息长久不忘的永久性记忆。特点是：①保留信息的时间长，1 分钟以上，甚至终生。②容量极大，包括个人的全部知识。③信息来源为经过短时记忆处理后的内容。④主要功能是备用，需要时被提取到短时记忆中处理。理论家们将长时记忆分为情景记忆、语义记忆和程序记忆。

2. 遗忘及其原因

（1）短时记忆遗忘特征及原因 如果没有复述或重复，短时记忆以迅速遗忘为特征。因为短时记忆系统容量很小，当新的信息进入短时记忆系统时，就将原有的信息挤出去。因此，信息替换是短时记忆遗忘的主要原因。其次，记忆痕迹衰退也可能是短时记忆遗忘的原因，因为借助简单重复可以阻止短时记忆的遗忘。

（2）长时记忆遗忘特征及原因 ①长时记忆遗忘特征：一般来说，机械学习的材料表现为迅速遗忘，发现学习、有意义学习的材料则不易遗忘。德国心理学家艾宾浩斯（H. Ebbinghaus）以无意义音节为识记材料进行遗忘实验研究，并根据实验结果绘制了人类历史上第一条遗忘曲线，表明了遗忘的特点及规律：大多数遗忘发生在学习后的 1 小时之内；遗忘的速度是先快后慢，遗忘的内容是先多后少，渐趋平稳；重新学习要比第一次学习容易。在此之后，许多心理学家的研究不仅证实了艾宾浩斯的研究结果，并进一步表明知识的保持还要受到识记材料的性质、数量、学习方法、理解程度及学习者的态度等因素的影响。如里德（J. Read）进行的概念遗忘的研究结果表明，在 1 周之内，学习过的概念基本未遗忘，经过 6 周遗忘很少，这与无意义识记材料的大量、迅速遗忘形成鲜明的对照（图 2-7）。②长时记忆遗忘的原因：解释的学说主要有 4 种。第一种是消退学说（decay theory）：这是对遗忘原因最初的解释，该学说认为，信息在人的神经系统内留下痕迹，这些痕迹随着时间的推移而逐渐衰退，最终完全消失。第二种是干扰学说（interference theory）：该学说认为，时间不是导致遗忘的原因，遗忘是由于其他信息进入记忆系统，干扰原有信息，造成的提取失误。干扰有两种，前摄干扰又称前摄抑制，指先前学习内容对后继学习的干扰；后摄干扰又称后摄抑制，指后继学习内容对先前学习内容的干扰。不论是哪种干扰，先后学习的内容越相似，干扰程度越大。目前，多数心理学家认为，信息的相互干扰是导致长时记忆遗忘最重要的原因。第三种是同化学说（assimilation theory）：奥苏贝尔认为，干扰理论只能解释机械学习的保持和遗忘。他通过大量实验证明，在真正的有意义学习中，前后相继的学习是相互促进的，后继学习是建立在先前学习的基础上的对先前学习的补充与扩展，在这个过程中，遗忘是同样存在的，但这时的遗忘是人脑为减少记忆负担，对知识加以组织简化的过程中用概括水平高的概念代替概括水平低的概念。这是遗忘的积极一面，因为它提高了知识的概括性和适用性，但如果原有的知识不巩固或新旧知识辨析不清，新知识会向原有的具体、稳定的知识还原，导致知识的真正丧失。第四种是动机遗忘学说（theory of motivated forgetting）：此学说认为，动机因素决定人们将记住什么。个体认为重要的信息常被牢记；个体认为无意义的信息常被遗忘。

图 2-7　概念和无意义音节保持曲线

五、认知学习理论在护理教育中的应用

（一）布鲁纳的学习理论在护理教育中的应用

根据布鲁纳的学习理论，护理教育过程中要重视基本原理的学习。护理教师应重视知识的呈现方式，运用类目化的过程是自下而上，从具体到一般，从低层到高层的规律，应该向学生提供较基础、较低层次的类目或事物，让他们去"发现"新的类目与类目间的关系。例如，学习"缺铁性贫血"的相关内容时，学生要先对贫血有基本的认知；学习"对水肿患者进行静脉穿刺"时，学生要先熟悉正常人群穿刺的步骤及流程，才能结合水肿患者的血管特点进行正确的穿刺。另外，护理教师要认识到帮助学生掌握具体护理学知识并不是护理教学的最终目的，而是使学生通过学习具体知识，把握护理学科的基本原理和学科框架，从而将所学的护理学原理有效地运用于各种护理实践，才是现代护理教学的根本目的。

另外，护理教师要重视学生学习的内部动机，注意到要使学生真正能自觉地、持久地学习，必须使学生得到"内在奖励"。所谓"内在奖励"，就是要激发学生的学习兴趣和好奇心，使学习本身对学生产生"诱惑力"，使学生能通过完成学习任务本身获得满足和愉快。护理教师要善于运用发现学习的方法，挖掘学生的智慧潜力，帮助学生建立新发现的自信心，培养学生独立学习和工作的能力，使他们在离开学校后，仍保持旺盛的求知欲与不懈的探究精神。

（二）奥苏贝尔的学习理论在护理教育中的应用

按奥苏贝尔学习理论要义，只有学习材料能配合学生既有的认知结构时，学习才会有意义，而有意义学习才是有效的学习。因此在护理教学过程中，教师首先应了解学生已有的知识结构，

按照学科逻辑结构编制课程，确保课程内容与学生的有关观念能够建立非人为的和实质性的联系。其次，要重视教学方法的选择与应用，使得学生具有有意义学习的心向。同时，要善于采取恰当的方法将教学内容进行组织与再呈现，尽量展现教学内容的内在逻辑性和相互关联性，建立学生新旧知识结合的桥梁，促进新旧知识的相互同化，促进学生主动使得所学知识与他认知结构有关的旧知识发生相互作用，提高知识的理解与保持率。

（三）信息处理学习理论在护理教育中的应用

根据信息处理理论用有效的教学策略，如生动的临床案例、形象生动的图片、直观鲜明的教具和其他的教学媒体等，在第一时间吸引、保持学生的注意力，加深印象。授之以鱼不如授之以渔，应教授学生一些诸如"信息组块""口诀或歌谣""联想"等技术，帮助学生寻求和发展最适合他自己的记忆策略。由于短时记忆处理和保持信息的能力有限，因而不能一味要求学生短期掌握大量信息，而应留给学生时间和精力去思考和处理信息，促使信息转换，配以定期强化复习，帮助学生巩固和记忆知识。另外，根据遗忘的特点和规律，在一定的时间内可以通过不同的教学手段对同一知识内容给予强化，让学生能轻松地、不枯燥地学习知识，并保持长时间记忆。

第三节　人本主义学习理论

人本主义学习理论是建立在人本主义心理学基础上的，人本主义心理学是 20 世纪 60 年代在美国兴起的一个心理学流派。与行为主义学习理论和认知学习理论相比，人本主义学习理论强调学习行为中人的因素，教育要以学习者为中心，注重启发学习者的经验和潜能，重视人的价值和人格的发展，其根本的目的是促进人的"自我实现"。该流派学习理论的主要代表人物是马斯洛（A. Maslow，1908—1970）和罗杰斯（C.R. Rogers，1902—1987）。本节重点介绍罗杰斯的学习理论。

一、主要观点

（一）强调重视人的情感、精神和价值观念的发展

人本主义学习理论认为，学习是一个情感与认知相结合的整个精神世界的活动，在教育、教学过程中，在学生的学习过程中，情感和认知是学习者精神世界不可分割的部分，是彼此融合在一起的，人本主义的学习理论是根植于其自然人性论的基础之上的。人本主义心理学主张，应当把人作为一个整体来研究，而且应该关注人的高级心理活动，如热情、信念、生命、尊严等内容。

（二）重视人的价值和人格的发展

人本主义学习理论认为，必须关心和尊重人的尊严、人的各层次需要及人的主观能动性、自身价值和创造性。学习过程是学生的一种自我发展、自我重视，是一种生命的活动，而不是为了生存的一种方式。人本主义的最基本假设是每个人都有优异的自我实现的潜能。整个教育的过程、学习的过程就是自我的发展与实现的过程，这不仅是学习和教育的价值所在，从更广的意义上说也是生命的价值所在。

（三）强调教育以学习者为中心

人本主义学习理论认为，教师是学生学习的协助者和学习伙伴，学生是学习的主导者。人本主义学习理论反对抑制学生的好奇心和潜能，重视对学生学习的解放，认为教师的主要作用是帮助学生创设一种适宜的学习环境，从而使学生从自己的角度感知世界，积极主动地完成学习任务，发展出对世界的理解，达到自我实现的最高境界。

二、罗杰斯的学习理论

罗杰斯是美国心理治疗学家，是人本主义心理学的创建者之一。最初作为一名心理咨询者，罗杰斯在给人们进行心理治疗的过程中，发展了以患者为中心的心理治疗，在这种治疗中，患者是治疗者一切活动的中心，患者作为自己治疗活动的积极参加者，与医生或治疗者共享权利与责任。以患者为中心的治疗者并不指导或劝告患者做什么，而只起到促进者的作用，帮助、促进患者发展自我意识，加深对自己的了解，从而自己找到解决问题的答案。这种心理治疗的方法叫作"非指导性"或"患者中心"的心理治疗方法。

罗杰斯认为，治疗者与患者之间的这种非指导性关系同样可以用于教师和学生之间。这种以患者为中心的治疗概念萌发了以"学生为中心"的学习理论，在以后的研究工作中提出了一系列的学习观和教学观。

（一）"学生为中心"的教育理念

罗杰斯认为，学生为教育的中心，学校为学生而设立，教师为学生而教学；强调人类有其天赋的学习潜力，相信每个学生都具有自我学习、自我发展、自我实现的潜能；强调学生是学习活动的主体，教师必须尊重学生，教学不是教给学生知识（行为主义强调的），也不是教会学生怎样学（认知主义关注的），教师的基本任务是允许学生学习，满足他们的好奇心，从而调动他们的主观能动性，挖掘其发展潜能，教师在学习中主要起促进作用。

教育的重要作用是促进学习。这就要求促进者具有一定的特征，其中最重要的因素是促进者与学习者之间的关系，罗杰斯对这一特征提出了以下建议。

1. 真诚　促进者是一个真实的人而不是某种理想的榜样，必须表里如一，不隐瞒自己，对学生表现出正常的反应，以便学生把他当作一个真实的人来接受。例如，当学生在课堂上提出某些问题，而教师暂时不知道如何回答时，应坦白承认自己不知道，但在课后会帮助学生寻找答案。

2. 接受和信任　促进者应该接受这样的事实，即学生是一个有自主权的人，是一个值得尊敬和关心的人。每个学生有其独特的特点，教师应善于发现学生的优点，同时接受他们的缺点。优秀的教师应该接受和信任学生，并能够激发所有学生的潜能。

3. 同理心　促进者能够把自己放到学生的位置上，从学生的角度来看待和理解问题。罗杰斯认为，对学生能够进行同感理解的教师不仅将自己理解学生的情感传递给学生，而且将他准备分担学生任何重任的情感也传递给学生，使学生感到教师随时都会为其提供知识、技术和情感方面的支持，这样能够有效地增强学生的信心。

（二）"自由为基础"的学习原则

罗杰斯在《自由学习》一书中进一步阐明了他的教育学观点，详细解释了他所坚持的以自由为基础的学习原则。

1. 人皆有天赋的学习潜能 罗杰斯认为，人们具有学习的自然潜能，提倡学生自己指导自己的学习。当学生认为学习内容与自己的目的有关时，学习会变得有意义。当学生有责任地参与学习过程时，也可以促进其学习。

2. 在较少威胁的教育环境中才能有效学习 此处的威胁是指个人在学习过程中承受的精神压力。罗杰斯提倡开展合作学习，可以解除学生戒备心理，由于平等的地位和共同的需要，可以形成自由的、直接的沟通方式。他们之间通过相互帮助而感觉到自我影响力，增强归属感，而影响力和归属感的满足可以使学生感到学习的意义，更加喜欢学习。

3. 大多数有意义学习是"从做中学" 罗杰斯认为，"真实情境"中的兴趣学习是一种有意义的体验性学习，提倡构建真实问题情境，强调学生"从做中学"。因为在真实的情境中，学生才容易去感受、去行动，他的智性活动和感知、情感活动交织在一起，才会全身心地投入到学习中去，形成自发的学习，这种学习是最持久的。

4. 注重学生的自我测评 罗杰斯认为，最有用的学习是掌握学习的过程，持续开放自我并把自我融于变化。在教学评价中，罗杰斯关注的是学生的学习过程及学生的自我测评。实际上，学生学习是一个流动的过程，关键的问题在于如何树立正确的学习观、学习动机、学习态度，建立正确的学习策略、学习方法、学习习惯。当把自我批评和自我评价作为基础，而把他人评价放在第二位时，可以促进独立、创造和自信的发展。

以上原则体现了罗杰斯对学习的认识，他强调学生的参与、自我评价及课堂上不存在任何威胁因素。罗杰斯把教师看作是学习的促进者、学习资源的提供者，是可以与学生分享感觉和知识的人。作为这样一个有效的学习促进者的先决条件是自知，在课堂上以自我出现，并接受、信任和理解学生。

三、人本主义学习理论在护理教育中的应用

人本主义学习理论突出了以人为本的理念，相信每个学生都有获得成功与发展的潜力，重视学生在学习过程中的主动性和自主性，强调情感、态度、价值观的培养，这对于全面推进护理教育的改革和素质教育，具有积极的指导意义。

（一）重视人的价值和人格发展

健全的人格和良好的职业素养是开展护理工作的必要条件，人本主义学习理论致力于培养"完整的人"。因此，在日常教学中，教师应融入道德教育的理念和实践，贯穿良好的道德观念及价值取向，并以身作则，为学生树立遵守道德规范的榜样。护理的教育活动不仅仅是让学生获得知识的过程，也是提高学生能力和塑造健康人格的过程，使学生在潜移默化的过程中形成健全的人格。

（二）建立真诚的师生关系

在护理教学中，由于教师和学生的接触非常频繁和密切，因此，真诚的师生关系是影响学习的重要因素。教师应该真诚地面对学生，信任并接受学生，同时能够从学生角度理解考虑他们的感受和想法，说出或以行动表现出对学生的理解。如果教师信任和支持学生，学生将能够建立自信，更容易实现自己的学习目标。

（三）让学生参与教学活动

人本主义学习理论认为，学生的学习是在教师帮助下的自我激发、自我促进、自我评价的过程，学生参与教学活动有利于个人价值感的发展。例如，可以让学生制定参与学习计划，决定学习内容，拟定操作、练习计划，或者让学生组织相关主题讨论会等，相信学生自己能教育自己，发挥自我潜能，学生也会体验到自我决策的快乐。

（四）接受学生具有个体差异性

在高等护理教育中应注意学生的个体差异，教师应该鼓励学生保持独特的态度和价值观，而不是成为统一规格的产品。在指导学生学习过程中，教师要实施卓有成效的个性化教育，因势利导，最大限度地调动每个学生的积极性，创造性开展教学活动。

（五）教师是帮助者和促进者

罗杰斯认为，教学的成败关键在于教师。教师应该有较高的创造性，促进学生学习，保持或激发学生对学习的热情。教师还需积极创造一个和谐、信任、理解的学习氛围，教师应成为学生的另一个学习资源。因此，当学生提出问题时，教师不应简单地提供信息或忠告，而应以启发、鼓励等方式引导学生。

（六）重视课堂气氛

人本主义学习理论在教学中十分强调课堂气氛。课堂的气氛应该使学生感到平静并且是具有心理安全感的环境，学生才能主动热情地各抒己见。例如，教师可以通过重新安排座位、应用小组讨论、让学生在课堂发言、进行角色扮演等方法消除教师和学生之间的某些障碍，这样也能促进对情感和价值观的讨论。

（七）使用学习合同

人本主义学习理论的一个特殊应用是使用学习合同，这可以为学生提供对自己学习负责的机会。学习合同是师生之间为了达到教学目标而制定的同意书，是一种个体化的学习计划，它明确规定了师生应承担的教学责任、选择的资源和活动方式、要达到的目标、结果的评价，以及违反合同要求所应该接受的惩罚。例如，学期开始时，学生和教师共同讨论本学期的学习目标，以使学生明确要完成的任务、遵守的规章制度，尤其是实验室练习和临床实习部分，教师和学生要制定出具体的原则，如出勤制度、考勤制度等。最后，如果教师和学生都对合同表示同意，大家应在合同上签字。在期中和期末时，对合同进行审核，让学生体会到履行诺言的责任感。

第四节　社会学习理论

社会学习（social learning）又称观察学习或替代性学习，是指通过观察环境中他人的行为及行为结果而进行学习，即通过榜样进行学习。其兴起于 20 世纪 60 年代，是由美国心理学家班杜拉（A. Bandura）提出。班杜拉认为，社会学习理论是探讨个人的认知、行为与环境因素三者及其交互作用对人类行为的影响。以往的学习理论家一般都忽视了社会变量对人类行为的制约作用，他们通常是用物理的方法对动物进行实验，并以此来建构他们的理论体系，这对于研究生活于社会之中人的行为来说，似乎不具有科学的说服力。由于人总是生活在一定的社会条件下，所以班杜拉主张要在自然的社会情境中而不是在实验室里研究人的行为，只有站在社会学习的角度才能真正理解发展。

一、主要观点

1. 人的行为、认知等主观因素及环境三者之间构成动态的交互决定关系。三者交互作用的结果来确定学到的行为。

2. 社会行为是通过观察、学习获得的对他人行为、态度和各种反应的模仿和认可。

二、三元交互决定论

为了解释说明人类行为，心理学家提出了各种理论，其中主要有两种观点：行为主义的环境决定论和心理动因学的个人决定论，班杜拉在综合两派学说的基础上提出了"三元交互决定论"（reciprocal determinism），即强调在社会学习过程中行为、认知和环境三者的交互作用。

班杜拉认为，人的行为特别是人的复杂行为主要是后天习得的，行为的习得既受遗传因素和生理因素的制约，也受后天经验和环境的影响。无论一元单向决定论还是互动论，都不能对现实的人性表现及其行为的动力过程做出完备的说明。三元交互决定论将环境因素、行为、个人的主体因素三者看成是相对独立、同时又交互作用从而相互决定的理论实体。其中，个人的主体因素包括行为主体的生理反应能力、认知能力等身心功能。交互决定是指环境、行为、个人三者之间互为因果，每两者之间都具有双向的互动和决定关系。

三、观察学习理论

班杜拉认为，行为主义的刺激－反应理论无法解释人类的观察学习现象，他在考察和研究人的行为如何形成的问题基础上，提出了观察学习理论。观察学习（observational learning）是通过观察他人所表现的行为及其结果而发生的替代性学习。人们仅仅通过观察别人（榜样）的行为就可以学会某种行为。

（一）观察学习的特点

1. 观察学习不一定具有可见的外显行为反应　学习者可以通过观察他人的行为，学会该行为，但并不一定表现出来。

2. 观察学习不依赖直接强化　学习者通过观察他人的行为及其结果，就能学习到相应的行为，无须亲自体验强化。

3. 观察学习具有认知性　学习者通过观察他人行为就能学习到较复杂的行为，这种学习经历了注意、记忆、表象利用等认知过程。

4. 观察学习不同于模仿　模仿是对他人行为的简单复制，而观察学习需要学习者从他人行为及其结果中获得信息后，经过自我矫正调整，抽象出超越所观察到的行为之上的规则，并通过这些规则的组合，创造出新的行为。

（二）观察学习的过程

班杜拉认为观察学习由 4 个相互联系的亚过程组成。

1. 注意过程（attention phase）　是观察学习的起始环节，是对榜样的知觉过程，控制着学习者对被示范行为的探索与感知。榜样行为的特殊性、复杂性、可用性及学习者与之接触的频率都会影响学习。例如，一位具有魅力的护理教师和具有威望的临床带教老师的行为更容易引起学生的注意力和学习。学习者的认知特征，如觉醒程度、运用信息能力及感知能力等也会影响学习。此外，榜样和学习者之间的人际关系、人际吸引力等同样影响观察学习的效果。例如，师生之间彼此信任、相互接纳时，学生有着愉快的学习体验，学习效果则会更佳。

2. 保持过程（retention phase）　如果学习者只注意榜样的行为，而不去记忆模仿，则无法达到学习效果。保持过程能够将暂时的经验转换为符号概念以利于记忆表征，此阶段学习者将榜样行为形象化、语言化并加以记忆，同时在大脑中回忆行为的执行过程，即在其执行这一行为之前，在大脑中反复默默地、象征性地进行演练，榜样不再示范时也能够重复他们的行为。例如，学生观察护理教师的技能操作示范后，在脑海中回忆、演习该项技能的过程。

3. 再生过程（reproduction phase）　学习者把记忆中的符号和表象转换成适当的行为，即再现以前所观察到的示范行为，并能够评价行为的精确度。例如，学生在该阶段会将脑海中的技能操作在实验室再现，并通过修正和调整来完善自己的技能。

4. 动机过程（motivational phase）　在此过程中，学习者通过强化的作用来增强学习效果，即学习者在特定的情境条件下，由于某种诱因的作用而表现示范行为的过程。班杜拉认为，学习者通过观察示范行为而获得新知识后，并不是把学到的每个行为都表现出来，个体呈现习得行为的动机受强化影响。强化可分为：①外部强化，即榜样行为是否导致有价值的结果，如奖励。②替代性强化，即学习者通过观察他人表现出示范者行为结果而相应地调整自己行为的过程，如果看到他人成功或被赞扬，就会增强产生同样行为的倾向；如果看到他人失败或受罚，就会削弱或抑制发生这样行为的倾向。③自我强化，即学习者根据自己的标准，依靠信息反馈，通过自我反省、自我奖惩等形式进行自我评价和调节。

四、社会学习理论在护理教育中应用

社会学习理论可以作为护理教师广泛应用的一个强有力的工具。在教学过程中应重视观察学习在学生行为获得中的作用，注意提升教师的榜样示范作用。由于学生常常将教师作为观察学习的榜样，因此在课堂讲授、实践教学、临床见习或实习过程中，护理教师都应明确角色定位，具有广泛的专业知识和娴熟的工作技能，并表现出对护理的热情，努力使自己成为学生学习的合格的角色榜样，从而帮助学生逐步树立正确的护理职业情感。

其次，社会学习理论也提出在教学中应重视行为、个体和环境之间的交互作用，努力为学生营造良好的学习环境，利用同伴发挥示范作用。护理教师并不是学生唯一的榜样，学生也可以通过观察同伴培养高成就取向或低成就取向。例如，在护理技能教学中，让学生相互观察学习，同时对表现良好的学生给予表扬等强化，帮助学生运用强化机制完善自己的技能，形成良好的专业角色行为模式。

第五节　其他学习理论

随着社会的飞速发展，教育心理学正在发生一场革命，学习理论是教育心理学中最基本、最核心的问题之一，由于学习问题本身的复杂性和研究者本身背景不同、应用的领域不同，形成了不同的学习理论。本节重点介绍几种其他的学习理论：成人学习理论和合作学习理论。

一、成人学习理论

随着终身教育思想在全世界日益广泛的传播，作为其体系重要组成部分的成人教育也随之发展起来。成人教育自从为世人所关注，就一直有理论方面的探索。其中，最有代表性和影响的是由美国成人教育家诺尔斯（M.S. Knowles）提出的自我导向学习理论。

（一）主要观点

诺尔斯认为，成人学习具有与儿童学习不同的特点，相对于传统的儿童教育模式是一种新的学习方法。成人学习的本质是"自我指导学习"（Self-directed learning），即在诊断学习需要、形成学习目标、确定学习资源、选择和实施学习策略、评估学习结果等环节，无论是否有他人的帮助，成人学习者都能发挥其主体性。诺尔斯认为，与儿童的学习相比，成人学习具有以下特点。

1. 学习的主观需求　在学习需要（The need to know）的意识方面，儿童与成人有很大的差异。儿童的学习需求大多来自外部因素。对儿童而言，要想取得教师和家长的肯定，就必须学习所传授的内容，不会去考虑所学的东西将会如何运用于自己的生活。而成人的学习则需要更多地来自内心的需求。成人在学习某一内容之前，希望了解学后有何益处，不学导致什么消极后果。如果成人了解到学习对于自身发展的意义，就会主动投入到学习过程中。

2. 自我指导性　成人具有"自我指导"的概念，即对自己的决策要求自主负责。本质上说，成人学习者具有自主人格，强烈希望他人承认其自我指导的人格和能力，对于强加于其意志的学习，会表示不满和进行抵制。然而，尽管成人学习和工作的许多方面都呈现出独立和自主，但在参加培训和继续教育活动时，通常会表现出如学生一般的依赖性，被动地接收知识的传授和技能的培训。诺尔斯还指出，如果早年在学校学业表现不良，那么他就会在参加培训时更容易表现出依赖性，甚至畏惧参与学习。

3. 丰富的经验是其学习的资源　成人学习者的经验与其学习之间的相关性极大，经验可以成为自己和他人丰富的学习资源，并且成人在教育背景、生活环境、学习风格、兴趣爱好等方面呈现出多样化和个性化的特征，成人的经验和其特殊的个人经历是其自我认同的源泉，从经验中学比被动地从书本上学习对成人更有意义。

4. 现实需要性　对成人学习者来说，其学习准备状态具有现实性和发展任务性。为了更有效地完成生活中某个任务或成功地解决新问题，学习成了一种现实需要时，他们才会准备参加学习。尤其是成人从一个发展阶段走向下一阶段而面临新的发展任务，是其学习准备状态的主要源泉。

5. "生活中心"的学习定向　成人学习是为了获得生存技能和生活本领，并能实现自我价值的过程，他们参加学习是为了能够完成一个新任务、解决一个问题或获得一种更满意的生活状态，他们希望所获得的知识和技能可以帮助他们更好地生活和工作。因此，成人学习定向是强调实用的"任务中心"或"问题中心"。

6. 有效的动机及内在性　成人学习虽然也有来自外在动机，如获得升迁、工资晋升之类，但成人都具有不断发展并力求充分自我实现的愿望。对成人来说，更强烈的动机是内在的压力，如希望增加幸福指数、体现自我价值、提升生活质量等。

诺尔斯成人教育模式强调过程设计，在应用时应注重创造相互尊敬、相互信任、相互合作的氛围，确定学习者的学习愿望及需要，与学习者共同制定学习目标、学习计划，最后与学习者共同对其学习效果进行评价。成人教育模式主要强调培养学习者获取知识和技能的能力。

（二）成人学习理论在护理教育中应用

1. 明确不同层次护理学习者的学习需要　我国的护理队伍是由不同学历、不同知识和能力的人员组成的，因而对护理教育的需要也存在很大的差异。成人学习是主观需求的学习，只有在充分了解护理人员的学习需要基础上，根据不同层次护理人员的学习需求安排具体的教育内容，尊重他们追求自我实现和自我提高的需求，注重授课内容与他们实际工作之间的衔接，才能调动护理人员学习的积极性，增强教育的效果。

2. 激发护理学习者学习的内在动力　通过各种形式的教育，增强护理人员的自尊心、自信心及专业责任感，调动其追求更高层次、更加完善自我的需要。有了更高层次的需要，再加上在护理管理中强化竞争意识及引入较完善的竞争机制，将有利于引发、维持和强化护理人员继续学习的内在动力，使他们能主动地利用所有可能的学习机会，积极参与到学习过程中去。

3. 加强课程的实践性和应用性　成人教育教学的内容应将所学知识与实际生活和工作密切结合起来以解决实际问题，因此，在教学过程中必须以应用性为目的，加强实践环节，理论联系实际地进行讲授和示范，增强教学效果。

4. 营造宽松的学习氛围，提高学习者学习的自主性与合作性　成人护理学习者的世界观和人生观已趋于稳定，具有独立意识和主动精神，在教学中，要注意调动其学习的自主性，并有效地进行教学合作，以保障教学的质量和效率。

二、合作学习理论

合作学习理论起源于 20 世纪社会心理学的研究，70 年代兴起于美国，并于 80 年代中期逐步发展为一种教学理论和策略体系。具有代表性的人物主要有美国的斯莱文（Robert Slavin）、约翰逊兄弟（D.W. Johnson，R.T. Johnson）、斯宾塞·卡甘（Spencer Kagan）等。

（一）合作学习的概念

合作学习是一个复合性、多层面的概念，在不同的国家，合作学习的研究角度、实践方式、学习模式，甚至表述称谓都相差甚远。合作学习是以异质学习小组为基本形式，系统利用教学动态因素之间的互动，以团体成绩促进学生学习，以团体成绩为评价标准，共同达成教学目标的教学活动。合作学习关注教学过程中的师师互动、师生互动、生生互动，并以生生互动合作为教学活动的主要取向，学生之间的互动合作为其共同特征。

约翰逊兄弟认为，任何一种形式的合作学习方法，有 5 个要素是不可缺少的：一是积极的相互依赖，要求学生知道他们不仅要为自己的学习负责，而且要为其所在小组的其他同伴的学习负责，小组成员之间是沉浮与共、休戚相关的关系；二是面对面的促进性相互作用，要求学生进行面对面的交流，组内学生相互促进彼此学习；三是个人责任，要求每个学生都必须承担一定的学习任务，并要掌握所分配的任务，分工明确，责任到人；四是合作技能，即与他人在小组中协同学习所需要的组织能力、交流能力、协同能力、相互尊重的态度等；五是集体自加工，小组成员采取自我检查或反馈方式考查集体学习进行得如何并提出改进措施。

（二）合作学习的特点

1. 合作学习是由一名学习管理者，而不是一个象征权力的教师来安排学习材料。
2. 学生通过与其他学习者一起主动参与学习来对自己的学习负责。

3. 合作学习的前提是坚信小组学习比个体单独学习效果好。

4. 学习的动力来源于有计划的、与同伴的互相作用。

（三）合作学习的原则

通过以下原则可以促进教育的成功。

1. 所应用的学习材料是在不抑制学生自我发展的前提下，为学生提供指导方向。

2. 小组工作极为重要。学习小组应该有明确的目标、任务、结果，以便进一步增加小组学习的效果。确保能系统地分享知识，以促进学生成长与发展。

3. 协同作用原则，即整体大于各个部分之和。与一般性的小组讨论不同，合作学习必须确保能系统地分享知识，以促进学生成长与发展。

合作学习强调了教师在整个学习过程中承担学习管理者的角色，学生起主导作用。教师负责将学生组成可以工作的小组（需要参照学生的能力和经验进行组织），并确保小组能有效地进行互助，解决小组工作中存在的问题，给每个学生以支持。在教学过程中，体现教师对学生个性、人格、兴趣、意见的尊重，更能激发学生主动探讨问题和寻求解决方案，强调培养学生的合作意识与团队精神。

（四）合作学习理论在护理教育中的应用

合作学习理论应用于护理教育，突出以学生为中心的教学理念，强调了学习者的相互合作及参与性，通过小组学习的形式，有效开发了课堂教学的资源，促进学习者形成良好的非认知心理品质和社会技能，进而更好地为患者服务。护理教学中可应用合作学习的设置类型如下。

1. 小组效率模式　适用于知识范畴的学习，对于刚入学及低年级的护理专业学生尤其适用，学生刚进入一种全新的学习环境，通常不能适应护理教学的节奏和方法，而小组学习可以促进学生的相互学习。例如，将这种模式应用在护理学生期末考试的复习阶段，将学生分成若干个5～6人的学习小组，给每个学生安排相同的学习任务，经过个人学习准备、小组工作、解释小组得分、评议小组工作及评价个体进步5个阶段。小组效率模式的设置方法使学生可以通过与小组其他成员进行讨论的方式来检验自己对书面材料的理解程度。

2. 小组教学模式　关注的是知识的获得，要求每个小组成员自学材料中的一部分内容，然后讲述给其他小组成员。由于每个同学负责整个内容中的一部分，因此其他同学在整个讲述过程中可以看到自己负责的部分如何与整体配合。小组教学模式包括个人学习准备、小组成员讲授、解释小组得分、评议小组工作4个阶段。

3. 表现判断模式　特别强调操作技能（精神运动技能）的获得，尤其适用于护理教育。表现判断模式要求每个小组成员负责其他成员操作技能的学习与掌握，并且负责操作技能评价标准的设计，从而提高了学生练习操作技能的兴趣和积极性。表现判断模式包括个人技能操作，小组评价、再练习和再评价过程，应用这种持续的循环过程反复进行操作可以提高小组成员各方面的护理技能操作的能力。

4. 明确态度模式　关注的是态度范畴，态度在护理教育中是极为重要的因素，特别是在有争议的领域，如安乐死的问题。这种模式是为了帮助个体认清自己对某一问题的态度，同时了解对该问题存在的其他态度。

本章节介绍了当代教育学理论的几个主要观点及这些学习理论在护理教育中的应用。在护理教学中，要充分认识学习的心理机制、影响因素和发生条件，把握学生学习的本质和心理活动的规律，并据此创设有效的教学情境，才能促进学生学习，保证护理教学效果。

思考题

1. 简述桑代克学习定律的主要内容。
2. 说出强化的类型，试举例说明各类型在护理教育中的应用。
3. 说出人本主义学习理论的主要观点。
4. 简述"自由为基础"的学习原则。
5. 举例说明人本主义学习理论在护理教学中的应用。
6. 说出成人学习理论的主要观点。
7. 简述合作学习理论的特点和原则。
8. 举例说明社会学习理论在护理教学中的应用。

第三章

护理学专业教师与学生

扫一扫，查阅本章数字资源，含PPT、音视频、图片等

护理教育活动中两个重要的因素是护理专业教师与学生。在此过程中，教师是教学的主导，学生是教学的主体，通过教师与学生的相互交往而建立良好的师生关系。在教学过程中，教师通过与学生的沟通交流，有目的、有计划地引导学生向教育目标所要求的方向发展。因此，研究护理专业教师与学生的特点及相互关系是提高护理教育质量的关键。

第一节　护理学专业教师

教师是接受一定的社会委托，在学校对学生身心施加特定影响，并把其培养成为一定社会所需要的人，以此为主要职责的专业人员。护理专业教师（nursing teacher）是护理教育活动的直接组织者和实施者，是完成护理教育任务的基本力量。在整个教学过程中，不仅要向学生传授护理专业知识，还要对学生的道德品质、人生价值观及生活观念进行培养。因此，研究护理专业教师的地位和角色、权利和义务、职业素质、专业化发展及教师能力培养，对护理专业教师队伍的建设、提高护理教育质量具有十分重要的意义。

一、教师的地位和角色

（一）地位与价值

教师是人类文明的传播者与创造者，也是新一代的塑造者与培育者。护理专业教师肩负着为国家、社会培养护理专业人才的重任。他们不仅是护理科学的传递者，而且是护理科学的创造者；同时还从事护理科学研究，参加临床实践及社会活动，推动护理事业及社会的进步和发展。因此，护理专业教师的劳动价值主要体现在社会发展和教育活动中。

1. 在社会发展中的价值

（1）护理专业人才的培养者　护理专业教师通过专业知识和实践技能的传授来培养学生的劳动能力，因而护理教育对社会的经济发展有着直接的影响。护理专业教师起到了将知识形态的生产力转化为护理专业学生的智力和生产力的作用，培养和训练学生的护理能力服务于社会，间接参加物质财富的生产，是社会发展的重要因素。通过传播和创造护理专业科学知识，培养高级护理专业人才，促进社会经济文化的发展和科技生产力水平的提高，进而促进社会的整体进步。

（2）社会发展的推动力　当今社会正处于知识爆炸性增长、信息瞬息万变、竞争日益激烈的时代，社会主义现代化建设需要各行各业高素质的专业人才，这些人才培养的重任就落在教师的肩上。护理专业教师在培养高级护理人才的同时，还担负着传承、创造护理科学文化的历史使

命。没有护理专业教师的劳动，就没有护理专业的发展；没有社会的精神与物质文明，也就没有人类科学健康的生活。但是护理专业教师劳动价值的显现有明显的滞后性和隐含性，随着护理教育在社会经济发展中功能的显现，护理专业教师的价值也逐渐被更多的人所认识。

2. 在教育活动中的价值

（1）知识的传播者 教师有目的、有计划地把千百年来人类所积累的科学文化知识和实践经验，通过启发的方式将学生引入学科领域中，使其掌握专业知识和实践技能，启迪学生的智慧，培养学生的能力。护理专业教师是护理专业知识与经验的传授者，从教学内容的选择、教学方案的设计、教学方法的使用，到教学实验的操作、临床实习的安排、毕业论文的指导，都离不开教师。他们对人类长期所积累的卫生保健及护理的知识精华经过内化、加工及整理，有选择性地传授给学生，使其适应临床及现实社会的实践活动，从而实现学生的社会价值，促进社会的延续和发展。

（2）学生身心发展的引路者 护理专业大学生正处于身心发展的关键时期，教师通过自己的科学性劳动，帮助学生构建合理的认知结构，最大限度地开发学生的心智潜能。并按照社会的要求，用自己高尚的情操、品德、人格，陶冶学生的心灵，塑造学生的行为。在护理教育活动中，护理专业教师的言行、思想观念及价值取向也会示范性地引导及感染学生，对学生的人格及思想品德的形成起着潜移默化的作用。可以说，教师的劳动推动着个体精神世界的升华和人类社会精神文明的进步。

（3）科学研究的生力军 护理科学研究是教学不竭的"源"，教师通过科学研究工作，不仅能深入地掌握和拓展自己所授专业的知识，解决教学上存在的诸多问题，而且可以将教学不断地推向更高的水平，从而提高教学质量，提升教师的学术水平。护理专业教师在自己开展科学研究的基础上，还要将科研的思维和方法传授给学生，从而启迪学生的科研思维，培养他们的科研意识和能力。

（4）教师的主导作用 教师本身的特征决定了其在教育过程中起主导作用。①教师是受社会的委托，以培养学生为职责的专门教育工作者。社会对专业人才的要求，主要通过教师来实现，教师的作用就在于根据社会制定的方针、政策去培养人，引导学生的身心朝着社会所要求的方向发展。②教师通过"传道、授业、解惑"来影响学生，从而成为学生知识、思想等方面的引导者和教育者，学生活动的组织者和管理者，在教育教学过程中对学生身心发展起着主导作用。③教师是经过专门培训的教育工作者，他们所具有的思想觉悟、价值观念、业务水平、能力素质等，都能对学生起直接的、积极的影响。

（二）劳动特点

1. 劳动的复杂性

（1）教学对象的多样性、主动性 护理专业教师的劳动对象是具有各种独特品质的社会人。影响学生成长的因素是多种多样的，除了学校、教师、班级环境等因素外，还有各种社会环境的因素。由于先天的遗传素质、个性心理、社会环境、家庭氛围及后天教育的差异，他们有着不同的经历、兴趣、爱好，不同的禀赋、能力、意志，不同的气质、性格、情感，不同的思想、行为，使其发展具有不同的水平和特点，要求教师根据每个学生的特点将社会的需要及知识准则转化为每个学生的认识及自觉行动。此外，教师的劳动对象还具有主观能动性，他们能主动地参与教学过程，制约着教师劳动。学生以其各自不同的反应方式有力地影响着教师劳动的效果。教师劳动不是一个单向灌输的过程，而是一个双向运动的过程。

（2）教学内容的专业性　一个教师必须有深厚扎实的知识基础，才能保证教学内容的科学性和正确性。教师的劳动过程是一种以知识信息的传递和转化为主要形式的过程，是一种综合应用、消化、传递、发现知识和技能的复杂的脑力劳动。而对于护理专业教师而言，不仅需要教师具有较高的理论水平，而且还要有良好的护理实践技能。教学不是单纯地进行知识的传播，而是科学与艺术、情感与技巧的完美统一。

（3）教学情境的复杂性　护理专业是实践性很强的一门学科，因此不仅应注重理论教学，而且还应注重临床教学；护理专业教学不仅需要在课堂进行，而且需要在各种实践基地如医院、社区、家庭等各种不同的机构中进行。这种教学环境的复杂性、教学场所的广泛性，无疑增加了护理专业教师劳动的繁重性。

2. 劳动的繁重性

（1）劳动任务的多样性　教师劳动的根本任务是教书育人，促进每一个学生身心的各方面得到和谐统一的发展。教师既要教书，又要育人；既要传授知识，又要发展智力；既要使培养出来的学生在将来能承受社会生产力的发展所提出的要求，又要能承受现在的社会关系，以适应社会生活。这都体现了教师劳动任务的复杂性和艰巨性，需耗费教师大量的心血和精力。

（2）劳动时间的无限性和空间的广泛性　人发展的无限性向教师提出无限量的时间要求。在时间上，教师劳动没有上下班的严格界限；在空间上，教师劳动地点没有明确的校内、校外划分，只要有学生的地方，就是教师劳动的场所。校内、校外、班上、班下都可以成为教师劳动的空间。

3. 劳动的创造性　教师劳动是一个创造性的培养人才的过程，其本质不是模仿而是创造，这种创造性体现在以下几方面。

（1）因材施教地进行教学活动　学生的身心发展各具特点，尤其在个性发展方面有他们各自的兴趣、爱好、禀赋和能力。教师既要用统一的培养目标去塑造学生，又要注意学生的个体差异和个性特点，因人、因时、因地制宜有选择地实施教育活动，这种选择、实施的过程就是一个非常灵活的创造过程。

（2）创造性地运用教学原则和教学方法　教育有原则可遵循，人们在长期的教育实践中总结出很多教学原则，但在教学实践中却无法直接套用这些原则。教学内容不同，教学对象不同，教学条件和教师水平不同，所运用的教学原则、教学方法就有所不同。同样的教学原则、教学方法，在一种情况下适用，到另一种情况下可能完全不适用。在什么时候、什么情况下运用什么原则及怎样运用，在很大程度上取决于教师劳动的创造性。同样，教学有法可依，但无定法可言，教师必须根据实际情况灵活地选择教学方法，并经常探索新的、行之有效的教学原则和教学方法。

（3）创造性地组织加工教学内容　要使教学内容为学生所掌握，教师就要对教学内容进行分析、综合、恰当取舍并进行合理的组织，使之既能符合当代科学和文化艺术的发展水平，又符合学生的年龄特征、认知发展水平和学习特点，并考虑如何开启学生的智慧，从而巧妙地设计问题和情境。这个过程就如同导演对剧本的再创造一样，是一次创造性劳动和艺术加工的过程。

（4）灵活地运用教育机智　教育机智（wisdom of education）是一种对突发性教育情景做出迅速、恰当处理的随机应变能力。教育工作不是千篇一律，教育条件不可能毫无差异地重复出现。因此，在复杂的教学过程中常会出现一些事先预料不到的情况，这就要求教师具有高度的教育机智，善于把突发事件转化为教育的契机，创设新的情境把教育活动引向深入，使教育活动更加生动活泼。

4. 劳动的长期性和效果的滞后性

（1）人的身心发展特点决定教师劳动的长期性 "十年树木，百年树人"，人才的成长不是在短时间内完成的，无论是知识水平的提高，还是能力的发展、思想品德的形成都需要一个长期反复的过程，这就决定了教师劳动过程的长期性。其次，通过教师的劳动，把教育对象培养成社会所需要的高级护理人才，需要较长的周期，见效慢。

（2）教育规律决定教育劳动效果的滞后性 教育规律表明，教育劳动的效果不是立竿见影的，它需要一个积累的过程。护理专业教师的教学效果以护理能力这种潜在的形态存在学生之中，往往要等到学生进入临床并为社会作出贡献之后才能最终体现出来。其次，由于教师劳动的长期性决定教师劳动不仅要从当前社会需要出发，而且还应从一个周期劳动结束时社会需要出发考虑，教师的劳动应指向未来。

5. 劳动的示范性和感染性

（1）教师教育活动的示范性 教育是培养人的活动，这一本质特点决定教师劳动必须带有强烈的示范性。教师劳动与其他劳动的最大不同点，就在于教师主要是用自己的思想、学识和言行，通过示范方式去直接影响劳动对象的。著名教育家第斯多惠说："教师本人是学校最重要的师表，是最直观、最有效益的模范，是学生最活生生的榜样。"护理专业教师劳动的示范性几乎表现在教育活动的各个方面，从知识的传授到思想品德教育，从课堂教学到日常生活，教师的一言一行都有可能对学生产生难以估量的影响，这就要求护理专业教师以身作则、为人师表，要时时处处做学生的表率。

（2）教师教育活动的感染性 教师在引导学生认识客观世界的同时，自己也作为世界的一个重要组成部分出现在学生面前，参与学生的认识过程。教师的思想观念、行为举止、风度仪表及为人处事的态度都是学生最直观的榜样。因此要想取得好的教育教学效果，就要用真挚的感情和优良的个性品质去打动学生心灵，要善于理解学生、关心学生及启迪学生。

6. 劳动的个体性和成果的集体性 教师劳动在一定的时间和空间上，在一定的教学目标上，都具有很强的个体性。每一位教师都要以自己的知识、能力、智慧、品德去影响自己的学生，完成自己的教育教学任务，即从劳动手段角度讲主要是以个体形式进行的；但从教育的成果来看，则是教师集体智慧的结晶。一个学生的进步与成才，是许多教师集体劳动的成果。因此，教师的劳动是个体与集体相结合的劳动方式，这种特点要求教师在提高个人素质的基础上，注重集体的团结合作，共同完成护理专业人才的培养。

（三）角色功能

"角色"是一个人在多层面、多方位的人际关系中的身份和地位，是一个人在某种特定场合下的义务、权利和行为准则。社会要求每个人必须履行自己的角色功能。与其他职业相比，教师的职业角色非常丰富，美国教育学家雷道（F. Redl）及华特保瑞（W. Watenbcry）认为教师的角色有 10 种：①社会代表。②知识的源泉。③裁判者或审查者。④辅导者。⑤学生行为的侦察者。⑥认同的对象。⑦父母的替身。⑧团体领导者。⑨朋友。⑩情感发泄的对象。

根据国内外教育学家对教师角色的理解，现将教师角色概括如下。

1. 教育者 护理专业教师在具有合理的知识结构及一定数量的文化知识的基础上，以人才培养目标为纲，以教材为依据，运用恰当的教学方法向学生传授护理知识与技能，这是教师传统的、基本的角色。在教学过程中，帮助学生形成正确积极的人生观、专业价值观及健康的心理，培养良好的个性品质。

2. 学习者　护理专业教师作为学生知识的导航者，必须具有精深的护理专业知识修养及广博的人文和社会科学知识，并根据社会需要不断地更新、完善自己的知识结构，这充分体现了教师是学习者的角色。教师本身作为教育者，还要将教学中的探索与经验教训进行总结，上升为教育教学理论，成为护理教育专家。

3. 研究者　护理专业教师既是教育教学工作者，又是科学研究者。随着现代社会科学技术的高速发展，人类已经步入了信息时代。在这个知识爆炸、信息瞬息万变的社会中，护理专业教师要以一种变化发展的态度来研究自己的劳动对象、教学内容和进行各种教育教学活动，不断学习新理论、新知识、新技术，不断反思自己的实践和经验，以使自己的教育教学工作适应社会发展的趋势。护理专业教师通过科学研究，不断提高自己的学术水平，促进教学水平和教学质量的提高，促进护理教育的发展。

4. 示范者　护理专业的学生大部分正处于世界观、人生观、价值观的形成阶段，他们具有向师性的特点。在教学过程中，教师讲课及进行护理操作时的每一个细节，都会对学生产生示范作用。因此，教师的示范作用是一种无声而强有力的教育力量，对学生起到潜移默化的作用。"为人师表"就说明了教师应该是学生学习的榜样和楷模。

5. 沟通者　在护理教育教学过程中，教师要与学生、家长、临床人员、社会等多方面进行沟通，建立群体和谐的人际关系，营造良好的工作氛围。此外，在教学过程中，教师还应以平等的身份、和蔼的态度与学生进行讨论和交流，有利于学生的身心发展。

6. 管理者　护理专业教师是学校护理教育教学工作的组织者和管理者，包括确定目标、建立各种教学规章制度、协调人际关系等，并对护理教育教学工作进行调控、检查和评价，维护正常的教学秩序。建立教师的威信，将尊重学生与严格要求相结合，指导学生参与各种教学活动。

二、教师的权利和义务

《中华人民共和国教师法》明确规定了教师的权利与义务，它有利于维护教师的合法权益，切实保证教师能够充分发挥自己的职能作用，顺利地开展教育教学工作。教师的权利是指教师依法行使的权力和享受的利益；教师的义务则是教师依法应尽的责任。

（一）权利

1. 进行教育教学活动，开展教育教学改革和实验。
2. 从事科学研究、学术交流，参加专业的学术团体，在学术活动中充分发表意见。
3. 指导学生的学习和发展，评定学生的品行和学业成绩。
4. 按时获取工资报酬，享受国家规定的福利待遇及寒暑假期的带薪休假。
5. 对学校教育教学、管理工作和教育行政部门的工作提出意见和建议，通过教职工代表大会或者其他形式，参与学校的民主管理。
6. 参加进修或者其他方式的培训。

（二）义务

1. 遵守宪法、法律和职业道德，为人师表。
2. 贯彻国家的教育方针，遵守规章制度，执行学校的教学计划，履行教师聘约，完成教育教学工作任务。
3. 对学生进行宪法所确定的基本原则的教育和爱国主义、民族团结的教育，法制教育及思想品德、文化、科学技术教育，组织、带领学生开展有益的社会活动。

4. 关心、爱护全体学生，尊重学生人格，促进学生在品德、智力、体质等方面全面发展。

5. 制止有害于学生的行为或者其他侵犯学生合法权益的行为，批评和抵制有害于学生健康成长的现象。

6. 不断提高思想政治觉悟和教育教学业务水平。

（三）职责

1. 提供符合国家安全标准的教育教学设施和设备。

2. 提供必需的图书、资料及其他教育教学用品。

3. 对教师在教育教学、科学研究中的创造性工作给以鼓励和帮助。

4. 支持教师制止有害于学生的行为或者其他侵犯学生合法权益的行为。

三、教师的职业素质

（一）道德素养

1. 忠于护理教育事业　是教师职业的本质要求，它既是一个道德信念，也是护理专业教师最崇高的美德。它是以坚定的共产主义理想、乐观的人生态度和高度的社会责任感为基础并成为实现其他道德准则的前提。

（1）热爱护理教育事业　这是对护理事业忠贞不渝的思想基础，也是护理专业教师热爱祖国、热爱人民的集中表现和实际行动。在教育工作中，热爱护理教育事业既是护理专业教师整体崇高声誉的重要标志，又是每个护理专业教师做好本职工作的强大动力。

（2）强烈的事业心和高度的责任感　强烈的事业心是指护理专业教师将护理教育事业视为自己的崇高事业，不断进取、勇于开拓，推动护理教育事业的发展。高度的责任感是指护理专业教师自觉地把培养高质量的护理人才作为自己神圣的天职，对教育、教学和科研工作极为认真负责、兢兢业业。

（3）乐于奉献的精神　教师劳动的复杂性、繁重性和长期性决定了护理专业教师所从事的是一项艰苦的工作。而教师劳动效果的滞后性、隐含性和间接性又决定了护理专业教师的劳动不易为人们充分理解。教师在护理教育中倾注了毕生精力，但所得报酬却低于他们的付出，这就要求护理专业教师具备勇于担当、乐于奉献的精神。

2. 以身作则，为人师表　"以身作则，为人师表"是教师职业的内在要求。教师的职业是教书育人，教师的劳动始终具有示范性。教师不仅用自己的知识、技能教人，还要用自己的品格陶冶人，用自己的模范行为去影响学生。因此，护理专业教师要发挥模范榜样的作用，在品德修养、学识才能、言行举止、道德情操、生活方式等各方面"以身立教"，成为学生的表率。

3. 热爱学生　是师德的灵魂。它不仅是一种高尚的道德感情，而且也是一种强有力的教育力量。

（1）关心学生，了解学生　是热爱学生的起点。教师知学生之心，学生才领教师之情。因此，护理专业教师应力求全面关心和了解每一个学生，熟悉学生身心发展的状况，努力使自己成为学生的知心朋友。

（2）尊重学生，信任学生　是沟通师生感情的桥梁。教师应尊重学生的人格、自尊心和正当的兴趣爱好，与学生建立民主、平等、亲密的师生关系，有利于学生身心健康的成长。

（3）严格要求学生　教师应做到严而有度，严而有理，严而有方，严而有情。因此，护理专业教师对学生的热爱不仅仅表现在关心和慈爱上，还应理智地、有目的地促进学生的健康成长，使之成为适应现代社会需要的护理专业人才。

4. 集体意识和团结合作　是教师劳动成果的体现。护理专业教师的劳动既是一种个体性劳动，也是一种群体性劳动，任何教育劳动成果绝非由教师个人劳动所能取得。因此必须处理好教师之间的关系，以及教师个人与集体之间的关系。作为护理专业教师，首先应尊重和信任其他教师，不得损坏他人的人格和声誉，杜绝因个人恩怨而相互损毁的行为，全面树立相互尊重、相互信任的道德风尚。其次在护理教学工作中，教师之间应经常交流、相互支持、相互配合、团结协作，使得教学工作能够有序高效地进行。

（二）能力素养

1. 教学能力　教学是教师的主要任务。教师将各种护理知识以信息的形式传输给学生，从而转化为学生的知识和能力。教师的教学能力不仅能促进学生对知识的理解，而且能激发学生的求知欲望和兴趣。对教师而言，教学能力主要包括教学组织能力和教学监控能力。教学组织能力主要体现在教学准备阶段和实施阶段，教科书中包含的信息是一种贮存状态，要根据学生的思维特点和接受能力，学生的知识水平和年龄特点对贮存状态的信息进行科学的组织加工，运用恰当的教学方法进行知识的传授。教学监控能力是指教师为了保证教学的成功、达到预期的教学目标，在教学的全过程中将教学活动本身作为意识的对象，不断地对其进行积极主动的计划、检查、评价、反馈、控制和调节的能力。它是教师的反省思维或思维的批判性在其教育教学活动中的具体体现。

2. 沟通能力　教学是一个双向过程，教师的教，学生的学。教学效果的好坏及教学活动中存在的问题，都需要教师和学生的沟通才能发现，良好的沟通能力，有助于教师了解学生对教学内容的掌握情况，有利于教学质量的评价。护理专业教师应善于与其他教师、学生家长、教学医院和社区保健等部门进行沟通、联系，协调各方面的教育影响，并取得他们对护理教学、临床见习和实习工作的支持与配合。

3. 组织和管理能力　教师的组织能力主要指对教学的组织能力、语言组织能力及班级组织能力。教师在安排学生的学习活动和控制教学变量的过程中，表现出较好的组织能力，能帮助学生取得良好的学习效果。教师的管理能力是指对学生进行组织、领导、监督及调节的能力，主要体现在能够确立符合实际活动的预期目标，拟订周密的教育教学工作计划，充分发挥学生的积极性、主动性与创造性，从而保证良好效果的产生。

4. 科研能力　教育研究意识与能力的培养也是教师专业化的必然要求。在全民教育、终身教育等教育思潮影响下及科技革命的冲击下，研究性学习等应运而生。它对于教师而言，提高自身的教育研究能力已成为其生存与发展的必备素质。20世纪70年代，英国著名的课程理论家劳伦斯·斯坦豪斯（L. stenhouse）提出"教师即研究者"的口号，引起世界教育界的广泛关注，强调教师应潜心研究教育、研究教学、研究学生。护理专业教师应在自己的教学实践中，不断总结经验，积极探索教育、教学的新途径、新办法，适应素质教育和培养创新人才的需要。此外，护理专业教师也必须从以往传递知识等传统角色下解放出来，在真正意义上重新审视、反思教师劳动的特点，重新给自己定位，必须拥有学术研究能力。只有这样，才能永久地保持对学问的兴趣，保持对教学的热情，克服对教学的倦怠感。

5. 自我调控能力　是指为保证教育教学的成功，达到预期的教学目标，教师在教学的全过程中将教学活动作为意识的对象，不断地对其进行积极主动地计划、检查、评价、反馈和调节的能力。护理专业教师自我调控能力包括三方面：①根据客观需要调整自己工作结构的能力，如在护理教育、教学工作中根据社会需要、科技发展及学生反馈不断调整教学计划、教学内容及教学方法的能力。②对自己的教学活动进行自觉地监控和反思，不断调整教学策略，提高自己教学水平的能力。③调控自身的心境、情绪和情感的能力，使自己在学生面前始终处于最佳心理状态，以积极、乐观、向上的精神状态去感染学生。

（三）文化素养

1. 全面的医学基础知识和护理专业知识　护理专业教师应对所教学科的知识结构能全面的掌控，对本学科的理论体系的逻辑起点和演绎归纳的脉络有明晰的认识，才能融会贯通地传授知识，才可能满足学生对知识的渴求。

医学基础知识是培养护理专业人才的基础，护理专业知识是培养护理专业人才的主体部分。故护理专业教师不仅要掌握医学基础知识，如人体解剖学、生理学、病理学、药理学等，而且还要掌握护理专业知识，包括基础护理、临床护理、护理技能、社区护理、护理研究等。护理专业教师还要熟悉本学科发展的历史、现状、最新研究成果和未来发展趋势，以及与邻近学科的关系。教师的专业知识造诣深厚，才能有效地传授知识，达到良好的教学效果，同时开拓学生的视野。

2. 丰富的教育和心理科学知识　教育科学与心理科学知识是护理专业教师传授知识的一种手段，要使医学基础知识、护理专业知识及技能内化为学生个体的智慧，则应按照教育科学和心理科学所揭示的教育规律和学生身心发展规律，指导自己的教学实践，使教育、教学真正有效地引导学生，促进学生各种潜能的充分发展。

3. 广博的人文和社会科学知识　当代科学技术正朝着纵向分支和横向综合化的方向发展，知识一体化的趋势正在不断增强，要求教师必须顺应这一趋势。护理专业教师应具备"T"型知识结构，即由支柱作用的纵向知识（医学基础理论知识、护理专业理论与技术）和起基础作用的横向知识（人文科学、社会科学等）构成。广博的人文科学知识不仅有利于开拓护理专业教师的视野，还有利于教师在教学过程中将各类知识融会贯通，从而激发学生学习的积极性，满足学生的求知欲。

（四）人格特质

1. 正确的人生观和价值观　护理专业教师应坚决拥护中国共产党的领导，坚持社会主义道路，坚持四项基本原则，坚决贯彻执行党的教育方针、政策，忠诚党的教育事业，为实现社会主义教育现代化贡献力量。热爱护理教育事业，明确护理教育的真正意义，树立育人为本教育价值观。把培养护理人才同个人人生价值的实现紧密结合起来，并在正确的教育价值观指导下，端正教育思想，以实际行动忠于自己的职业理想及促进护理教育事业的发展。

2. 科学的育人观　护理专业教师要牢固树立以立德树人为中心、促进学生全面发展的科学理念，并结合教育的基本规律及学生的个性特征和身心发展规律，运用有效的教育方法和方式，促进学生身体、心理、能力和素质的全面发展。科学的育人观要求教师做到以下几点：①实事求是，坚持真理。②具有高度的责任心。③具有示范性和感染力。④具有奉献和服务精神。⑤正确评价教学效果。

3. 正确的学生观　学生观是教师对学生的权利、地位及其发展规律和年龄特点的认识。首先，护理专业教师要尊重学生，尊重学生的人格、自尊心和正当的兴趣爱好。其次，护理专业教师要善于发现和了解学生的各种困难、需要和情感反应，能敏锐地捕捉非语言线索，判断学生的内心体验、疑难所在及情绪状态。再次，护理专业教师应公平对待每个学生，对学生的关心，不以感情亲疏、个人好恶和学生品德优劣情况而转移。最后，建立民主、平等、亲密的师生关系，真正做到学生的"良师益友"，促进学生的健康成长。

四、护理学专业教师的专业化及其培养

护理专业教师专业化作为教师队伍建设和教师专业发展的核心问题，日益成为国内外教师教育改革与发展的重要趋势。

（一）护理专业教师专业化培养的原则

1. 科学性和思想性相结合的原则　对护理专业教师的培养，必须重视政治思想教育，提高职业道德水平，使教师树立科学的世界观、人生观和价值观，具有高尚的职业道德，热爱护理教育事业，成为具有坚定的共产主义信念和无私奉献精神、德才兼备的人才。

2. 普遍提高和重点培养相结合的原则　我国高等护理教育起步较晚，使得护理教育师资队伍参差不齐，素质各异，故师资培养要因人而异。首先，为了提高所有教师的学术水平、教学能力，必须进行普遍培养，提高教学基本功和教学能力。其次，对于优秀的、能力较强的教师进行重点培养，一方面提高其学历层次，另一方面为其提供出国深造的机会，加强与国外的合作与交流，学习新理论、新技术，从而带动整个护理学科前进，有利于护理专业教师队伍的普遍提高。

3. 教学和临床相结合的原则　护理学是一门实践性很强的学科。护理专业教师不仅要教授学生专业理论知识和护理操作技术，而且更重要的是将学生所学的理论知识、操作技术转化为临床实践技能，解决患者的健康问题，这不但关系学生未来的职业生涯，更关系着患者的身心健康。随着护理学科的不断发展，许多新理论、新知识、新技术在临床护理实践中不断涌现，护理专业教师必须将理论教学与临床实践紧密结合，避免学校教育与临床护理实践脱节。

4. 全面规划和统筹安排的原则　护理专业教师队伍的建设是一项具有战略意义的长期工作，要根据本单位实际情况和学科发展的趋势，制订师资培养规划。主要包括：①在学历结构上，力争以培养博士学历的教师为主导。②在知识结构上，以培养知识创新型教师为核心。③在职务结构上，以培养优秀骨干教师为重点，让其担当教学科研工作，青年教师主要担当教学和学生管理工作。

（二）护理学专业教师专业化培养的途径

1. 在职培养　这是护理专业教师终身学习的一种普通方法。护理院校可通过具体教学、临床实践及科学研究工作对教师进行有计划、有针对性的培养，以巩固教师专业知识，改善知识结构，不断提高教学水平。

2. 脱产进修　这是护理学发展的推动力。护理院校可根据教师队伍建设规划和学科发展，每年选派一些教师到国内院校进行脱产进修学习，可受到不同学校、不同学术观点的影响，开阔视野，活跃思想。有条件的护理院校还可选派一些基础较好的优秀护理专业教师到国外去深造，学习国外先进的护理理论、护理技术及教学方法，使我国护理教育尽快与国际同轨。

3. 临床实践　护理学是一门应用性很强的学科。护理专业教师不仅要有全面系统的理论知识，而且还要有丰富的临床经验，才能实现理论联系实践的教学效果。教师通过参加临床护理实

践，可及时了解临床应用的新技术、新疗法，进一步丰富教学内容并对护理工作中存在的薄弱环节给予警示和改进。

4. 自身学习 这是护理专业在职教师提高业务水平的重要途径。未来是一个学习型社会和终身学习的时代，以终身学习的观点，培养自学的态度和习惯。护理专业教师具有一定的自学能力，可以结合自己的专业方向学习相关内容，以使自己在专业知识方面更为博大精深。

5. 参加学术交流会、培训班、研讨班 这是培养护理专业教师很好的途径与方法。现代科学技术和现代医学、护理学的发展日新月异，为了能及时了解国内外护理学科发展的动态，把握学科发展趋势。因此，护理院校应有计划地安排教师参加多种形式的新知识、新技术的培训班和专题讲座。加强同类院校之间的交流与合作，或邀请一些学术水平高、在护理学科或相关学科有造诣的国内外学者来校讲学，以拓宽教师知识面，更新知识结构，更好地胜任护理教育、教学工作。

第二节 护理学专业学生

护理学专业学生是护理教学活动的主体，是教学过程的能动参与者。护理教学质量的高低，不仅取决于教师对教学内容的熟知程度、呈现教学材料的有效性，而且还取决于他们是否了解学生的身心发展特征及规律，只有了解教学对象（学生），才能根据学生的特点因材施教。

一、科学的学生观

科学的学生观就是对学生本质属性及特点的看法，不同的学生观会产生不同的教学理论，衍生不同的教育方式。传统学生观把学生视为被动的客体，是教育者管辖的对象，是装知识的容器；而现代学生观则认为学生是积极的主体，是学习的主人，是正在成长着的人，教育的目的就是育人。

（一）学生的主体性

学生的主体性有两种含义：一种是人在自我发展中的主体性，它属于教育与发展过程的问题；另一种是人在历史发展中的主体性，它属于教育目的与教育结果问题。学生的主体性主要体现在以下几个方面。

1. 对教育影响的选择性 学生对教师的教育影响并不是无条件地接受，而是根据自己的主体意识进行选择，这就要求教师最大限度地适应学生的学习需要，才能真正促进学生知识、能力、个性、身心等各方面的发展。

2. 学生的主动性 学生主动性的发展主要取决于外部世界对个人才能的实际发展所起的推动作用。因此，教师应营造轻松、自然的外部环境为学生主动学习创造条件，教学尽可能建立在学生的自觉性、主动性及自我追求的基础上。

3. 学生的独特性 学生由于社会环境、遗传素质、家庭条件和生活经历的不同，而形成了个人独特的"心理世界"，他们在兴趣、爱好、动机、需要、性格、气质、智能和特长等方面是各不相同、各有侧重的，独特性是个性的本质特征。独特性也意味着差异性，要求教师尽可能做到因材施教。

4. 学生的创新性 创新是人类特有的认识能力和实践能力，是人类主观能动性的高级表现形式，是推动民族进步和社会发展的不竭动力。在教学实践中，学生学习的方法、思路及对问题的认识等，并不一定完全按照教科书或教师预定的轨道进行，常表现出一定的创新性。教师应积极鼓励这种创新性，并将它看成是学生创造力发展的结果及必要的表现形式。

（二）学生的发展性

学生一般是处于一定发展阶段的人，也就意味着学生还是一个不成熟的人，是一个正在成长的人。从教育角度讲，它意味着学生是在教育过程中发展起来的，是在教师指导下成长起来的。这就要求教师要用发展的眼光来看待学生，从学生身心发展的实际出发，使教学内容、教学方法适应其身心发展的规律，为学生提供良好的身心发展条件及机会。

（三）学生的潜能性

科学研究证明，每个人都具有大量未被开发的能力，教育需要将这些潜能有效地转化为个人能够运用自如的能力。教师应该相信学生潜藏着巨大发展的能量，坚信每个学生都是可以积极成长的，是可以获得成功的，因而对教育好每一位学生应充满信心。学生的潜能具有丰富性、隐藏性、差异性、开发性等特点，需要教育者科学、合理地开发与发掘，开发过程也是教师的技能、素质、师德提高的过程。

（四）学生的整体性

从教育对象观的角度看，生命是一个整体，具有完整性的特点。每一个学习者都是基于其知识和经验的背景而整体地建构知识的。因此，我们要通过教育教学，对学生各种品质的综合培养和发展，使其成为完整的社会人，具有卓绝的智慧、高尚的情操、积极的人生态度、正确的价值观和人生观、健康向上的审美需求、杰出的创新精神。

二、学生的移情体验

移情是指将自己的心情感受、情绪和情感传达给他人，以及在双方交流感受中互相了解对方的心境。它作为一种心理品质，对一个人形成良好的人际关系和道德品质，保持心理健康，乃至走向成功都有着重要的作用。移情体验是利用自己的兴趣去改变确定自己对世界的认识，从而迸发出实现自己意识和决心的力量体现。

1. 对教师的移情体验　学生自然的向师心理，使他们对教师的关爱有细致入微的感受，而对教师的热爱之情油然而生，并会通过一定的行为方式表现出来。如果教师能自觉地培养学生的向师心理，善于在教育教学中，以广博的知识、崇高的师德，不断发展向师心理，那它必将成为学生前进的一种巨大的潜在力和推动力。

2. 对学习的移情体验　成绩的优异可以使学生对学习活动本身产生移情体验，凡是与学习活动或学习成绩有关的事情，都能唤起学生积极的感情。只有学生对自己的学习活动有了移情体验，才会推动自己养成良好的学习行为和学习态度，最终达成满意的学习结果，形成学习的良性循环体系。

3. 对学科的移情体验　学生对所学的学科一般会产生浓厚的兴趣及感情，甚至成为"学科迷"或"专业迷"。学生对学科移情的体验，不仅可以丰富其精神世界和学习生活，而且还可以缩短学科和生活之间的距离，加深学科思想知识的理解，强化对知识本质规律的把握，在此基础上学习能力将会不断提高，拾级而上。

4. 对人生的移情体验　学生在教师的指导下不断地完善自己的知识、能力、个性及修养，对专业的选择及个人的前途充满信心和憧憬，以积极创造的态度迎接未来的生活。对未来人生的这种移情体验，使学生更加珍惜眼前的学习机会，更加刻苦地学习专业理论、专业知识及专业技能，为将来更好地实现自己人生的价值奠定坚实的基础。

三、学生集体教育的特点

人的社会性这一本质强调了集体对于个体和社会的重要性。教学是一种社会活动，学生是生活在集体中的人，在集体中学习，有助于产生同化效应、驱动效应及凝聚效应。因此，根据教育过程中学生集体教育的特点，可以最大限度地利用各种教育机会，充分发挥各种教育的效能。

1. 同伴交往 学生的同伴关系是年龄相同或相近的学生之间产生的一种共同活动或相互协作的关系。同伴交往是促进学生发展的有利因素，由于学生的生理、心理发展处于相同或相似的水平，相互之间有信任、平等、互惠的关系，很容易产生思想的共识或情感的共鸣。同伴交往有利于社会价值的获得、社会能力的培养及认知的发展和健康人格的形成。

2. 班级教学 是指把年龄和知识程度相同或相近的学生，编成固定人数的班级集体，按各门学科教学大纲规定的内容，组织教材和选择适当的教学方法，并根据固定的时间表，向全班学生进行授课的教学组织形式。班级教学是学校目前最常见的教学形式，一个良好的班级，不仅可以作为一个影响源对其成员产生影响，而且可以成为一种很大的教育力量，自觉地培养及塑造人。

3. 分组教学 是指按学生智力水平或学习成绩等因素，分成不同的组进行教学的一种教学组织形式。由于学生的个性、年龄、知识、能力等各方面存在一定的差异，教学实践中可以采用分组教学的方法。分组教学不仅能培养学生的综合能力，关注到学生的差异，而且还能根据尖子生的特点，满足其强烈的求知欲和需要，有利于一流人才的培养。

第三节　护理学专业的师生关系

师生关系是教师与学生在教学过程中所建立一种直接性的、专业性的人际关系。师生关系是影响教学质量最重要、最直接、最具体、最活跃的因素，也是学生个性和谐发展的重要条件。

一、师生关系的概念

师生关系是指教师与学生在教育、教学过程中结成的相互关系，包括彼此所处的地位、作用和相互对待的态度等。它是一种特殊的人际关系和社会关系，是教师和学生为实现教育目标，以各自独特的身份和地位通过教与学的直接交流活动而形成的多性质、多层次的关系体系，也是一定社会政治、经济、文化和道德等关系在教育领域的反映与体现。

二、师生关系的基本类型

（一）根据师生关系的内容分类

1. 人际关系 是指教师和学生为满足交往需要而产生的关系。美国教育家季洛特说："教师的工作不仅仅是知识的传授，更重要的是处理好复杂的人际关系。作为教师，必须要重视与学生的关系，要能夺得每个学生的心。"人际关系在师生关系中具有十分微妙的作用，学生因受到老师的爱护和尊重而尊师重教，老师因受到学生的尊敬与爱戴而敬业爱生。这种良好的师生关系会缩短双方的心理距离，创造良好的教学氛围。

2. 组织关系　组织制度上决定了教师是施教者，学生是受教者。教师具有当然的权力和权威，学生要听从教师的教导。在教师的主导作用下，充分发扬教育民主，尊重学生的主体地位，发挥学生的主动性、积极性、创造性，应当成为现代教育中师生关系的根本特征。

3. 心理关系　包括认知和情感方面的关系，一般是在实现教学目标过程中基于彼此心理沟通的需要而形成的。师生之间正确的感知、相互理解及信任是心理相容的前提。心理相容是群体成员在心理行为上的彼此协调一致和相互理解。在心理相容的师生关系氛围中，教育教学就像一次次愉快的谈话，学生体验到的是心与心的交流、智慧与智慧的碰撞。

（二）根据师生关系的性质分类

1. 民主型　教师能力强、威信高，善于与学生交流，不断调整教学进程、教学方法；学生学习积极性高、兴趣广泛、独立思考，与教师配合默契。民主型师生关系，来源于教师的民主意识、平等观念、较高的业务素质及强大的人格力量，这是一种较为理想的师生关系。

2. 管理型　教师具有较强的责任心和使命感，对学生能够严格要求，管理目的比较明确和简单，管理手段比较严厉和规范，管理效果比较明显和直接；学生服从管理，形成规范的行为习惯，教学遵循一定的秩序有条不紊地进行。师生之间交往较少，关系一般，教师虽有一定的威严但缺乏人情味，在学生的心目中可敬但不可亲。

3. 专制型　教师责任心强，但教育方法简单、粗暴、苛刻，不注意听取学生的意愿和要求；学生的学习一般为被动，对教师只能唯命是从，不能发挥独立性和创造性。师生交往缺乏情感因素，难以形成互尊互爱的良好人际关系，甚至会因教师的专断粗暴、简单随意而引起学生的反感、憎恶甚至对抗，造成师生关系的紧张。

4. 挚爱型　教师关心爱护学生，尊重学生意愿，注重感情投入，工作仔细周到，但对学生要求不够严格；学生对教师亲近、信任、敬重，师生感情融洽，能与教师进行情感沟通，但对教师的依赖性强，不利于其独立人格的发展。

5. 放任型　教师缺乏责任心和爱心，对学生的学习和生活既不指导也不控制，任其自然发展；学生对教师的人格议论、轻视，对其教学能力怀疑、失望。师生之间交往甚少，交流有限，既缺少相互期望和帮助，也无明显的冲突和对抗，关系冷漠。

三、师生关系的特点

1. 教育性　师生关系本身具有不容忽视的教育性。师生关系是影响教学能否达到预期目标的关键因素，对教学效果的影响是直接而明显的。只有当学生与教师相处时感到安舒与自由，心理保持一种安闲澄静，他才能更好地接受新知识，发展新能力。

2. 双向性　这是由于教学的双边性所决定的。建立在教学活动双边性基础之上的师生关系，有双向性的特点。教师对学生的认识和态度，会直接影响到学生对教师的认识和态度的形成；师生之间的情绪体验具有相互可感性；教师的爱具有反馈性和回报性，学生会灵敏地感受教师的微妙情感，并以成倍放大的增值方式做出回应。因此，良好师生关系的形成是师生互动共建的结果，师生之间的相互理解和频繁交流是发展师生关系的基础。

3. 可控性　教师在建立教学中师生关系时始终处于主导地位，因为师生关系的发展方向、性质和水平是可以控制的。教师要致力于提高自身的素质水平，在建立良好师生关系中充分发挥主导作用，不断进行合理调控，使师生关系在教学中得到发展及升华。当师生关系出现问题和危机时，教师可以通过反省、调查、会诊找出原因并加以排除，促使师生关系由消极向积极转化。

4.动态性 师生关系是教学实践中由教师与学生的交往活动而产生，并逐步发展形成的。它不是一成不变的，而是处于动态变化之中的。良好师生关系的建立不是一蹴而就、一劳永逸的，需要教师很好地把握时机，细致地做好培养工作，并注意在教学过程中不断巩固和深化，使师生关系实现良性循环。

四、师生关系的建立

（一）良好师生关系的标准

1.人道性 师生彼此尊重，相互信任。教师和学生在人格上和政治上是平等的，学生应听从教师的教诲，虚心接受教育；但教师也要尊重学生特有的权利和人格尊严，照顾学生的思想感情和身心发展需要，征求学生的意见，平等对话，真正做到在事实和真理面前人人平等。

2.民主性 师生在教学过程中要尊重各自的正当权益。民主平等是重要的人道原则，是现代师生关系的重要标志，是社会发展的必然要求。和谐民主的师生关系不仅是提高教育效果、促进学生健康成长的关键因素，它还可以融洽师生间的情感关系，增进师生间的情谊，突出教师的个人魅力，增强教师在学生心目中影响力和感染力。

3.合作性 教学是师生的双边合作，就是把整个教学过程建立在师生双边合作的基础上，把教和学有机地统一起来，在教师充分发挥主导作用的同时，学生自己做学习的主人，激起他们的学习热情，使学生由被动接受知识变为主动学习知识，师生在和谐民主的气氛中共同进行创造性的劳动。

4.相容性 师生为实现共同的教育教学目标，在心理上相互接纳、情感上相亲、行为相近，双方沟通、相互交往的积极性高。师生关系的相容性在教育、教学中发挥特殊、奇妙的作用，它拉近了师生双方心灵的距离，使学生学习动机由单纯的认知需要上升为情感需要，使教师工作动机由职业需要上升为职责需要。

5.教育性 师生关系服从教育的有效性、指导思想的正确性。教师有正确的学生观，学生有正确的教师观。良好师生关系的目标与教育目标一致，师生关系的形成发展有利于实现教育目标。

（二）良好师生关系的意义

建立良好的师生关系，是教师与学生共同的心愿。无数的教育教学实践证明，师生关系越好，教学效果就越好。因此，建立良好的师生关系在教育教学中具有十分重要的意义。

1.是教育教学活动顺利进行的重要条件 研究表明，师生关系与学生的学习成绩显著相关；教师与学生建立一种友谊关系，对促进学生学习兴趣和完善人格的形成有着重要的意义。

2.有利于教学"双边"活动的开展和教学效果的提高 教学是一种双边活动，应充分发挥教师的主导地位和学生的主体地位，对提高教学质量、实现教育目标具有重要的意义。

3.是衡量教师和学生学校生活质量的重要标准 师生关系除了具有手段价值外，还对教师和学生的发展具有本体价值、目的价值。

4.师生关系是校园文化的重要内容 师生关系是学校中最基本、最重要、最直接的人际关系，是一所学校的精神风貌、校风、教风、学风的整体反映。师生关系投射出学校价值取向、人际关系状况、管理水平等。

（三）良好师生关系的建立

1. 综合利用各种人际交往途径   活动与交往是师生关系建立的基础。

（1）教学活动   是师生交往的主要形式，涉及教师与学生的动态人际过程。①课堂教学：课堂教学是高校教学工作的根本，它是教与学之间的信息传递与反馈、思维碰撞和双向交流、实行最佳控制的活动。这种活动所指向的对象是一致的，都直接指向课程标准和教科书所规定的教学内容。当师生之间就教学内容进行交流、沟通，理解、共享并达成一致时；当师生之间彼此欣赏、理解、思想融合、情感共鸣时，则建立了良好的师生关系。②临床教学：临床教学是课堂教学的延续和补充，是理论和实际相联系的直接表现形式。临床教学中，师生接触时间长，共同讨论临床护理实践中遇到的各种问题，使师生双方有了更加深入的了解，有利于建立良好的师生关系。

（2）课外活动   是课堂教学的补充与延伸，是整个教育教学环节必不可少的组成部分，同时也是道德素质教育的有效途径之一。课外活动是在教师的组织指导下，由学生自愿参加。学生可以根据自己的兴趣、爱好和特长，自由选择参加校内外各种兴趣小组、科技制作小组、文体活动小组等，充分调动学生的兴趣和积极性，使他们开阔眼界、转变思想。由于课外活动的内容丰富多彩，使得师生关系比课堂活动更多样化，师生双方的个性得到了充分的发挥与显现。

2. 师生共建良好的师生关系   在教学过程中，教师为教学的主导，学生为学习的主体。教师引导学生去学，教师的责任在于为学生创造轻松、愉快的教学环境，通过鼓励性的语言和体态暗示与学生进行情感沟通，缩短与学生在心理上的距离，使双方达到情感融合，相互产生一种热情、愉快、真挚、可信的合作欲，促进师生之间的互动与交流；同时教师需要高度重视学生的主体地位，注意了解学生心目中理想教师的形象要求，认真听取学生的意见，充分调动其积极性，取得学生的信任、理解与支持。教师与学生共同努力建立民主、平等、和谐、融洽的师生关系。

3. 在反馈调控中形成良性循环   教学反馈是教师教学活动的一个重要组成部分，是教学过程不可缺少的一个环节。教师日常的教学是与学生之间进行各种信息传递的交互活动，这种信息交流进行得如何要靠反馈来实现，反馈是师生双方围绕课程和方法而表现出来的，教师应注意及时收集教学中师生关系的反馈信息，并以此为依据调控教学进程、教学策略、教学方法及对学生的态度，使师生关系更适合教学的实际需要，解决师生关系中存在的问题，理顺师生关系的方向，在教学中实现师生关系发展的良性循环，促进教育教学的健康发展。

教育是由承担教育责任的教师和接受教育的学生共同参与，并以一定的教育内容为中介的育人活动。在此过程中，教师主导着教学活动的方向和性质，学生是教学的主体，两者是辩证统一的，是相互促进的。学生只有在教师的有效指导下才能更好地进行学习，变学为思、变学为悟；只有充分调动教与学两方面的积极性，才能保证教学活动的顺利进行。同时，良好的师生关系对教学活动具有直接的影响，它是学生个性和谐发展的重要条件，也是促进教学活动成功的因素之一。

思考题

1. 简述教学中教师的主导地位。
2. 简述护理专业教师专业培养的原则与途径。
3. 简述建立良好师生关系的意义。

扫一扫，查阅本章数字资源，含PPT、音视频、图片等

护理教育目标体系反映了一定时期教育事业、医疗卫生和护理事业对护理教育工作的要求，是护理教育理论和实践中的一个重要问题，是护理教育工作的出发点和归宿，包括教育目的、培养目标及教学目标三个层次。护理教育目标对于护理教育任务的确定、制度的建立、内容的选择及全部护理教育过程的组织都起着指导作用，其落实程度关系到护理教育事业的可持续发展，关系到护理人才的培养质量。新时代护理院校人才培养是育人和育才相统一的过程，要建设高水平的目标体系，必须要以立德树人为根本任务，推动护理教育目标落地落实，不断开创护理教育事业新局面。

第一节　教育目的

目的性是人类认识实践活动的根本特征。教育目的是教育工作的出发点和归宿，教育目的关系到教育活动培养什么人、怎样培养人、为谁培养人的问题。它是制定各级各类学校教育目标、确立教育内容、选择教育方法及评价教育效果的重要依据，是落实立德树人任务的根本抓手，贯穿于整个教育活动的始终。

一、教育目的的概念

教育目的（aims of education）即教育要达到的预期结果，是社会和教育者对受教育者的一种价值预设，反映了教育在人的培养规格标准、努力方向和社会倾向性等方面的要求。教育目的有广义和狭义之分：广义的教育目的是指人们对受教育者的期望，即人们希望受教育者通过教育活动在身心诸方面发生积极变化；狭义的教育目的特指一定社会为所属各级各类教育人才培养所确立的总体要求。

教育目的是由国家根据社会的政治、经济、文化、科学技术发展的要求和受教育者身心发展状况确定的，它制约着整个教育体制和教育过程的方向，体现了对新一代人才素质的全面和一般要求，对所有学校都具有普遍的指导意义。

二、教育目的的内在结构

在教育学的理论中，跟教育目的有关的概念有教育目标、培养目标、课程目标、教学目标等。其中，教育目的与护理专业培养目标之间的关系是普遍与特殊的关系，而教学目标与教育目的、培养目标之间的关系是具体与抽象的关系。教育目的和护理专业培养目标落实在一系列实现教学目标的行动上，而所有的教学目标都运行在通向教育目的和培养目标的轨道上，按照次序，

循序渐进地向教育目的和培养目标接近。这样可以保证每一项教学活动都指向教育目的。

　　护理教育目标体系是在我国教育总目的的指导下，护理教育须确定更为专门、具体的培养目标，而教育目的和培养目标又可细化为一系列更为具体的课程目标和教学目标。因此，护理教育目的内在结构分为四级目标：一级教育目标（教育目的）——国家培养人才的总目标；二级教育目标（培养目标）——各级护理院校的教育目标；三级教育目标（课程目标）——各个学科、各门课程、各个领域的教育目标；四级教育目标（教学目标）——教学活动要达成的教育目标。

三、关于教育目的的主要理论

　　制定教育目的的理论依据反映的是教育目的提出者或从事教育活动的主体，依据自身需要对教育目的的价值取向。纵观中外教育思想史，其中关于教育目的的代表性理论主要有以下几种。

（一）个人本位论

　　盛行于 18 世纪到 19 世纪中叶，持这种教育目的理论的教育家与哲学家以法国的卢梭（J.J. Rousseau）、德国的福禄贝尔（F. Froebel）和瑞士的裴斯泰洛齐（J.H. Pestalozii）等人为代表。其主张教育目的应根据人的发展需要来制定。在他们看来，个人的价值高于社会的价值，社会只有在有助于个人发展时才有价值。教育的价值也应当以其对个人发展所起的作用来衡量。人生来就有健全的本能，教育的职能就在于使这种本能不受影响地得到发展。

　　个人本位论突出了个人的独立性与能动性，强调了个体自然属性的价值，这对于正确认识教育对于培养人的功能、提高人的价值等方面是有重要意义的，同时，它也揭露了封建教育的落后、腐朽，批判了封建社会对人发展的束缚摧残，要求尊重人的价值，给人以发展的自由。但是，教育目的取决于人的天性这个观点是片面的，他们没有把人看成是现实社会的人，没有看到人的社会制约性，没有认识到个人的个性化过程同时也是个人的社会化过程，个人本位论排斥社会对教育的制约，排斥社会对人才培养需要的观点是不正确的。

（二）社会本位论

　　社会本位论产生于 19 世纪下半叶，以法国社会学家孔德（A. Comte）、迪尔凯姆（E. Durkheirm）及德国的凯兴斯泰纳（G. Kerschensteiner）和那托普（P. Natorp）等为代表。其基本观点是主张教育目的应当根据社会的需要来确定，把满足社会需要作为教育的志趣。在他们看来，社会价值高于个人价值，个人只是教育加工的原料，个人的存在与发展依赖并从属于社会。教育的职能在于把受教育者培养成符合社会准则的公民，使受教育者社会化，保证社会生活的稳定与延续。评价教育的价值只能以其对社会的效益来衡量。社会本位论的产生同样有其社会根源。

　　社会本位论重视教育的社会价值，强调教育目的要指向国家利益和公民培养，并据此来满足社会需要，有一定的历史合理性。但他们忽视了个人发展的需要，看不到个人能动性在社会变革和发展中的巨大作用，过分夸大了社会的地位和作用并把教育的社会目的绝对化，完全割裂了人与社会的关系，使人工具化，这是不足取的，因而也不可能科学地阐明人的本质和教育的价值。

（三）全面发展论

　　人的全面发展理论是教育目的的最基本理论。古今中外，正确的教育无不是以促进人的全面发展为出发点和归宿的。亚里士多德提出了身体、德行、智慧和谐发展的思想，被认为是全面发展教育理论的先驱。法国卢梭、狄德罗、爱尔维修等教育家都主张教育要注重儿童的智力和道德的发展，以期通过"健全的教育"培养"健全的人格"。然而将全面发展教育科学化的是马克思和恩格斯。马克思主义关于人的全面发展学说为社会主义教育目的的确立奠定了科学的理论基础和方法论指导。马克思和恩格斯批判地吸收和继承了历史先哲们关于人的全面和谐发展的思想，揭示了人的发展与社会发展的一致性，提出了人的全面发展所依赖的条件，使人的全面发展由空想变为科学。全面发展论是对人性的完美追求，所以当今世界各国的教育目的无不体现着这一要求。

（四）辩证统一论

这是马克思主义的教育目的论。其主张教育是培养人的活动，教育目的要考虑人的身心发展的各个要素。需要给予个体自由、充分发展并予以高度重视；同时提到不能抽象地脱离社会和历史来谈人的发展，而是要把个体的发展放在一定的历史范围之内，放在各种社会关系中来考察，因而把两者辩证地统一起来。此观点准确地揭示了社会需要与个人发展的辩证关系及其对教育目的的意义，克服了以往个人本位论与社会本位论的片面性。其观点是作为教育实践活动，首先要服务的是社会，适应社会的需要，为一定社会培养人才；而社会对人的需要必然要涉及人才的发展问题。二者共同作为教育目的的客观依据，并且根据两者之间的辩证关系认识各自在教育目的的确定中的具体作用，为解决教育目的的依据问题确定了正确的途径。

四、确定教育目的的依据

教育作为培养人的活动，能对社会、对人产生多方面的影响，同时受多方面的制约。要使教育更好地为社会服务、促进人的发展，在选择确立教育目的时，必须考虑社会和人的因素。

（一）教育目的要反映社会发展的需求

个人发展以社会发展为基础，受到社会发展的制约，服从社会发展的需要，这就决定了教育目的必然被社会所制约，被社会历史发展的客观进程所制约。生产力是人类征服和改造自然，获取物质资料的能力。生产力发展水平体现人类已有的发展程度，又对人的进一步发展提供可能和提出要求。生产力和科学技术的发展及产业结构的变化就成为制定教育目的的重要依据。从社会发展的根本原因看，生产力起最终的决定作用，但生产力的要求只能通过生产关系的中介作用，在教育目的上反映出来。因此，在阶级社会中，教育目的总是带有鲜明的阶级性，反映了统治阶级的政治经济利益。以上事实说明，教育目的的制定必须依据社会的生产关系与生产力发展状况与需要。我国的教育目的要依据社会主义现代化建设与发展的需要，依据社会主义物质文明、精神文明建设的需要，依据社会主义民主建设的需要来制定。

（二）教育目的要符合受教育者的身心发展规律

对受教育者身心发展规律的认识是确定教育目的的前提。首先，教育目的直接指向的对象是受教育者。人们提出教育目的是期望引起受教育者的身心发生预期的变化，使受教育者成长为具有一定个性的社会个体。离开了受教育者这一对象，既不能构成也无从实现教育目的。其次，受教育者在教育活动中不仅是教育的对象，也是教育活动的主体。受教育者作为教育对象在教育活动中的主体地位是教育活动对象区别于其他活动对象的显著特点。教育目的的制定必须考虑这个特点，从而为受教育者能动性的发挥与发展留下广阔的余地。因此在制定教育目的时，要充分考虑受教育者的身心发展规律。事实上，对受教育者身心发展规律的认识是制定教育目的的必要条件。教育目的所勾勒的受教育者所要形成的素质结构，是社会规定性在受教育者个体身上的体现，它不仅表明社会规定性，而且也包含着个体的生理、心理特征，是这两方面的统一。需要注意的是，受教育者的身心发展特点并不决定教育目的的社会性质和社会内容。

五、教育目的的功能

（一）导向功能

教育目的无论是对受教育者，还是对教育者都具有目标导向功能。教育目的为教育对象指明了发展方向，预定了发展结果，也为教育者指明了工作方向和奋斗目标。具体体现为：一是对教育社会性质的定向作用，对教育"为谁培养人"具有明确的规定；二是对人的培养的定向作用；三是对课程选择及其建设的定向作用；四是对教师教学的定向作用。

（二）调控功能

教育目的对整个教育活动的全过程具有调控作用。教育目的对教育活动的调控主要借助以下方式来进行：一是通过价值的方式来进行调控，这一点主要体现在对教育价值取向的把握上；二是通过标准的方式来进行调控；三是通过目标的方式来进行调控。

（三）评价功能

教育目的既为教育活动指明了方向，又为检查和评价教育活动的质量提供了衡量尺度和根本标准。无论是过程性评价还是终结性评价，都必须以教育目的为根本依据。因为一种能够实现的教育目的，总是含有多层次的系列目标，这使得它对教育活动不仅具有宏观的衡量标准，还具有微观的衡量标准。依据这些标准，能够对教育活动的方向和质量等做出判断，评价教育活动的得与失：一是对价值变异情况的判断与评价，二是对教育效果的评价。

（四）激励功能

教育目的是对受教育者未来发展结果的一种设想，具有理想性的特点，这就决定了它具有激励教育行为的作用。在教育活动中，当受教育者意识到教育目的对自身未来成长的要求或意义时，就能把它作为努力方向，不断地按照教育目的的要求发展和提高自己。

六、我国教育目的及基本精神

每个时期的教育目的都具有时代特征，反映了当时的社会经济政治面貌。我国的教育目的是在马克思主义关于人的全面发展理论指导下，党和国家根据我国社会主义的政治、经济、文化、科学技术和生产力发展的需要而制定的。

（一）我国教育目的的历史发展过程

1949 年 12 月，教育部在北京召开第一次全国教育工作会议，确定了全国教育工作的总方针是："中华人民共和国的教育是新民主主义的教育，它的主要任务是提高人民文化水平，培养国家建设人才，肃清封建的、买办的、法西斯的思想，发展为人民服务的思想。这种新教育是民族的、科学的、大众的教育，其方法是理论与实际一致，其目的是为人民服务，首先为工农兵服务，为当前的革命斗争服务。"这个方针后来被称为新民主主义文化教育方针。

1957 年，毛泽东同志在《关于正确处理人民内部矛盾的问题》中指出："我们的教育方针，应该使受教育者在德育、智育、体育几方面都得到发展，成为有社会主义觉悟的有文化的劳动者。"

1958 年，中共中央、国务院在《关于教育工作的指示》中规定我国的教育目的是"培养有社会主义觉悟的有文化的劳动者"。

1981 年 6 月召开了党的十一届六中全会，并通过了《中国共产党中央委员会关于建国以来党的若干历史问题的决议》，重申指出："加强和改善思想政治工作，用马克思主义世界观和共产主义道德教育人民和青年，坚持德智体全面发展、又红又专、知识分子与工人农民相结合、脑力劳动与体力劳动相结合的教育方针。"

1982 年，第五届全国人民代表大会第五次会议通过的《中华人民共和国宪法》中规定"国家培养青年、少年、儿童在品德、智力、体质等方面全面发展"。

1985 年 5 月 27 日，颁布了《中共中央关于教育体制改革的决定》，对我国的教育目的做了全面而细致的表述"教育必须为社会主义建设服务，社会主义建设必须依靠教育""教育要为我国经济和社会发展培养各类合格人才"，所有这些人才，都应该"有理想、有道德、有文化、有纪律，热爱社会主义祖国和社会主义事业，具有为国家富强和人民富裕而艰苦奋斗的献身精神，都应该不断追求新知识，具有实事求是、独立思考、勇于创造的科学精神"。

1993 年，中共中央和国务院印发的《中国教育改革和发展纲要》指出："教育改革和发展的根本目的是提高民族素质，多出人才，快出人才。各级各类学校要认真贯彻教育必须为社会主义现代化服务，必须与生产劳动相结合，培养德、智、体全面发展的建设者和接班人的方针，努力使教育质量在 20 世纪 90 年代上一个新台阶。"

1999 年 6 月 13 日，中共中央和国务院颁布《关于深化教育改革全面推进素质教育的决定》提出，"实现素质教育，就是全面贯彻党的教育方针，以提高国民素质为根本宗旨，以培养学生创新精神和实践能力为重点，造就有理想、有道德、有文化、有纪律的德智体美等全面发展的社会主义事业建设者和接班人"。这是对教育目的新的表达。

2002 年，中共十六大报告明确了全面建设小康社会的教育方针，即坚持教育为社会主义现代化建设服务，为人民服务，与生产劳动和社会实践相结合，培养德智体美全面发展的社会主义建设者和接班人。这一项规定，在教育基本途径中增加与"社会实践"相结合，在教育目标上增加了美育方面的要求。

2004 年，全国人大通过的《中华人民共和国宪法修正案》再次明确规定"国家培养青年、少年、儿童在品德、智力、体质等方面全面发展"。

2006 年 4 月 12 日，第十届全国人民代表大会常务委员会第二十二次会议通过新修订的《义务教育法》，对义务教育目的进行了修订："义务教育必须贯彻国家的教育方针，实施素质教育，提高教育质量，使适龄儿童、少年在品德、智力、体质等方面全面发展，为培养有理想、有道德、有文化、有纪律的社会主义建设者和接班人奠定基础。"这一法案增加了"素质教育"的内容。

2010 年，《国家中长期教育改革和发展规划纲要（2010—2020 年）》指出："全面贯彻党的教育方针，坚持教育为社会主义现代化建设服务，为人民服务，与生产劳动和社会实践相结合，培养德智体美全面发展的社会主义建设者和接班人。"并提出了高等教育阶段要"牢固确立人才培养在高校工作中的中心地位，着力培养信念执着、品德优良、知识丰富、本领过硬的高素质专门人才和拔尖创新人才。"

2012 年，党的十八大报告提出："全面贯彻党的教育方针，坚持教育为社会主义现代化建设服务、为人民服务，把立德树人作为教育的根本任务，培养德智体美全面发展的社会主义建设者和接班人。"对教育目的进行了新的丰富和发展，提出了"把立德树人作为教育的根本任务"的要求。

2015 年 2 月，全国人大常委会审议通过修改的《中华人民共和国教育法》，将教育方针规定为："教育必须为社会现代化建设服务、为人民服务，必须与生产劳动和社会实践相结合，培养德、智、体、美等全面发展的社会主义建设者和接班人。"这一规定，把党的教育方针通过法律形式转化为国家意志。

2021 年，《中华人民共和国教育法》进行了最新修订，提出"教育必须为社会主义现代化建设服务、为人民服务，必须与生产劳动和社会实践相结合，培养德智体美劳全面发展的社会主义建设者和接班人"及"教育应当继承和弘扬中华优秀传统文化、革命文化、社会主义先进文化，吸收人类文明发展的一切优秀成果"。

不难看出，经过中华人民共和国成立 70 多年的不断探索、跨越发展，中国特色社会主义教育目的日益完善。广大教育工作者更加自觉地贯彻落实党和国家的教育方针，不断深化教育改革，带来了教育事业的蓬勃发展，极大地提高了全民族的整体素质，为社会主义现代化建设作出重大贡献。

（二）我国社会主义教育目的的基本精神

我国教育目的在基本内容的表述上虽不尽相同，但基本精神是一致的，都要求受教育者在品德、智力、体质等方面得到全面发展，成为具有独立个性的社会主义建设的合格人才。概括地说，包括以下几个基本点。

1. 培养社会主义的建设者和接班人　教育目的的这一规定明确了我国教育的社会主义方向，也指出了我国教育培养出来的人的社会地位和社会价值。建设者和接班人是对社会主义劳动者两种职能统一要求，即社会主义劳动者，在社会主义物质文明和精神文明建设中，是合格的建设者，在社会主义革命事业中，是合格的接班人。把坚持社会主义方向作为我国教育目的的根本，才使教育活动始终能为社会主义服务，为我国的社会发展和经济建设培养各方面的人才，保证了社会主义事业的全面发展。

2. 使受教育者在德、智、体、美、劳等方面全面发展　我国的教育目的决定了我国的社会主义教育是全面发展的教育。要求德、智、体、美、劳等方面全面发展是我国教育目的的素质结构，充分体现教育促进人的发展的功能。

（1）德育　是实现全面发展教育目的的保证，也是全面发展教育的重要组成部分。德的发展，在教育学里的含义较广泛，除了伦理学上所说的道德品质外，还包括思想观点、政治态度，主要指受教育者能够从广大人民的利益出发处理个人与自然、个人与社会的关系。在全面发展教育中，德育对其他各育起着充当灵魂和指导的作用。

（2）智育　是社会主义全面发展教育的核心，是授予受教育者以系统的科学文化知识技能，发展智力，培养能力，培养科学精神和创新思维的教育，是使受教育者掌握建设社会主义具体本领的教育。它是科学知识再生产和人类精神财富发展的重要条件，是开发人的智力、培养各级各类人才的重要手段。

（3）体育　是社会主义全面发展教育的基础，是通过体育课、各种体育活动和保健措施，授予受教育者体育运动、卫生保健的基本知识和技能，从而增强体质、提高运动能力的教育。体育还是丰富学生业余生活的客观需要。通过体育运动，培养受教育者良好的运动习惯；培养受教育者的组织性、纪律性、合作精神、勇敢顽强的优秀品质和革命乐观主义精神。

（4）美育　也是社会主义全面发展教育的重要组成部分，美育是社会主义精神文明和物质文明建设的客观需要，美育能培养学生正确的审美观点，使他们具有感受美、理解美及鉴赏美的能力；培养学生艺术活动的技能和兴趣；培养学生美好的情操和文明行为习惯。

（5）劳育　有利于促进学生的全面发展。劳育培养学生正确的劳动观念和良好的劳动习惯；促进学生身心健康发展。增强学生的体质，陶冶学生的情操，在劳动中培养学生的观察、思维、想象能力和创造精神。

德育、智育、体育、美育和劳育是我国全面发展教育的基本构成要素。它们有各自的特点、规律和功能，是相对独立的，缺一不可，不能相互代替。其彼此又相互依存、相互渗透、相互制约，共同形成全面发展教育的统一整体。

第二节　培养目标

目标是个人或组织在特定时间内想要达到的具体成就或结果。国家提出的教育目的是各级各类学校要实现的人才培养规格的总要求，护理教育的培养目标是在总的教育目的指导下，各级各类护理院校制定的培养人才的具体质量规格与培养要求。

一、培养目标的概念

培养目标是指各级各类学校各专业培养人才的具体质量规格。

培养目标是教育目的的具体体现，是根据特定社会领域和特定社会层次的需要制定的，是针对特定对象提出的，并随受教育者所处学校的类型、级别而变化。各级各类学校要完成各自的任务，培养社会需要的合格人才，就要制定各自的培养目标。

护理教育的培养目标是指护理院校培养人才的具体质量规格与培养要求。其总目标要以我国社会主义教育目的及专业教育培养目标为依据。根据实际需要，制定科学、合理的护理培养目标是开展护理教育教学工作的必要前提。护理教育的培养目标一经确定，护理院校的各项工作就要紧紧围绕这一目标而展开。

二、制定护理教育培养目标的原则

（一）必须全面贯彻党的教育方针

党的教育方针是国家根据社会政治、经济发展的要求，为实现教育目的所规定的教育工作总方向，是教育政策的总概括。在制定护理教育培养目标时，必须以我国的教育目的为依据，全面贯彻、落实党的教育方针，以保证具体培养目标的方向性，避免发生各种偏差。

（二）必须有明确的专业定向和人才层次规定

在培养目标中，应有明确的专业定向，应反映不同层次护理人才的具体培养规格和要求。遵循教育规律，尊重学科专业发展的基本体系，突出学科的内在逻辑、核心概念、思想与方法，吸收学科专业发展的新进展，以适应经济社会发展对人才需求的新变化，体现时代发展的新特点。在制定护理教育培养目标时，应有明确的层次规定，注意护理学专业不同层次人才培养的区别。

（三）坚持国家标准，突出办学特色

各专业培养目标必须在遵循国家颁布的教育标准和《普通高等学校本科专业目录和专业介绍》基础上结合学校实际制定，培养规格必须符合国家专业规范；既要遵循学校整体的办学思路，又要突出本专业人才培养的优势和特色。

三、不同层次护理教育的培养目标

我国现行的护理教育分为两个等级4个层次，两个等级是高等护理教育和中等护理教育，4个层次为护理研究生教育、护理本科教育、护理专科教育和护理中专教育。各层次培养目标都是根据国家的教育方针和卫生工作方针制定的，并从德、智、体、美、劳几方面提出了具体要求。各层次的培养目标分别如下。

（一）护理学研究生教育的培养目标

护理学研究生教育的培养目标包括护理学硕士研究生和护理学博士研究生的培养目标。其中护理学硕士研究生的教育又包含科学学位和专业学位两个培养类型。

教育部依据《中华人民共和国教育法》《中华人民共和国高等教育法》《中华人民共和国学位条例》，制定的《2016年招收攻读博士学位研究生工作管理办法》规定高等学校和科学研究机构（以下简称招生单位）招收攻读博士学位研究生的培养目标是为了培养德智体美劳全面发展，掌握本门学科坚实宽广的基础理论和系统深入的专门知识，具有独立从事科学研究工作的能力，在科学或专门技术上做出创造性成果的高级专门人才。

目前我国护理学博士研究生教育以科学学位为主。国家对护理学博士研究生的培养目标尚未形成明确的统一规定，缺乏具有指导性、专业性的培养目标。

《2016年全国硕士研究生招生工作管理规定》明确招收攻读硕士学位研究生的培养目标是：为了培养热爱祖国，拥护中国共产党的领导，拥护社会主义制度，遵纪守法，品德良好，具有服务国家、服务人民的社会责任感，掌握本学科坚实的基础理论和系统的专业知识，具有创新精神、创新能力和从事科学研究、教学、管理等工作能力的高层次学术型专门人才及具有较强解决实际问题的能力、能够承担专业技术或管理工作、具有良好职业素养的高层次应用型专门人才。

2010年5月教育部规定护理学专业学位硕士研究生培养目标是：培养具备良好的政治思想素质和职业道德素养，具有本学科坚实的基础理论和系统的专业知识、较强的临床分析和思维能力，能独立解决本学科领域内的常见护理问题，并具有较强的研究、教学能力的高层次、应用型、专业型护理专门人才。

（二）护理学本科教育的培养目标

2014年在教育部高教司指导下，由教育部高等学校护理学专业指导委员会组织的专题研究组制定的《护理类护理学专业类教学质量国家标准（修订稿）》，提出了护理学本科教育的培养目标是"培养适应我国社会主义现代化建设和卫生保健事业发展需要的德智体美全面发展，比较系统地掌握护理学的基础理论、基本知识和基本技能，具有基本的临床护理工作能力，初步的教学能力、管理能力及科研能力，能在各类医疗卫生、保健机构从事护理和预防保健工作的专业人才"。

（三）护理学专科教育的培养目标

2003 年教育部和卫生部共同颁布的《三年制高等职业教育护理学专业领域技能型紧缺人才培养指导方案》中规定的培养目标是"培养拥护党的基本路线，德智体美全面发展，具有良好的职业道德，掌握护理学专业必需的基本理论知识和专业技能，能在医疗卫生保健和服务机构从事临床护理、社区护理和健康保健的高等技术应用型护理专门人才"。

（四）中等护理教育的培养目标

1982 年 8 月，卫生部《关于修（拟）订中等卫生学校十三个专业教学计划的几点意见》中提出，中等医学学校学生的培养目标是"为我国四化建设培养德、智、体全面发展，又红又专的中等卫生技术人才"。教育部颁布的《中等职业学校专业目录（2010 年修订）》规定中等护理教育培养目标是培养从事临床护理、社区护理和健康保健的专业人员。

第三节　教学目标

教学目标（objective of teaching）是特指"与教学或训练有关的行为目标"。是指师生通过教学活动预测达到的学习结果和标准，是对学习者通过教学以后能够做什么的一种明确的、具体的表述，主要描述学习者通过学习后预期产生的行为变化，是一切教学活动的出发点和最终归宿。

教学目标将较为复杂的学习行为分解为由简到繁、序列分明的几个部分，它不但规定了教学活动应达到的最终结果，而且提出了达到这一最终结果的一般教学活动程序，对教学活动的深度和广度有明确具体的指导作用，确保教学目标落到实处，从而提高教学效率。教学目标总是以一定的课程内容为媒介，它的确定与课程内容的选择和组织紧密地联系，并和具体的教学内容一起呈现给教师和学生。对教师而言，它是教授的目标；对学生而言，它是学习的目标。理想的教学目标应该是教授目标和学习目标的统一体。

一、教学目标的分类理论

20 世纪以来，世界各国许多心理学家和教育学家都对教育领域中教学目标分类问题进行了深入研究，提出了自己的主张和观点及分类体系，形成了关于教学目标的若干理论。其中影响最大的是布卢姆（B.S. Bloom）的教育目标分类理论（taxonomy Of educational objectives）。

1956 年，美国学者布卢姆出版了《教育目标分类手册一·认知领域》。他认为教育上达到的目标应分为三大领域，即认知领域、情感领域和动作技能领域。每一领域内，又细分为若干层次，这些层次具有阶梯关系，即较高层次目标包涵且源自较低层次目标。每一层次又规定了具体目标。

（一）认知领域（cognitive domain）

认知领域涉及一些心理及智力方面的能力和运算。按认知技能从低级到高级的顺序排列。认知领域分为知识、理解、应用、分析、综合、评价，其中第一层次主要要求学生用记忆的方法记住所学的事实和现象，后五个则为不同层次的能力目标。

1. 知识　在这一层次中，只训练学生最基本的记忆能力，换言之，就是让学生将学习到的各种基本事实、资料、术语、公式、学说及原理原则等，牢牢记住，奠定学习的基础。知识水平的目标要求学生记住和回忆所习得的知识，如复述脉搏、血压的正常值。常用行为动词如复述、陈述、描述、列举、阐明、认出等。

2. 领会　指领悟知识材料意义的能力。可通过 3 种形式来表明：一是转换，即用自己的话或用与原先不同的方式来表达所学的内容；二是解释，即对一项信息（如图表、数据等）加以说明或概述；三是推断，即预测发展的趋势。领会水平的目标要求学生不仅要记忆知识，而且能理解、解释知识，如学生能区分前置胎盘和胎盘早剥的临床表现。常用行为动词如摘要、举例、估计、区别、解释、转换等。

3. 运用　指将所学知识运用于新的情境，解决实际问题的能力，包括概念、原理、方法和理论的运用。运用以记忆和领会为基础，是较高水平的理解。运用水平的目标要求学生会应用所学的知识，如运用公式计算静脉输液所需时间。常用行为动词如示范、发现、预测、解决、修改、计算等。

4. 分析　指把复杂的知识整体分解为组成部分并理解各部分之间联系的能力，包括要素、关系、结构原理的分析。分析代表了比运用更高的智力水平，既要理解知识材料内容，又要理解其结构。分析水平的目标要求学生能够对事实、观点、假设或判断进行分析，从而进行比较和对比，如分析静脉输液故障发生的原因。常用行为动词如分解、对照、选择、辨别、选出、分析等。

5. 综合　将所学知识的各部分重新组合，形成一个新的知识整体，包括归纳个人所要表达的见解、拟订一项操作计划或概括出一套抽象关系等。它强调的是创造能力，即形成新的模式或结构的能力。综合水平的目标要求学生能融会贯通地掌握知识，并能超越给定的信息，独立解决新问题，如"一位右上肢截肢的青年男性患者即将出院，请为他拟定一份出院计划"。常用行为动词如重组、综合、联合、编制、创造、筹划、设计等。

6. 评价　指对学习材料做出价值判断的能力，包括对材料的内在标准（如组织结构）或外在标准（如某种学术观点）进行价值判断。例如，判断实验结论是否有充分的数据支持，或评价某篇文章的水平与价值。这是最高水平的认知学习结果，包含了前 5 种能力要素，要求学生创造性地对客观事物进行判断、权衡、检验和分析。如"运用马斯洛的需要层次理论分析某患者的需要，并提出满足该患者的方法"。常用行为动词如评定、断定、支持、推测等。

（二）情感领域（affective domain）

情感是人对外界刺激的肯定或否定的心理反应，如喜欢、厌恶等。人的情感会影响人做出的行为选择。情感学习与形成或改变态度、提高鉴赏能力、更新价值观念、培养高尚情操等密切相关。这是学校教育的重要组成部分，然而，人的情感反应更多地表现为一种内部心理过程，具有一定的内隐性和抽象性，因而这个领域的教学目标相对难以编写。1964 年，美国学者克拉斯沃尔（D.R. Krathwohl）等人制定了情感领域的教学目标，根据价值内化的程度将情感领域的教学目标分为 5 个层次。

1. 接受或注意　指学习者愿意注意特定的事件、现象或刺激，例如聆听讲解、参加班级活动、意识到某问题的重要性等。学习结果包括从意识到某事物存在的简单注意到选择性注意，是低级的价值内化水平，可分为发现、接受的意愿、受控制和有选择的注意 3 个亚层次。常用行为动词如回答、描述、使用、把握、认识、选择、发问等。

2. 反应　指学习者主动参与，积极反应，表现出较高的兴趣，例如完成教师布置的作业、参加小组讨论等。可分为默认（如阅读指定的教材）、愿意反应（如自愿阅读未指定的教材）和反应中的满足（如为满足兴趣而阅读）3 个亚层次。常用行为动词如顺从、讨论、提出、表现、实施、遵守等。

3. 价值评价　指学习者用一定的价值标准对特定的现象、行为或事物进行评判，例如欣赏文学作品，或在讨论问题中提出自己的观点、刻苦学习专业课等。学习者在行为上可表现出一致性和稳定性，可分为领会一种价值、选择一种价值及确信一种价值 3 个亚层次。常用行为动词如判别、解释、探究、追随、评价、区别等。

4. 价值观念体系化　指学习者在遇到多种价值观念呈现的复杂情境时，将不同的价值标准组合、比较，确定各种价值观的相互关系，克服它们之间的矛盾，形成一致的价值观念体系，可分为价值的概念化和价值系统的组织化两个亚层次。常用行为动词如指出、修改、规划、整理、安排、保护、统合等。

5. 价值体系个性化　指学习者通过对价值观念体系的组织，逐渐形成个人的品性。个人的价值观、信念及态度等应该形成和谐的系统，内化为个性的一部分，最终形成个人世界观，可分为组织化（一般态度的建立）和性格化（形成价值观、世界观）两个亚层次。例如保持谦虚态度和良好的行为习惯，在团体中表现出合作精神等。

（三）动作技能领域（psychomotor domain）

动作技能涉及骨骼和肌肉的运用、发展和协调。在实验课、体育课等科目中，这是主要教学目标。1956 年，布卢姆在创立教育目标分类时仅意识到动作技能领域的存在，但并未编写出这一领域的目标分类。1972 年，辛普森（E.J. Simpson）提出将动作技能领域教学目标分 7 个层次。

1. 感知　指运用感官获得信息以指导动作，主要了解某动作技能的有关知识、性质、功用等。可分为感觉刺激、线索选择、转化 3 个亚层次。常用行为动词如感知、选择、确定等。

2. 准备　指为适应某种动作技能的学习做好准备，包括心理准备、生理准备和情绪准备三方面。常用行为动词如了解、区分、举例、转换等。

3. 指导下的反应　指能在教师指导下完成有关动作行为，是复杂动作技能学习的早期阶段，包括模仿和尝试错误两个亚层次。常用行为动词如尝试、修改、解决、试述等。

4. 机械动作　指学习者的反应已成习惯，能按程序步骤完成动作操作，不需要指导。常用行为动词如表现、示范、操控等。

5. 复杂的外显反应　指能熟练地完成全套动作技能，操作熟练性以迅速、连贯、精确和轻松为标志，包括消除不确定性和自动化操作两个亚层次。常用行为动词如熟练完成、联合等。

6. 适应　指技能达到高度发展水平，学习者能修正自己的动作模式以适应具体环境、条件及要求等方面的变化。常用行为动词如编制、重组等。

7. 创新　指创造新的动作模式以适合具体情境，要有高度发展的技能为基础才能进行创新。常用行为动词如评价、鉴别、断定、推断等。

二、教学目标的功能

（一）标准功能

教学目标有助于教师清晰、准确地描述教学活动、要求，使之具体化、可操作化，能够为教学评价提供标准。教学评价的对象是多方面的，涉及教师的教、学生的学等，因此教学评价的标准也是具体的、有针对性的。但教学评价的核心部分，主要就是看学生的发展变化是否符合预期的目标，由于教学目标的表述通常是围绕学生的发展变化来进行的，对教学效果的评价，可以以教学目标为依据，分解目标的达成度为教学效果的测定提供客观的标准和衡量尺度。所以，教学目标具有标准功能。

（二）导向功能

教学目标能够引导教学的方向，其导向作用在于：一是教学目标能使教学活动不至于陷入盲目的状态，而有助于使教学活动自觉地进行；二是教学目标能够使教学活动集中于有意义的方向，而避开无意义或者不符合预定方向的活动，有助于有意义结果的达成；三是教学目标能够提高教学活动的效率，使教学活动做到事半功倍。

（三）激励功能

教学目标能够对师生产生激励作用。从学生角度看，教学目标对学生的知识与能力的发展提出了不断递增的等级要求，可使学生对所学的学科产生浓厚的认识兴趣和强烈的达标动机，从而提高教学效率。从教师角度看，由于教学目标是清晰而具体的，所以教师每次教学之后，都能够及时了解目标的达成情况，看到学生的发展变化和不断进步，这有助于教师及时的肯定自我，增强前进的信心。

（四）调控功能

教学目标能够对教学过程起到调节和控制的作用。教学目标是具体的，能够对预期结果的标准和要求做出描述，用教学目标可以检测教学的效果，及时发现问题，诊断问题的成因，并对教学过程进行有针对性的调控，从而保证教学活动顺利地开展，取得实际的成效。

三、护理教学目标的编制技术

（一）基本原则

1. 系统整体原则　编制护理教学目标时，必须要认真学习和全面理解培养目标，以培养目标为指导，理清学科的教学目标与培养目标的关系，体现出培养目标的具体要求，使教学目标与培养目标相互联系、相互支持。

2. 全面包容原则　编制护理教学目标时，教师必须认真分析教材，找出那些具有一定稳定性，包含本学科中对学生从事护理工作最有用、最重要的知识和技能作为教学目标。

3. 可行可测原则　护理教学目标的编制，必须考虑护理师资的经验能力、学生的知识背景与能力水平及可利用的教学时间与设备条件等实际情况。过高或过低的教学目标都会挫伤教与学双方的积极性，浪费宝贵的时间与精力。在描述教学目标时，应将可随意推论的动词如熟悉、了解等转换为可测量的行为动词如写出、复述等。

4. 明确具体原则　护理教学目标必须明确、具体。护理教师在教学实践中要根据培养目标，制订课程目标、教学目标，在此基础上进行目标分解，编制课堂教学目标或实训教学目标、单元目标或周目标，以便于实施。

5. 与非目标教学结合原则　再具体、再完整的教学目标，也不可能包括护理教学活动可能达到的所有成果。要注重教师自身思想情感、人格魅力对学生思想品德、态度情感的非目标教学作用。

（二）编制步骤

1. 了解教学对象　在编制护理教学目标时，首先了解学生的层次、身心发展规律、已有知识掌握程度、已修课程有哪些，才能因材施教，准确表达教学目标。

2. 研究上一级目标　编制教学目标前必须深刻理解学生的业务标准，同时分析该课程对学生的特定专业要求，确定"教什么，学什么，学得怎样"。然后按照认知、技能、情感领域进行教学目标编制。

3. 分析教材　教学目标是介于教学大纲与教材之间的指导性材料。它依据教学大纲规定的原则，把教学大纲的目的要求细目化，并根据教材结构来制定。根据目标分类理论对教材进行分析，划分知识点，确定学习水平层次，编制测试题。按这个要求设计的教学目标体系，一般是比较科学的，也是可行的。分析教材的目的是找出学科知识点及知识点之间的相互联系，确定每个知识点在学科教学中占据的相对重要程度，根据学生的接受能力和上一级目标的要求，编制教学目标使之与上层目标保持一致。

4. 确定教学目标等级层次　根据护理教学特点，可将教学目标分为 3 个层次水平，即识记、理解及运用。识记，要求的是记忆能力，学生要回答的是"是什么"的问题。理解，要求学生掌握教材的内在联系和新旧知识的联系，能回答"为什么"的问题。运用，是学生该"怎么做"，包含两种水平：①直接应用，要求学生将习得的护理学知识应用于与教学情境相似的情境中，要求学生具有水平迁移的能力。②综合运用，要求学生能将习得的护理学知识应用到与原先教学情境不同的新情境中，要求学生具备在不同水平上进行纵向迁移的能力。避免使用了解、熟悉、掌握等内涵较广的词汇，例如"举例说明医嘱的种类"。

5. 描述教学目标　一个表述得好的教学目标应具有 3 个基本要素并符合 3 条标准。

（1）3 个基本要素　①提供构成目标的具体内容。②规定学生实现目标的具体行为方式。③规定学生完成目标的合格标准。

（2）3 条标准　①陈述的是学生学习的结果，而不是教师做了什么。②明确、具体，避免应用含糊和不可测量的词语。③反映出学生习得知识的水平层次。

思考题

1. 思考教育目的、护理教育培养目标和护理教学目标三者之间的关系与相互作用。

2. 根据我国教育目的的基本精神，讨论护理教育如何提高受教育者的整体素质。

3. 在护理教育中，如何正确处理五育的关系？

4. 试评价社会本位论和个人本位论两种教育目的的理论。

5. 运用教育目标分类理论编制护理专业有关课程的 3 个领域教学目标各两条，并按合格教学标准相互进行评价。

扫一扫，查阅本章数字资源，含PPT、音视频、图片等

课程是学校教育的基础，是将宏观的教育思想、观念、目的、宗旨等转变为具体教育实践的中介，师生之间的教学活动是通过课程来完成的。课程的设置和改革，既要顺应社会和科学技术发展的要求，又要遵循教育自身发展的规律和受教育者的身心发展需要。合理的护理课程设置和改革，对于提高护理专业人才的培养质量具有非常重要的意义。

第一节　课程设置概述

课程是教学活动的内容，课程与教师和学生一起构成教学活动的三个基本要素，也是学校教育联系社会的纽带，因此，课程非常重要，是学校教育的核心。课程设置是学校选定的各类各科课程的设立和安排，包括规定课程类型、设立课程门类、确定各门类课程的顺序及学时分配等。符合护理专业教学指导思想，具有护理专业特色，科学的护理课程设置是培养优秀护理专业人才的基础。

一、课程的概念与类型

（一）概念

课程就是指课业及其进程。在我国古代，课程一词就包含有学习的范围和进程的意思。在西方，课程一词的英文是 curriculum，来源于拉丁文 racecourse，原意为"赛马者的行程"，在教育上指学校的课程，是学校学生所应学习的学科总和及其进程和安排。虽然不同教育学家对课程的定义不尽相同，但大多数学者认为对于"课程"一词，广义的定义是指为了实现各级学校培养目标而规定的所有教学科目及其目的、内容、范围、分量和进程的总和。狭义的定义是指学生从学校毕业取得学位而学习的科目，如对护理学专业的学生来说，指所学习的护理理论课程、基础护理课程、专业护理课程等。

课程与学科和教材之间既有联系，又有区别。学科（subject）是根据教学目的而划分的教学内容的各门科目，但有时也和狭义的课程混用；教材（subject-matter）为各门学科的具体内容。广义的课程包括学科和教材。课程是受教育者认识世界的"桥梁"，也是教师和学生开展教学活动的基本依据。

课程受一定社会生产力和科学文化发展水平及学生身心发展规律的制约，因此反映一定社会的政治、经济的要求，课程会随着社会的发展而演变，同时具有一定的继承性。课程作为学校育人的规划，是实现教育目的、培养合格人才的重要保证。学生通过学校教育所形成的思想观念、

道德品质、个性特征及知识和能力结构，都与他们所接受的教学内容的性质、范围及结构密切相关。课程也是教学质量评估的主要依据和重要内容。

课程论是研究学校课程设置体系和内容结构的理论。研究范围包括课程设置、教材编写和安排的指导思想、原则和方法等。

（二）类型

课程的类型是按照课程设计的不同性质和特点形成的课程类别，典型的课程类型主要有以下几种。

1. 学科课程与经验课程　从课程内容所固有的属性出发，将课程分为学科课程与经验课程。

（1）学科课程　又称分科课程，是以学科科学体系逻辑为中心编排的课程。起源于古代中国和古希腊。如中国的孔子提出的"六艺"，即礼、乐、射、御、书、数，这是最早的分科教学。在西方，古希腊的"七艺"和"武士七艺"（即骑马、游泳、投枪、击剑、打猎、下棋、吟诗）都可以说是最早的学科课程。这种课程论又称为传统派，因其思想历史悠久，一直左右着欧美各国的课程设置，影响深远，至今仍被各国广泛应用。

学科课程的优点在于：①学科课程是把公认的科学概念、基本原理、规律性和事实作为授课内容，所以学科课程具有科学性、系统性和规律性的特点。②学科课程是将各门学科知识固有的逻辑体系加以组织，把各门课程包含的事实、法规、结论配置在一定的程序和系统中，有助于学生正确认识客观世界。③教育者按照各级各类学校的教育目标、各门学科的现有水平和受教育者的接受能力预先编定学科课程，应用教学大纲和教科书限定学科课程的内容。④编写学科课程是以把教育作为培养学生参加社会生活的手段，即教育是未来实践的准备为理论依据，所以学科课程具有强大的生命力。

学科课程也存在着一些缺点：①分科过细，容易忽视学科间联系。科学的发展趋势既在继续分化，又在相互渗透，因此产生了交叉学科、边缘学科或跨学科的学科。而学科课程由于分科过细，容易忽视各学科之间的联系。②强调知识体系，忽略学习者因素。学科课程强调按知识体系为中心来编排课程，至于学生对这些课程的心理准备如学生的兴趣、需求和接受能力，关注不够。它只顾学科逻辑系统而忽略学生的心理发展，只顾社会需求而不考虑学生的个体差异和需要，只强调理论学习而忽略亲身实践，容易造成学生被动地接受学习。

（2）经验课程　又称为活动课程或生活课程，是指围绕着学生的需要和兴趣，以活动为组织方式的课程形态，即以学生主体性活动的经验为中心组织的课程。经验课程是和学科课程相对立的一种课程理论，由美国实用主义教育家杜威和克伯屈提出。其理论依据是实用主义教育学派，主张"教育就是生活，生活离不开活动"，他们要求以活动为中心组织教学，叫作"经验课程"。

学科课程以教材为中心，而经验课程则主张采用以学习者为中心。经验课程的基本出发点是学生的兴趣和动机，以学生的某些动机作为组织教学的中心，而不是以学科作为课程的基础。经验课程主要是帮助学生解决他们当前认为重要的问题，并且扩展和加深他们已有的兴趣。因此，这种课程具有偶发性，教育者不可能预先规定学生必须学的内容。经验课程不可能完全不用教科书，但是教科书和系统的教材仅是学生为解决疑难问题或满足某种兴趣而利用的参考材料。

经验课程的优点在于：①经验课程强调学生直接经验的价值，把学生的经验及其成长需要作为课程目标的基本来源，并重视学生的需要、动机、兴趣，因此，在经验课程中，学生是真正学习的主体。②经验课程把人类文化遗产以学生的经验为核心整合起来，要求把学科知识转化为学生当下活生生的经验，强调教材的心理组织。因此，经验课程有利于学生在与文化、与学科知识交互作用的过程中实现个性的发展。③经验课程的主题和内容源自于现实生活，容易激发学生的学习兴趣，有助于发展学生的实践和创新能力。

经验课程的缺点在于夸大了学生的个人经验，有很大的偶然性和随机性，忽视了知识本身的逻辑顺序，只能使学生学到一些片段、零碎的知识，不能为学生提供系统的文化科学知识，缺乏系统性和连贯性。关于学科课程和经验课程的区别，见表5-1。

表5-1 学科课程与经验课程的比较

比较项目	学科课程	经验课程
理论价值取向	知识本位	经验本位
课程内容组织形式	按学科逻辑组织课程	按学生心理逻辑组织课程
设置方式	主张分科设置课程	主张综合设置课程
知识的传递	间接经验	直接经验
课程的作用	把各门学科中的科学概念、基本原理、规律性和事实教给学生	帮助学生解决他们当前认为重要的问题，并且拓展和加深他们已有的兴趣
课程的优点	科学性、系统性、规律性	注重学生，与学生实际生活紧密相连
课程的缺点	分科过细，忽视学科间联系；忽略学生因素	缺乏系统性和连贯性；有很大的偶然性和随机性

实际上，学科课程和经验课程各有特点，各有侧重，相辅相成，相得益彰。例如，我国当前高等护理教育以分科教学为主，同时开设一些经验课程，如临床见习、实习及毕业设计等，都是操作性、综合性和自主性极强的经验课程。

2. 综合课程与核心课程 根据课程对学科的组织形式不同，可以将课程分为综合课程与核心课程。

（1）综合课程 又称广域课程、统合课程或合成课程，是把若干相邻学科内容进行筛选、充实后按照新的体系组织在一门综合的学科中。这种课程超越了学科课程和经验课程，其主导价值在于使学生掌握综合性知识并形成解决问题的能力。

综合课程具有以下优点：①打破了分科课程固有的界限，实现了课程内容及教育价值的有机整合，体现了学科知识间相互作用、彼此关联的发展需求。②减少分科，克服了学科课程分科过细的缺点。③综合课程比较容易贴近社会现实和实际生活，能够增进课程内容与现实生活的联系，鼓励学生在实践中进行学习。④综合课程可以发挥学习者的迁移能力，实现学生心理的整体发展。综合课程能够为学生提供更多潜在的机会，使其知识和技能得到提高，从而增强学生的自我效能感和学习动机，提高学生的兴趣。

虽然采用综合课程的结构，减少了课程设置中的分科数目，使教给学生的知识不至过于琐碎。但综合课程的实施有以下困难：首先是编写教科书时，如何将各学科的知识综合在一起；其次是目前的师资难以胜任综合课程的教学。

（2）核心课程 是以社会基本需求和生活为核心，将若干重要的学科结合起来，构成一个范围广阔的科目，并与其他学科相配合，成为每个学生所必修的课程。

核心课程具有以下优点：①核心课程强调课程内容的统一性和实用性，以及对学生和社会的适用性。核心课程把各门学科的内容结合起来从属于要学习的题目，学习中强调理解问题、分析问题和解决问题的技能，所学的内容是实用的。②课程内容源于学生周围的社会生活和人类不断出现的问题，学生积极参与学习，容易产生学习动机。③核心课程具有自身内在的逻辑性和系统性，有助于知识的综合化和教学内容的更新。

核心课程的缺点是对学科知识缺乏系统性、连续性和统一性。课程范围和顺序没有明确规定，学习内容可能凌乱或琐碎。

核心课程同活动课程的共同之处是师生共同规划学习活动，研究学什么。不同之处是核心课程以预先规定的教材作为基本的教学资料。随着教学工作的进展，可以随时补充教学材料，使用各种教具。对学习成绩的考核可采用综合评定的办法，进行评估各方面的进展情况。

3. 必修课程与选修课程　根据课程计划中对课程实施的要求不同可以将课程分为必修课程和选修课程两种类型。

（1）必修课程　是学习某一专业必须掌握的基础理论、基本知识和基本技能类方面的课程，以保证所培养人才的基本规格和质量。

必修课程的优势主要有：能够全面反映课程目标的要求，是实现既定教育任务的主要途径；有助于组织课程实施和课程管理与评价。

必修课程的不足之处在于过分注重学生的共性发展，而忽视了学生的个性发展。

（2）选修课程　是指某一教育系统或教育机构中，学生可以按照一定规则自由地选择学习的课程种类。它是为适应学生的个性差异而开发的课程。其主导价值在于满足学生的兴趣、爱好，培养和发展学生的个性。选修课程一般分为限定选修课程与任意选修课程两类。

选修课程优势在于可以比较迅速地把科学技术的新发展、新课题引入到教学中来，有利于学生扩大知识面，也可以把不同专业方向及侧重的课题内容提供给不同需要的学生，以增加教学计划的灵活性。

4. 理论性课程和实践性课程　从课程的性质划分，课程可以分为理论性课程和实践性课程。理论性课程是指加强基础理论知识的课程，它可以通过间接的方式帮助学生掌握本专业所需的基础理论；实践性课程是指加强基本技能训练的课程，例如护理学专业的实验、实习和实训，临床见习和临床实习课程等。

5. 显性课程和隐性课程　根据课程是否有明确的计划和目的，可将课程分为显性课程和隐性课程。显性课程又称正式课程，是指一个学校或教育机构中要求学生必须通过学习并通过考核，达到明确规定的教育目标，以获取特定教育学历或资格证书的课程，表现为课程计划中明确列出和有专门要求的课程，包括学科课程和经验课程。隐性课程指学生在学校环境中无意识获得的经验，它不作为获取特定教育学历或资格证书的必备条件，但可以潜移默化的影响学生的价值观、信念、情感和行为，从而完善学生的综合素养。隐性课程包括学校组织、校园文化、社会过程和师生相互作用等。护理院校的隐性课程包括聘请校内外专家围绕时事、政治、社会热点、人文素质、个人修养等方面开展专题讲座；护理基础知识大赛、护理技能竞赛、临床志愿者等活动；创新创业教育，参加国家级、省级有关竞赛，参加学校创新创业训练项目、大学生科技创新基金项目等。

6. 公共基础课程、专业基础课程及专业课程　从层次构成上，可将课程分为公共基础课程、专业基础课程及专业课程。公共基础课程指医学院校学生必须学习的课程，如政治、英语、计算机等课程；专业基础课程指护理学专业学生必须学习的课程，如人体解剖学、组织学与胚胎学、生理学、病理学、医学免疫学、药理学、医学微生物学等；专业课程指护理学专业的主干课程，如基础护理学、健康评估、内科护理学、外科护理学、妇产科护理学、儿科护理学、社区护理学、护理伦理学和精神科护理学等课程。

7. 大、中、小、微型课程   根据课程规模大小，可将课程分为大、中、小、微型课程。100学时以上的为大型课程，60 ～ 80 学时的为中型课程，40 学时左右的为小型课程，少于 30 学时的为微型课程。

二、课程设置的概念及课程模式

（一）概念

课程设置是学校有计划、有目的地组织实施教育教学活动的重要步骤，是各级各类学校或其他机构关于课程安排的方案，包括开设哪些课程、在哪个学习阶段开设及开设的时间和课程评价等，以便组织教育教学活动，它反映了学校课程的整体结构。

（二）课程模式

根据对课程定义的不同理解及所依据的不同教育思想，教育学家们总结了多种课程模式。在此介绍 3 种常见课程模式。

1. 系统模式   是将一般系统理论的观点应用于课程设置过程的模式。系统理论 1945 年由美籍奥地利生物学家贝塔郎菲提出，是被多个学科领域广泛应用的哲学方法论。系统是指由相互作用和相互制约的若干要素组成的具有特定功能的有机整体。系统理论强调系统与要素、结构与功能、系统与环境这三方面辩证统一的关系。主张系统由要素组成，要素间的关系形成系统结构，系统处在一定的环境中，与环境有物质、能量和信息的交流。系统分为开放系统和闭合系统。开放系统指通过与环境的持续相互作用来改变自己达到目标。闭合系统指不与环境相互作用的系统，绝对的闭合系统是不存在的，只可能有相对的、暂时的闭合系统。

课程的系统模式是将课程设置过程视为一个开放的系统。该系统的输入部分是学校及教师所具有的教育思想、观念、理论等。过程部分指的是根据一定的知识和技能，将这些思想和观念转化为具体的并准备实施的过程，这个转化过程就是"课程设置"过程。输出部分则是预期课程，包括教学计划、教学大纲、教学材料和教学活动的安排。同时，输出部分还对输入部分进行反馈，判断输出的预期课程是否与输入部分的教育思想和观念相一致，是否在转化过程中由于某种因素的影响而改变了原来的思想和观念，如果出现这种情况应进行调整。如图 5-1 所示。

图 5-1   课程系统模式图

由于人们教育思想、观念和有关知识都在不断地变化，因此，课程设置系统处于一种动态的循环往复的过程中。而且，课程系统是一个开放的系统，随着社会的发展、科技的进步及心理学和教育学本身的不断完善，课程系统也在不断发生变革。

2. 行为目标模式   是以目标为课程设置的基础和核心，围绕课程目标的确定及其实施、评价而进行课程设置的模式。美国著名课程专家泰勒在 1944 年出版的《课程与教学的基本原理》一书中提出了行为目标模式。泰勒认为，在课程设置过程中必须考虑 4 个基本问题，也就是课程设置的流程：①学校要达到的教育目标是什么。②学校应该提供哪些课程才有可能达到这些目标。③怎样能够把这些课程有效地组织起来。④怎样才能确定这些目标正在被达到。其中，第1个问题指的是教育目标和目的；第2个问题是教学内容是否能达到预定目标；第3个问题与课程的组织有关，讨论课程安排的先后顺序；最后一个问题讨论教学评价。舒伯特用4个术语高度概括了上述流程，即目标、内容、方法和评价，并称之为课程设置的"永恒分析范畴"。

（1）目标　在行为目标模式中最重要的是目标的设置，最困难的阶段也在确定目标阶段。泰勒认为，课程目标应根据学生本身需要、当代社会生活需要及学科专家建议等3个方面提出。强调用描述学生行为的词语来阐述目标，学习的目标是对学生行为发生变化的陈述，陈述的形式应指出要使学生养成哪种行为，学生能做什么，是否达到了预期和目标。因此该模式的核心部分是制定目标。

（2）内容　即如何选择与目标相一致的课程。泰勒认为，教育目标必须通过特定的教育经验才能实现，学生通过经验学习才能达到教育目标。泰勒对学习经验的提出和选择提出了以下5条原则：①必须创造条件使学生有机会去实践课程目标中所包含的行为。②学生在实践上述行为时常体验到满足感。③课程选择的经验应在学生力所能及的范围内。④需要组织多种不同经验共同达到同一个目标。⑤充分挖掘资源，使同一经验产生多种结果。泰勒还指出，课程必须具备如下特征：①这些课程能发展学生的智力；②有助于获得构成各种知识的原理、原则及这些原理和原则的各种实验、证据、观念、事实等，有助于发展学生的社会态度和兴趣。

（3）方法　如何对课程进行有效地组织和安排，是制定了目标、内容之后的第三阶段工作。要使课程组织有成效，必须符合以下3条标准：①连续性：指的是在课程设置上应使学生有重复练习和增进提高所学技能的机会。②程序性：指的是后一经验在前一经验基础上的广泛和深化。③统合性：指的是课程的横向联系，它考虑各种课程的关联性及学生行为与所学内容的统一和连贯，即把学生某一学科的能力作为学生全部能力的重要环节并加以促进，而不是把它作为孤立的能力。例如，在某护理学院的课程设置中，将医学基础课和护理学基础作为临床课程的前期课，体现了课程组织的连续性，即学生在护理学基础课程中，所学到的知识和技能仍可以在临床课程的学习中得到重复、练习和发展的机会；程序性，即学生对医学基础课的学习是进一步学习临床课程的前提和基础；统合性，即临床课程（内、外、妇、儿等科）横向彼此相关联，学生能够为护理对象提供整体护理是这些科目的共同培养目标。

（4）评价　指的是如何评价课程的效果。课程评价是课程设置的重要环节。只有通过评价，才能发现学生获得的经验是否达到了满意的效果，也可以发现课程在哪一方面产生了效果，在哪一方面还有待改进。课程评价至少需要两次，一次是在教育方案实施前期，另一次则在教育方案实施后期，这样才能测出变化的程度。评价不等于课程的考试，要通过观察、谈话、收集学生作业等方式来进行。评价的结果还应该有合理的解释。

行为目标模式在课程设置过程中占主导地位，是一个循环往复的过程。随着社会政治经济和科学技术的发展变化及新的教学研究成果的不断出现，课程将永远处于变化状态之中。行为目标模式实施过程是按泰勒课程设置的4个基本原则进行的，循环反复，不断发展（图5-2）。

图 5-2 泰勒行为目标模式

客观地讲，行为目标模式有其独特的优越性，即为我们提供了一个清晰、明了的课程设置示意图，有效提高了课程工作的效率，对课程设置有广泛的影响，但其始终以实用主义哲学为价值取向，以学生行为改变为基本目标，使得这种模式存在着机械主义、忽视学生主动性等不足。表5-2 对行为目标模式的优点和局限性进行了概括。

表 5-2 行为目标模式的优点和局限性

优　点	局限性
1. 为学生学习提供了明确的方向	1. 使教育的领域变得狭隘
2. 促使教师更加详细地检验目标	2. 确定高水平的目标很难，因此学习只集中在低水平的目标上进行
3. 通过观察学生的行为，使学生较容易达到目标	3. 要在情感领域确定明确的目标几乎是不可能的
4. 目标可以帮助学生们进行自我指导性学习	4. 忽视了对不可预测的结果进行指导
5. 为课程设计提供了一个比较合理的系统	5. 不可能陈述每一个学习结果的目标
6. 学生更喜欢有明确的目标来指导其学习生活	6. 只能反映训练的领域，不能反映教育领域
7. 可以为不同机构相似课程的比较提供基础	7. 只促进统一性而忽略了差异性
8. 为教师提供了评价学生行为的系统	8. 对个别教师及学生应有不同的目标

3. 过程模式　针对行为目标模式的不足，英国著名的课程论专家斯腾豪斯（D.Stein House）提出了过程模式。他不主张以一套设计好的计划来进行课程设置，然后实施、评价，而是对这个过程进行研究。过程模式是以知识为中心的模式，其特点如下：①课程设置目标与行为目标模式的目标不同，它只是作为课程设计的方法及指导思想，是一般性的、宽泛的教育目标。②课程内容上，必须立足于课堂上的现实状况，过程模式的逻辑起点是内容的选择而非目标的预设。③系统上，课程领域是一个开放的而不是封闭的系统。这种开放性一方面表现为发展学生的主体性、创造性，另一方面则表现为赋予教师充分的自主权。④学习评价上，强调两点，即形成性和发展性，应以教育本体及知识内在的价值及标准为学习评价的依据，在学习评价中教师的作用是一个诊断者，而不仅仅是打分者。

过程模式认为课程是通过教育过程的不断调试来达成的，是一种动态的目标，关注过程，因此这种模式可以培养批判性思维、发散性思维和创造性思维，可以提高学生讨论问题、理解问题、分析和解决问题的能力，可以养成学生虚心听取他人意愿、接受少数服从多数的决策原则等。但缺点是缺乏系统性、全面性；由于完全否定预设目标，也会导致课程设置缺乏计划性和科学性；且难以对学生的学习情况进行评价。由于过程模式中存在着这些缺陷，所以在课程设置模式中不起主导作用。

三、课程设置的依据

（一）以教育目的和培养目标作为护理课程设置的出发点

我国总的教育目的及专业教育的培养目标是制定护理教育培养目标的依据，也是护理学课程设置的基本依据。我国现行的护理教育分为两个等级（高等护理教育、中等护理教育）、4 个层次（中等护理教育、护理专科教育、护理本科教育、护理研究生教育），每个层次的培养目标各有侧重。在进行护理课程设置时，应合理安排好德、智、体、美、劳课程在全部课程中所占的比例，也要按照护理教育不同层次的培养目标设置相关的课程。此外，在中医药院校的高等护理教育还肩负着弘扬优秀中国传统文化，继承和发扬祖国医学，尤其是推广和研究中医护理理论、技术的任务，因此，中医药院校护理专业的课程设置除了需要达到上述护理学的基本培养目标外，还应突出中医护理的优势和特色，如目前我国多所中医药院校不仅开设有中医护理的必修课，也增设了养生保健、饮食调护、养生康复、情志调摄等方面的选修课。

（二）护理课程设置应符合科学技术发展的要求，特别要顺应医学和护理学的飞速发展

当今社会科学技术的飞速发展是教育和医学发展的强劲动力，相应地也推动了课程和护理学的发展。首先，随着生活和健康水平的不断提高，民众的健康意识越来越强，需要更高质量的卫生保健服务，相应地对护理专业也提出了更高的要求。其次，由于我国的老年人、慢性病患者和肿瘤患者不断增多及卫生保健工作重点的下移，护士的工作场所不再局限于医院，需要更多的护士走进社区、家庭，服务于上述群体，护士的工作重心从对疾病的治疗、护理逐渐转向对疾病的预防、控制，因此要求护士要具有良好的临床决策和人际沟通能力。再次，临床医学的知识和技术更新周期愈来愈短，与此相对应的护理新理论和新技术也层出不穷。最后，国务院学位委员会将护理学升级为与临床医学并列的国家一级学科，下设 4 个二级学科：基础护理学、临床护理学、社区和家庭护理学、护理心理和人文学。综上所述，护理课程设置要紧跟科学技术发展，特别是医学和护理学的发展，课程设置应突出护理专业特色，从护理的角度设置课程，才能保证所培养的学生符合社会的需求。

（三）护理课程设置要符合教育学的发展

教育理念、教学原则、课程载体的发展和变化要求课程设置也要随之不断更新。如现代信息技术大大丰富了课程载体的形式，在传统纸质版教科书和教学资料的基础上，出现了多种形式的电子版的学习资料，如数字化图书馆、数字化教材等，此类数字化学习资料的第三方应用程序（Application，APP）不仅可以在电脑上使用，还可以在智能手机和平板电脑上使用。同时，现代信息技术也使远程教学得到了进一步的推广，如精品课程、网络课堂及近些年兴起的慕课、微课等，可以让学生通过网络资源学习自己感兴趣的课程。如何积极有效地利用现有教育资源进行合理的护理课程设置，是值得广大护理教育者深思的问题。

（四）进行护理课程设置时，应重视并利用护理教育研究成果

近年来，护理教育方面的科学研究，特别是关于护理课程设置的研究越来越多，护理院校应重视并利用这些教育研究成果，因为通过此类研究可以发现现有护理课程设置中的不足，从而进

一步完善护理课程的设置。

四、课程设置的原则

教育目的及各门学科的性质不同，其课程设置的原则也就不尽相同。在护理专业课程设置时应着重考虑以下三个原则。

（一）囊括和统整

囊括和统整指课程的编制要涵盖一切与课程相关的因素，应从广泛的知识范围来编制课程，而不是仅限于每一项知识范围。课程设置时应进行知识的统整，通过对本专业相关课程的组织，达到已明确规定的培养目标。为此，首先要了解本专业知识的性质，才能进行相关知识的统整。课程计划和课程内容所涉及的广度和课程综合教育目标的要求，使学生在知识领域、技能领域和情感领域都得到发展。护理学涉及自然科学、人文科学和社会科学，这三个领域的相关知识应当进行统整。

（二）连贯和系统

强调每一项连续的经验，即前面所学的知识是后面知识的基础，知识点之间没有矛盾和冲突。进行护理课程设置时，应考虑每门课程的安排顺序及不同层次学生的认知特点，便于学生对所学知识的理解和掌握。例如，关于"无菌"概念的持续性的学习经验，必须以先行的课程（基础护理学）的学习为基础，随着课程的系统展开（临床护理课程），使学生的无菌观念进一步强化。

（三）可行

可行指护理课程设置能够按计划顺利实施，设置的课程经过师生双方的努力及学校各方面的积极配合，实施后的效果能够达到预期的护理专业培养目标。

五、课程设置的步骤

课程设置的 4 个步骤依次为指导阶段、形成阶段、实施阶段和评价阶段。

（一）指导阶段

指导阶段为整个课程设置过程提供了明确的方向，是其他三个阶段的基础，也是课程形成的保障。这一阶段的主要工作包括确定护理教育理念和护理学专业培养目标，统一术语及选择课程设置的概念框架，因此需要通过收集大量的资料，做出决策，并且能够为后续各阶段提供指导。指导阶段主要特点是不制订具体讲授内容，只勾画出课程设置的方向。

（二）形成阶段

形成阶段是在课程设置的理论框架指导下，设置具体的课程选择合适的课程标准及课程内容。它包含三部分即制订教学计划、制订教学大纲和编写教材。

（三）实施阶段

实施阶段是课程设计过程中的实践阶段，也就是把前两个阶段的内容付诸实践。通过具体的实践，有可能发现前两个阶段设置的内容不够完善，在实施过程中需要不断地进行调整。教师是实施阶段的主体，因此需要全体教师的通力合作。

（四）评价阶段

评价阶段是课程设置过程中的最后阶段，对课程计划完成程度进行分析，通过评价判断学生是否最终达到了护理专业培养目标，并找出没有达到预期目标的原因。

课程评价常采用 CIPP 模式，即从背景、输入、过程和成果四个方面进行评价。①背景评价：对教育目标本身合理性的评价，判断目标是否满足教育对象的需要。②输入评价：是对条件的评价，包括计划方案的可行性。③过程评价：是对实施情况持续不断的检查。④成果评价：是对教育成就的测量、解释和判断，为再循环评价服务。

六、课程设置的模式

为了使课程与教学内容既能实现培养目标，又能够便于教师教和学生学，就需要对所选择的课程进行合理的组织，并以适当的形式呈现出来。在进行护理课程设置时应考虑各门课程开设的顺序，目前我国护理院校的护理课程结构主要有以下三种形式。

（一）"建筑式"课程设置模式

"建筑式"课程设置模式表示基础学科课程在 4 年制中前两年修完，后两年修完护理学课程，前两年课程为后两年课程的基础。如图 5-3 所示。

图 5-3　"建筑式"课程设置模式

（二）"渐进式"课程设置模式

"渐进式"课程设置模式表示在 4 年学制中，大多数基础课程和部分护理课程要求前两年修完。随着课程的进展，护理学必修课比重增加而其他学科内容比重下降。如图 5-4 所示。

图 5-4　"渐进式"课程设置模式

（三）"平行式"课程设置模式

"平行式"课程设置模式是指 4 年学制中基础学科课程与护理学专业课程同时开课，以一定比重同时修完。如图 5-5 所示。

第4学年		
第3学年	专业课程	基础课程
第2学年		
第1学年		

图 5-5 "平行式"课程设置模式

第二节　课程改革

课程改革是在不断变化的社会大背景下进行的，社会、经济和科学技术的发展会推动课程的改革。课程改革以一定理论为基础，有目的、有计划地对课程和教材进行改造。课程改革是教学改革的重要内容之一，它是基于社会需要和学生发展而改变课程与之不相适应的方面，其关键是改变课程结构不合理的状况。也是教学改革的实质性阶段。护理课程改革应重视并借鉴已有的课程改革的经验和成果，立足现状展望未来，充分考虑课程改革的影响因素，对现有护理课程体系进行改革，以顺应时代对护理人才的需求。

一、课程改革的概念及必要性

（一）概念

课程改革是以一定理论为基础，按照某种观点对课程进行集中一段时间的有目的、有计划地改造，往往涉及学校体制的变化和课程的全面修正等，其核心是价值观念的重大变化或方向上的调整，而且常常是在制度层面展开。其本质上是对课程系统中理论与实践进行有计划地改革，使其达到预期目标的过程。它包括界定目标、制订计划、设计条件、组织评价等各个方面。

（二）必要性

经济和社会的变革是教育发展的强劲动力。因为经济和社会发展水平决定了对教育的投入，决定了教育所培养的人才质量。经济和社会的发展方式，也深刻影响着教育的理念和学习模式。回顾人类的发展史，我们会发现教育总是伴随着人类社会的每一次重大变迁而进行着自身的变革与创新。以计算机科学为代表的信息技术产业在世纪之交的迅速崛起，促进了现代工业社会转入信息社会，驶入以国际互联网和电子商务应用为特征的信息高速公路，使人类进入了信息全球化时代。在信息技术的推动下，新知识不断涌现，知识更新周期越来越短，知识生产力成为决定整个生产力、竞争力和经济成就的关键因素。世界各国比任何时候都更加关注知识与创新。因为拥有知识就意味着拥有财富，而创新则是一个民族发展的原动力，因此，国际竞争已经成为人才竞争，各国都明确提出了高等教育面向世界、面向未来的培养目标。国家发展越来越依赖高素质的劳动者和大量的创新人才。对学生而言，学习的侧重点在于发展个性，培养其创新和实践能力，所以教育在个人生活中的地位越来越重要，各国高校调整课程设置时，要注重课程的国际化，以培养具有国际意识、国际视野和涉外能力的人才。

社会的变革需要教育变革，教育变革必然引发其下位概念的课程进行改革。护理教育课程改革是伴随着护理学科的发展而进行的，二者相互作用。新的护理理论和知识的出现推动了护理课程改革，护理课程改革又促使护理学吸收其他学科的相关知识让自身进一步得到发展。我国高等护理教育课程设置受传统生物医学模式的影响较大，较为注重知识的传授，随着现代护理模式的转变，我国目前已有许多护理院校开始对课程设置进行改革，而且改革的幅度和力度也较大，不只是在微观上对某些课程或内容进行修补，更重要的是从宏观上打破了以生物医学模式为基础的学科设置体系，逐渐体现了护理专业课程设置的特色。

　　总之，我们应该要重新审视我国高等护理教育已经取得的成果，再进行高等护理教育改革，特别是护理课程改革时要不断适应社会对护士职业素质的新要求，在确定目标的基础上重新组织和修订护理课程。

二、影响课程改革的因素

（一）政治因素

　　课程改革会受到社会政治因素的直接影响。政治因素对课程的影响不仅涉及课程目标的设定，而且还涉及课程内容的选择、课程评价标准的确定等多个方面。如课程设置必须反映一定的社会政治内容，体现政治方向，特别强调思想政治教育。此外，不同的国家或地区制订课程设置的权利方面是不同的。有的是集权制，实行全国统一；有的地方则授权各个院校，院校有相当大的自主权。显然，由院校自主设置课程将会比全国统一的方法更有灵活性和选择性。

（二）经济因素

　　经济因素对课程改革有直接的推动作用，对课程改革的影响最为明显。经济领域要求劳动力要具备宽厚的基础知识、扎实的基本技能、健全的心理社会功能和创新意识，课程目标要据此要求进行调整，相应地，课程要按照课程目标进行改革，学校的课程门类日益增多，自然科学类课程增加，科技含量加大，使课程更加贴近经济发展的要求。其次，课程改革受经济的地区差异性影响，不同地区的产业结构不同，所以受教育者需要掌握的知识和能力也有差异。

（三）文化因素

　　课程是社会文化的缩影，但社会文化需要通过教育机构的筛选才能进入学校课程。从古到今，课程发生了多次改革，而这些改革与文化演进过程都是相一致的。文化对课程变革的影响表现在，当新文化增加、旧文化改变时，课程设置就应及时做出相应调整，文化突变时，课程则要进行较大的变革。

（四）科技革新因素

　　科技的进步与更新对课程的影响愈发显著。首先，促使学校课程目标从注重传授知识转变为注重发展能力；其次，科技革新影响着人文学科与自然学科在课程系统中的相互关系，科学的纵向分化促使课程不断增加，课程结构对科技的变革也有很大的依从性，科学的综合又推动课程的综合化和整体化；再次，科技更新的速度影响着课程变革的速度；最后，生产力与新技术革命使整个知识基础发生了根本的变化。陈旧的课程观念，如一次性教育、单纯知识教育等已被终身教育、以培养能力为主旨的新教育思想和观念所取代。这些教育思想和观念上的转变，必然也带动课程发生相应的变革。

（五）学生发展因素

学生的发展状态与心理特征，尤其是学生的智力水平、心理倾向在进行课程改革时要考虑。课程改革必须在学生现有水平的基础上满足学生身心发展的全面需要，因此个人需要在当代各国高校课程设置和内容安排上，受到越来越多的关注。如增加学生选修课程的自由度，选课制和学分制的创立和广泛采纳。在课程设置上，既注重课程结构的整体性，保持各门课程的相互协调，又要注重通过微调课程和讲座，把社会变革发展和科技新成果及时地纳入学生的学习内容，满足学生发展的需要。

三、护理课程改革的趋势

护理课程的改革趋势主要涉及课程目标、课程设置、课程内容、课程结构和课程评价等几方面的内容。

（一）课程目标的改革

课程目标是指课程本身要实现的目标及在一定的教育阶段（包括课内与课外）的学生全面发展可望达到的程度。护理课程目标的设定，要以现代护理观和现代教育观为基础，是教育目标的具体体现。

现代护理观强调，护理应从人的基本需要出发，以人为中心进行身心护理，应重视社会和环境因素在疾病中的作用，强调护理工作的独立性、科学性、整体性，认为护理工作的全过程是以解决人的需要为目的、以科学的护理程序为手段的护理行为。现代教育思想的根本是"以人为本"，承认人的价值和主体地位。教育中要注重促进个人的成长和发展，使个人的潜能得到最大的发挥。综上所述，护理课程目标改革应体现在以下三个方面。

1.重视学生素质教育　以学生为中心，以促进学生的学习和生活为宗旨。培养学生学会学习和指导学生怎样学习，从传统的以"教"为主，转到以"学"为主。将强调激发学生的学习兴趣和主动的探索精神为课程目标改革的主要方向。

2.重视以人为本　课程目标趋向于从行为目标模式转变为人本主义关怀模式。

3.重视全面发展　将学生个人的成长和发展作为重要部分纳入课程目标中，把学生的个性发展突显出来，使每个学生都能得到适合自己特点的发展，让学生学会学习、学会发展、学会创造、学会关心。

总之在课程目标上，过去强调掌握知识，现在更强调培养学生对事物的情感、态度和价值观转化，关注提升课程改革的理念和理论水平。

（二）课程设置的改革

课程设置是将课程的基本理论转化为产品（教学计划、教学大纲、教科书等）的一个中间环节。如何使课程设置更加突出护理专业特色，更加与社会需求紧密衔接，更有利于培养高素质的护理人才，是长期以来护理教育改革的热点。有关部门多次组织专家进行研讨，对高等护理专业的课程编制进行反复的修订并在实践中加以论证，各高等院校也都非常重视护理专业课程的建设，组织有关人员进行编写，尽量使课程编制更适合学生的学习和符合社会发展的需要。中医护理界也在这方面做了大胆的尝试，以中医整体观和辨证施护为指导思想，在中医护理课程编制中体现出中医护理特色，初步形成了具有中医护理特色的高等中医药院校护理学专业的课程体系，并在实践中取得了较好的成效。随着科技的不断发展和社会的信息化和经济化，未来护理专业课程设置的发展趋势将是使其既考虑到社会利益、价值标准，又考虑到地区实用性及个性发展的特殊性。

（三）课程内容的改革

护理课程内容的改革必须顺应国内外课程改革的趋势。护理课程内容的改革方向主要体现在以下方面。

1. 加强课程思政教育　将思想政治教育元素包括思想政治教育的理论知识点、价值理念及精神追求等融入到各门课程中去，潜移默化地对学生的思想意识行为举止产生影响。培养学生良好的职业道德、职业情感和职业行为。

2. 注重人文素质课程的开设　护理课程的人文化是护理课程改革的重要内容之一。在护理教育中，要注重与国际接轨，更要从我国的实际情况出发。在全面推行素质教育的方针指导下，护理教育应加强对护理专业学生综合素质，特别是人文素质的培养。

3. 注重课程内容的完整性　注重将显性课程与隐性课程有机结合起来，将两者视为完整的内容。应重视隐性课程的建设，如学校组织、校园文化等。

4. 拓宽新课程内容　在强化护理专业基础知识的基础上，护理课程内容必须及时更新，体现护理专业最新的研究成果，剔除陈旧的、不合时宜的内容。同时，加强护理课程与现代信息技术的结合，使课程内容实施方式多样化，拓宽人才培养渠道。

5. 注重课程内容的综合化　护理课程内容应积极探索，有机综合部分课程，充分体现以人为中心的整体护理理念。

总之，在课程内容上，过去强调学习各学科的知识，现在更强调知识内容的综合性、整合性，强调学科间的联系，实现学科知识与个人知识的内在整合。

（四）课程结构的改革

课程结构的改革涉及课程的两个侧面，即横向关系和关联性。横向关系是指课程的分化与综合，关联性是指课程的排列顺序。

1. 改革护理课程结构，优化课程体系　课程改革应注重课程之间的有序衔接，注重科学与人文、社会的联系，优化课程设置和教学内容，凝练核心课程，适当压缩课时总数。避免单一的学科课程，设置一定数量的综合课程，也使教材实现多元化、多样化。

2. 加强实践教学，突出学生实践能力培养　护理教学的关键是培养学生解决临床实际问题的能力，通过早临床、多临床和反复临床，提高护理专业学生的实践能力和社会适应能力。

3. 深化创新创业教育改革，注重学生职业精神培养　在课程建设工作中，要把创新创业教育贯穿于专业教育教学的全过程，用创新创业教育理念推动课程体系、教学内容、方法和手段的改革，开设创新创业教育课程。通过课外科技创新活动、创新创业项目训练、各类学科竞赛、志愿服务和社区实践等形式，强化学生综合素质和职业精神培养，提高学生创新意识和实践动手能力。

4. 运用新信息技术，使课程实施方式多样化　改变传统教育观只强调老师的"教"而忽视学习者的学习自主性的弊端。从改革高校人才培养方式入手，利用新的信息技术和网络技术，如数据库、数字图书馆、网络课程等，使课程实施方式多样化，成为高校课程改革的一个重要目标。

课程结构上，从内容本位转向内容本位与能力本位的多样结合。过去强调单一和统一的模式，现在更强调多元化、多样化和综合性。因此，灵活多样是课程结构改革的趋势。

（五）课程评价的改革

课程评价的改革是护理课程改革的一个重要方面。首先，要明确课程评价的目的。课程评价是为决策服务的，通过评价为改进课程提供方向。其次，课程评价应根据三个相互作用的标准（学生的需要、社会的需要和学科的需要）来进行。课程评价的改革，应充分发挥考核与评价体系的"指挥棒"作用，实施不同课程类别的考核方式改革，坚持考试形式多样化、考试内容综合化、评价方法质性化的原则，采取形成性考核与终结性考核相结合的考核模式，重视对学生学习过程考查和学习能力评价，改变评价主体的单一性，实现评价主体的多元化，建立由学生社会、学校和教师等共同参与的评价机制，探索建立多元的有利于学生个性发展的考核与评价体系。

四、护理课程改革的策略

课程改革是一项复杂的工程，涉及教学及课程管理与政策的诸多方面。课程改革策略是拟定课程改革计划的过程和步骤，也是协调个人、组织和机构之间关系的办法。综合国内外课程改革的经验，护理课程改革的基本策略有以下几点。

（一）加强理论研究和指导，做好课程改革和发展的师资准备

课程改革必须以一定的理论为指导。没有理论指导的改革是盲目的，而盲目的改革势必引起混乱。课程的施教首先靠教师，面对课程演变的趋势，需要对教师的知识和能力结构进行调整，鼓励和提倡有条件的教师开设新的选修课，组织相关学科之间的横向联系，通过进修、学术活动和出国留学等多种渠道，为开设新课程、开拓新专业做好师资准备工作。

（二）加强政府、专家和教师的良性互动

课程改革没有政府的支持，改革很难成功；没有课程专家的指导，成功的希望也很小；而没有学校教师的积极参与，更是必败无疑。因此，此三者之间的良性互动是学校课程改革成败的关键。

（三）加强相关领域课程的改革

教材及相关的学习资料和读物与课程改革是紧密联系的。因此，教材等相关的改革也要同时进行。

（四）做好推广工作

要对新课程的推广做出细致计划，并按阶段完成，逐步把新的课程方案从实验验证开始，向更大范围过渡，以取得更大的效益。

第三节　中医药院校护理课程

课程设置是整个专业计划的核心，科学、符合专业指导思想并富有专业特色的课程设置是培养专业人才的基础。随着医学的发展，中医护理因"辨证施护""整体观"理论及其"简、便、廉、验"的特点，在医疗救治、未病先防、康复保健等方面发挥独特优势和作用，更符合未来医

学模式。中医护理课程作为传授中医药知识的载体之一，探讨中医院校护理专业课程改革，不仅关系到中医护理人才培养质量与我国高等中医护理教育事业的不断发展，也有助于推动医疗卫生体制的整体改革，也为实现国际中医护理教育质量的相互认可奠定基础。

一、中医护理教育课程体系的形成

（一）起源

中医护理学的发展史与中医学的发展史密不可分，中医护理理论作为中医理论的重要组成部分，中医护理理论在不断总结、研究与发展中，逐渐走向成熟。

早在医疗知识和医疗技术萌芽时期，我们的祖先在与人类疾病抗争和自我保护的过程中，常用树叶、泥土、草茎进行外伤涂裹和包扎来控制感染；用压迫的方法进行止血；用抚摸揉按疏通经络、消肿化瘀；用经过甄别无毒的动物、植物充饥和治病等，其实这些都是简易的中医护理方法的出现。在我国历代的古书，尤其是医学理论专著中也有许多中医护理的经验记载。先辈们这些有益的实践累积和经验记载，为以后的中医护理理论和中医护理教育的形成奠定了客观的基础，对中医护理教育的课程设置也起到了重要的指引作用。

（二）形成

随着西方医学理论的形成、进步和发展，现代护理理论由西方逐渐传入中国，并形成了欧美式的西方护理教育体系，课程设置大多借鉴了欧美国家的模式。另一方面，新中国成立前由于多种历史原因，中医学临床长期处在医护不分的状态，使中医护理学未能形成独立完整的学科，没有专门的中医护理队伍，成了中国医学领域尤其是中医学术界的一大遗憾。

20世纪50年代，我国先后在有条件的省市建立了中医学院和中医研究所，有的省市在医学院设立了中医系、中药系，开展了对中医学的挖掘、梳理、继承和提高工作，中医护理的知识、技术也一并被挖掘和梳理出来，为中医护理的发展和进步提供了难得的条件和机遇。1958年，江苏省在中医院创办了中医护士学校，填补了我国中医护理正规学历教育的空白，开创了新中国中医护理教育的先河。该校的前辈们在深入挖掘、分析、研究中华民族传统医学、传统护理理念、传统护理技术与方法、传统护理理念的基础上，对中医护理教学模式和课程设置进行了大胆、有益的尝试，相继编写了《中医护理学》《辨证护理纲要》等教材，为中医护理教育课程体系的形成初步奠定了基础，作出了历史性贡献。此后，有更多的护理教育工作者以高度的责任感和不懈追求的学术精神，投入到中医护理教育课程体系的研究和探索中，相继出版了一批中医护理教材，如《中医护理学基础》《中医内科护理学》《中医护病学》《中医儿科护理学》等，与此同时，其他相关的中医护理参考书籍也不断发布，如《中医整体护理计划纲要》《中医护理古籍摘要》《中西医结合护理学》等，中医护理教育有了一个初步的框架。

改革开放40多年以来，国家综合国力和人民生活水平不断提升，国家大力推进全民健康事业，医疗保障体系更加完善，医疗卫生事业得到长足发展，科教兴国战略背景下，为医学教育事业的发展带来了前所未有的机遇，中医护理教育亦得到了长足的发展。从第一所中专护士学校诞生，到高等职业专科学院设立、本科和研究生学历教育，中医护理教育课程体系初步形成与发展。

二、中医药院校护理专业课程的特点与设置

（一）中医护理专业的课程体系

我国高等中医护理教育始于 1999 年，起步较西医护理教育晚，在早期没有突出中医护理的专业特色。随着高等中医院校本科护理学专业的快速发展，有关中医护理课程设置的思考与探索也逐渐成为我国护理教育理论研究的热点问题，目前全国范围内中医护理高等教育的课程体系主要有以下结构。

1. 通识教育模块　培养学生的思想道德修养、身心素质与业务素质，使学生掌握与护理学相关的人文社会科学基本理论；培养与护理对象及其他卫生服务人员有效沟通交流的能力，帮助学生树立正确的世界观、人生观、价值观具有关爱生命、科学精神和慎独修养的工作态度及符合职业道德的职业行为。包括政治理论、外语、体育、大学生心理健康教育、计算机基础与应用、护理学导论、护理伦理学、护士人文修养、护理心理学、护理教育学、形势与政策等课程。

2. 基础课模块　培养学生必须掌握与护理学相关的医学基础基本理论、中医学基本理论，为逐步形成中医素养，培养应用中医护理的辨证观、整体观理论和护理程序做准备。包括正常人体解剖学、生理学、病理学、药理学、医学免疫学与微生物学、生物化学等西医模块课程及中医学基础、中医诊断学、中药学、方剂学、针灸学等中医模块课程。

3. 专业基础课模块　培养学生必须掌握护理学的基本理论、基本知识和基本技能及中医护理的基本理论、基本技能，培养应用护理程序对服务对象实施整体护理的能力，为学习专业课程做准备。包括健康评估、护理学基础、中医护理学基础等课程。

4. 专业课模块　培养学生掌握生命全周期、健康全过程中常见病、多发病基本的病因、发病机制、临床表现、诊断、防治原则及预防保健、护理原则、专科护理能力及健康促进知识；掌握与护理学相关中医学基本理论；培养应用中医护理的辨证思维与辨证施护的能力，应用护理程序对护理对象实施整体护理；培养评判性思维及分析和解决实际问题的能力；培养初步配合抢救急危重症患者和应急处理突发事件的能力。包括内科护理学、外科护理学、妇产科护理学、儿科护理学、社区护理学、医学营养学、老年护理学、精神科护理学、急危重症护理学、五官科护理学、中医临床护理学、中医康复护理学等课程。

此外，部分少数民族地区医学院校在中医学的理论基础上，还开设相关民族医学护理课程，如壮医护理技术、蒙医护理技术等，以适应民族医学护理技术的传承与发展需要。

5. 实践课模块　培养学生巩固中医、西医护理常用的技术操作，提高动手能力，培养独立分析问题和解决问题的能力。包括护理基础、中医护理技能实训、临床技能实训课、第二课堂（含创新创业课程）、临床见习、毕业实习等课程。

6. 创新创业方法模块　培养学生科学思维、创新思维、科研道德及创新创业能力等；掌握运用科学研究的基本方法解决临床中常见问题的能力；适应我国养老、母婴产业的需求。包括医学文献检索、预防医学、流行病学、医学统计学、护理研究、循证护理、老年健康照护、母婴保健护理、第二课堂（含创新创业教育）、暑期社会实践等课程。

7. 整合课程　近年来，为克服基础课与临床课之间内容衔接不足，国内许多医学院校结合卫生政策发展方向进行护理课程整合的探索。包括以下几个方面。

（1）综合医学基础课程整合　形成正常人体与护理、疾病基础与护理和系统疾病与护理三大模块；将基础实验课程整合为细胞与遗传学实验、医学形态实验及跨学科的机能实验三个板块。

（2）以器官系统为中心的课程整合　围绕呼吸系统、循环系统、消化系统、泌尿系统、血液系统、内分泌系统等系统疾病及护理开展教学。

（3）部分课程整合　将护理心理学和精神科护理学整合为精神心理照护学；将护理学导论和护理学基础中护理理论相关知识整合为护理学一般理论、护理理论和护理概念理论；将中医基础理论和中医诊断学整合为中医学概论、将中药学和方剂学整合为中药方剂学。

（二）中医护理课程的特点

中医护理课程与西医护理课程既有相同之处，也有不同特点。归纳起来，主要有以下几点。

1. 中医护理人才培养目标不断明确　我国中医护理本科生的总体培养目标是：培养德、智、体全面发展的，既能掌握现代护理学的基本理论、基本知识和基本技能，又掌握一定的中医临床辨证思维能力和基本的中医临床护理能力等；具备对服务对象实施整体护理及社区健康服务能力的，能够在各类医疗卫生、保健机构从事中医护理及预防保健工作的专业人才，并为其在中医护理教育、科研、对外交流和学术传承等方面开展工作奠定基础，能在护理学科领域从事护理临床、护理科研、护理教育、护理管理、社区护理等工作的高素质应用型中西医结合护理人才。我国高等中医药院校中医护理学专业本科生对护理人才的总体培养目标是：培养德、智、体、美、劳等各方面素质全面发展，掌握系统的、扎实的中医护理理论知识，接受中医护理临床技能的训练，掌握必备的现代医学和自然科学知识，具备深厚的人文知识，能够熟练运用中医护理方法和技能从事健康卫生服务一线护理工作的多元复合型人才。对中医护理人才培养目标的确立具有科学性、针对性、前瞻性、可行性和引领性原则。

（1）科学性原则　培养目标的确定符合护理教育规律，明确中医护理发展方向，突出中医护理专业内涵，以岗位需求为导向，岗位胜任力为核心，紧密联系卫生保健服务对中医护理人才的需要。

（2）针对性原则　培养目标的确定要突出中医的护理特色和护理的中医特色，注重人才当前的适用性和发展的可持续性相结合，始终贯穿中医护理的核心理念。

（3）前瞻性原则　中医护理人才培养应借鉴和发扬国内外先进教育经验，并结合中医护理学科特征与供求需求，形成具有特色的培养目标。

（4）可行性原则　应充分认识卫生事业和护理教育发展现状，人才的培养围绕着发展中医护理事业进行，培养目标的制定具有可操作性与应用价值。

（5）引领性原则　培养目标的确定必须具有高度的引领性，进一步梳理和明确中医护理人才在国家、社会和个人三方面的培养需求。

2. 课程模式中体现中医护理特色　我国中医药院校中医护理学本科专业课程设置以基础、临床、实习的三段式结构为主，课程设置上除开设西医护理课程同时也开设一定比例的中医护理相关课程。并已初步做到将中医护理理念渗透到中医护理的各课程中。目前的中医护理课程设置出现了课程融合的趋势，如把中医基础理论、中医诊断学等课程融合成中医护理学基础，把中医内、外、妇、儿科护理学整合为中医临床护理学，这种设置方式有利于把理论与实践紧密地联系起来，突出中医整体施护和辨证施护的内容。此外，中医护理在预防保健、饮食调护、养生康复、情志调摄等方面的特色和优势不断突显，由此开设的中医养生康复学、中医饮食调护学等选修课程，使中、西医护理相互渗透、有机结合。

3. 构建中西医结合课程体系，增加中、西医优势互补　《全国护理事业发展规划纲要（2021—2025）》中明确指出，中医护理专业护士被列为相关紧缺护理专业之一，应推动中医护理发展，积极开展辨证施护和中医特色专科护理，强化中医护理人才培养，加强中、西医护理技术有机结合。近年来，各高等中医药院校的专业课程体系中，体现了中、西医护理基本理论，基本知识和基本技能等内容，加强整体观和辨证施护等中医护理思维的培养与中医护理操作水平的提升。

三、中医药院校护理专业课程设置的特征与发展趋势

2016年8月19日，习近平总书记在出席全国卫生与健康大会时的讲话中谈到"要着力推动中医药振兴发展，坚持中西医并重，推动中医药和西医药相互补充、协调发展，努力实现中医药健康养生文化的创造性转化、创新性发展"。全国中医药人才工作会议强调，加快建设高层次中医药人才队伍。《全国护理事业发展规划纲要（2021—2025）》中明确指出，要"大力发展中医护理，持续提升中医护理服务质量，强化中医护理人才培养，切实提高中医护理服务能力"。新冠病毒感染暴发以来，中医药防控发挥了一定作用。由此可见，我国对中医和中医护理的重视，这既是机遇，也是挑战。中医护理的发展需要在实践中不断完善，中医药院校护理专业课程在发展中面临诸多挑战，课程设置的特征与发展趋势如下。

（一）深化中医护理学的内涵，建立完整的中医护理理论体系

加强中医经典理论的学习，提高中医理论水平和临床水平，重视中医文化传承，在此基础上，深化中医护理学的内涵，建立完整的中医护理理论体系。中医护理学的内涵包括护理理论层面、护理方法层面和护理技能层面三个方面。中医护理学属于中医范畴，也属于护理学的范畴。中医的经典理论也是中医护理学的理论基础，深化中医护理学的内涵，需要认真学习和研究中医学理论，理解中医文化，贯彻中医方法，应用中医技术。在继承与发扬中医学经典理论体系的同时，借鉴现代护理学和现代科学技术前沿的新成果和新技术，建立新的适应时代进步和社会发展的完整的中医护理学理论。

（二）突出中医护理专业特点，继续优化课程体系

在中医护理教育发展中，教育模式的探索，教学方法的改革，教育理念的创新，有利于解决临床需要和培养目标的矛盾、理论和实践的矛盾、师资和教学的矛盾。在课程设置中，要做到科学合理设置中医课程并突出中医特色，融合西医护理教学内容，避免教学内容的重复，提高教学质量。要协调中医护理学和现代护理学的教学关系，整合中、西医护理的内容，体现中医护理的专业特点和优势，把握临床护理发展的最新动态，优化课程体系，不断适应社会对中医护理人才的需求。

（三）挖掘中医文化与时代素材的课程思政元素

在教学中深挖中医理论与中医文化的思政元素，将中国传统医德"医者仁心"的核心价值融入职业道德教育中；坚定中医药文化自信，深刻体会文化自信对中医护理的意义和重要性，引导学生以严谨、科学的态度树立中医文化自信。

此外，新冠病毒感染时期所形成的抗疫精神，也可作为中医护理课程思政育人的"时代素材"。在护理服务的各环节，一切工作要以"救死扶伤"为出发点；在护理工作中要有不怕苦难的"舍生忘死、不负重托"的精神；在学习和工作中落实"尊重科学"的科研价值观等。通过将抗疫精神融入护理工作中，树立人民至上、生命至上的理念，增强护生职业认同，树立家国

情怀。

（四）建立科学化、规范化、标准化的中医护理工作方法

具有丰富护理方法的中医护理学，不能仅停留在经验层面，需要建立一套科学化、规范化、标准化的中医护理工作方法，同时应用循证护理方法，制定出符合中医护理学自身规律的、科学有效的中医护理临床质量标准评价体系。在教学中，增加相关内容的实用性，强化中医护理思维能力和临床工作能力的培养，保证中医护理人才的培养质量，培养具有一定理论水平与较强实践能力的，适应未来中医护理发展需要的，融合中、西医优势的高级护理人才，推动我国的高等中医护理教育事业不断向前发展。

（五）加强国际交流，加快中医护理国际化进程

经济全球化促使医疗卫生服务的全球化，随着国际交流的逐步开展，国外护理同行对中医护理学表现出浓厚的兴趣，中医护理越来越受到国际重视和欢迎，在世界范围内具有广阔的发展前景。建立中医药院校与国际交流平台，树立国际化中医护理教育教学理念，弘扬中医传统"大医精诚"精神与"南丁格尔"人文精神，形成中医特色鲜明、人文精神高贵的中医护理人文教育价值观。举办中医护理学术研讨会，既有利于中医护理学生了解和掌握护理研究前沿，也有利于将中医护理传播进一步丰富和拓展外延内涵，推进中医护理国际化进程。

思考题

1. 简述学科课程和经验课程的区别有哪些。
2. 泰勒认为要使课程组织有成效，必须符合哪些标准？
3. 试述中医药院校护理专业课程设置的特征与发展趋势。

第六章
护理教学的组织形式

扫一扫，查阅本章数字资源，含PPT、音视频、图片等

护理教学过程是有目的、有计划并通过一定的教学组织形式来完成的。护理教学的组织形式是开展护理教学活动的必要条件，也是教学过程的重要因素，它直接影响着教学活动的质量和效果。护理教学中常用的组织形式包括课堂教学、实验教学、临床护理实践教学和在线教学。作为教师应深入研究护理教学的组织形式，熟练掌握各种教学组织形式的基本程序。

第一节　教学组织形式的概述

在教学活动中，教学任务的完成、教学过程的实施、教学方法的运用、课程的开设等，都必须运用一定的教学组织形式予以落实。教学组织形式是保障教学效果、实现护理人才培养目标的重要组成部分。

一、教学组织形式的概念

教学组织形式（organizational form of teaching）是指为了有效地完成特定教学任务，教师和学生按一定要求组合起来进行活动的结构。即包括如何控制教学活动的规模、安排教学活动的时间和利用教学活动的场所等。

教学组织形式主要受教学观念、教学任务、教学内容、教学对象和教学条件等因素的制约。不同的教学任务所要求的教学组织形式也不同。

随着社会政治经济和科学文化的发展及其对培养人才要求的不断提高，教学组织形式也在不断发展和改进。只有将不同的教学方法、手段运用于相应的教学组织形式中，才能充分发挥其效用。采用合理的科学的教学组织形式既有利于提高教学工作的效率，采取合理的教学组织形式，还有利于使教学活动多样化，从而实现教学的个别化。

二、教学组织形式的历史发展

教学的组织形式具有社会制约性，这种制约性表现在：生产和社会生活对人才的培养具有制约性；反映人们认识成果的教学内容的广度和深度对其具有制约性；课程的结构及其复杂程度对其具有制约性；科学技术的发展为教学手段的变革所提供的可能性对其具有制约性。总之，教学组织形式的变革是随着社会及教育事业的发展而变化发展的。历史上曾出现过多种教学组织形式，主要有以下几种。

（一）古代教学组织形式

古代社会学校出现后，教学从生产劳动和生活中分离出来，成为一种专门的活动。由于多方面原因，当时所采取的是个别教学的形式，如我国商周至隋唐时期的各级官学和私学，古希腊、古罗马时代的各类学校及欧洲中世纪的教会学校和宫廷教育等。个别教学难以系统化、程序化和制度化，计划性不强，因而效率不高，只适于学生人数少、教学内容比较简单的教学要求，是当时生产力和科学技术水平的反映和个体小手工业生产方式在教学中的表现。

（二）现代教学组织形式

包括班级授课制、设计教学法、道尔顿制、文纳特卡制、远程教学等教学组织形式。

1. 班级授课制的产生与发展 随着资本主义工商业的发展，人们对知识产生了多方面的要求，进而要求对教学的组织形式进行改革，以提高教学效率，培养各方面的人才。16世纪，西欧有些国家出现了按班级为单位的教学组织形式，随后夸美纽斯对此组织形式进行了总结而确定下来，德国教育学家赫尔巴特（J.H. Herbart）进一步完善了这一理论。以前苏联教育学家凯洛夫（N. A. Kaiipob）为代表，使班级授课制形成了一个完整的体系。工业革命后，欧美各国逐步推行了这种教学组织形式。班级授课制的产生适应了科学知识丰富、科学门类增多、知识技能日益复杂的趋势，反映了在受教育人数增多的形势下人们对学校教育的要求，有利于提高教学效率并扩大教学的教育效果。我国最早采用班级授课形式进行教学的是京师同文馆（1862年），清末废科举，建新式学校，"癸卯学制"（1903年）颁布后，班级授课形式逐渐在全国推行。

2. 多种教学组织形式并存 纵观教学组织形式从古代到近现代的发展，它总是随着社会的进步、教育发展的需要和教学思想的变革而不断发展变化的。从个别教学到集体教学——班级授课制，都是围绕着怎样使学生更快捷、有效地掌握文化知识、技能，提高教学效率而展开的。由于社会的进步、文化科学技术的发展，教学组织形式围绕既使学生掌握文化知识、技能，又发展学生的能力和个性而展开，出现了设计教学法、道尔顿制、文纳特卡制等形式。自20世纪80年代以来产生了人机教学、远程教学、网络教学，20世纪末，在实验教学里又出现了虚拟仿真教学，特点是在媒体或网络上模拟现实教学的教学组织形式。现代化的教学手段，使教师可以通过各种传播媒介提供教学信息，对学生进行间接交往或混合式交往的教学组织形式。

三、教学组织形式的分类

（一）以组织学生的方式分类

1. 班级教学（class teaching） 是按专业、年级、人数规模，将学生编成固定人数的班级，教师根据专业培养计划中统一规定的课程内容和教学时数，按照学校的课程表进行教学的教学组织形式。班级教学具有统一性、集体性、稳定性的特点，即以固定的班级为形式的集体教学，使用统一的培养计划，上下课有统一的时间，在教室、实验室等固定的环境中上课。

（1）优点 ①便于统一质量标准。②有利于经济、有效和大量地培养人才。③便于系统地、循序渐进地传授知识。④能最大限度地发挥教师的主导作用，提高教师工作效率。⑤有利于发挥班级的集体教育作用，互帮互助。

（2）局限性 ①难以开展个体差异性教学及培养学生的个性和独创性。②难以培养学生的自主学习。③强调知识、理论的传授，对学生能力的培养效果较差。

2. 小组教学（group teaching） 是教师根据教学计划、教学任务、教学内容及学生的能力和需求的特点，将 2 人以上的学生编成一个小组，以小组为基础，采用多样化和灵活化的教学形式对学生进行教育的组织形式。相对于传统的班级授课制，小组教学减少了班级人数，缩小了班级规模，降低了师生比例，这种教学形式以学生自学为主、教师点拨为辅，有利于引导学生思考及进行合作性学习，还有利于培养学生的合作意识、团队精神、理性思考，是培养学生健全人格，促使个体社会化的有效途径。

（1）优点　①注重因材施教，有利于学生个性发展和学生自主学习能力的培养。②有利于培养高层次的认知能力，例如问题解决、分析的综合能力等。③有利于锻炼学生的表达能力，培养口语技能。④有助于不同经验和想法的交流，培养学生的思维能力。⑤教师能及时掌握学生的学习状态，全面了解教学过程各个阶段的成效和缺陷，能从学生方面获得教学改进的意见。

（2）局限性　①有效地组织教学过程和学生的学习准备比较困难。②教师的发言时机和时间长度的控制易影响师生之间、学生之间的相互作用。③保证小组所有成员积极参与活动又不致变成无意义的闲谈有一定难度。④如何评价学生的能力和水平有一定难度。⑤教学进度难以控制。

3. 个别教学（individualized instruction） 是教师从学生的个别差异出发，对教学所涉及的各种因素、各个环节进行重新组织和调整的教学组织形式。这种形式能够设计满足每位学生要求的教学计划，采用适合每一个人特点的教学方法，对每位学生进行最适当的教学。现代教育技术的发展为实现个别化教学提供了可能。

（1）优点　①能比较充分地体现教学原则，从而提高学生的领会能力和水平，有利于学生学习能力的培养。②学生按照自己的能力选择相应的学习条件，从而最大限度地获得学习效益。③学生自定学习步骤，自负学习责任，有助于学生在教育活动、工作职责和个人行为方面形成良好习惯。④允许教师花更多时间去关注个别学生。⑤学习的时间和空间灵活性大，特别适用于成年及在职学生。

（2）局限性　①若长期将它作为唯一的教学形式，可能会缺少师生之间和学生之间的相互作用。②若用单一途径和固定不变的方法学习，学生可能会感到单调乏味。③若学生缺乏应有的自觉性，学习效果可能会较差。④通常需要充足的资源支持，如师资数量、现代技术平台等，费用较高。

（二）以教学活动的场所分类

1. 课堂教学　即在固定的教室中进行教学活动的组织形式（参见班级教学）。

2. 现场教学（on-the-spot teaching）　指教师组织学生到与教学内容有关的仿真或实际工作场所进行教学的一种组织形式，包括实验或实训教学、生产实习、社会调查等。护理教学常用的现场教学形式有实训教学和临床实践教学。

（1）优点　①学生通过直接接触认识客体的过程，获得丰富的感性认识和直接经验，从而巩固所学知识，锻炼实践技能。②有利于学生运用所学知识去解决问题，并带着实践中遇到的问题主动学习新知识，培养学生主动学习和解决问题的能力。③使学生获得护理职业的模拟性训练，有利于提高学生对未来岗位的适应性和胜任力。

（2）局限性　①存在一定的不安全因素，如学生不按规程使用实验室仪器设备、不遵守生产纪律或规章制度等，都可能给自己或他人造成伤害。②场地的质量和数量影响教学的效果，例如实训室场地的大小、模拟设备的现代化水平，实习医院的规模、病种多少、医疗技术水平及院校的合作关系等。③成本较高，耗时较多，实验器材、仿真模拟设备价格昂贵，容易损耗，工厂或医院的生产实习也需要一定的成本。

3. 在线教学（online teaching）　又称在线教育、远程教学，一般是指基于互联网开展的教学组织方式。在教育信息化的时代，在线教学成为不可或缺的重要教学组织形式，线上线下混合式教学正进入加速发展期。

（1）优点　①不受时间和空间的限制，学习更为灵活方便。②可以有效实现优质资源的共享，且费用低廉，改善教育资源不公平的问题。③实现个性化学习，学生可以根据自己的需求、兴趣等安排学习进度，增强学习的针对性和学习的主动性。④学习内容更新快，可重复，帮助学生更好地掌握学习的知识。⑤建立在线学习社区，促进学员之间的交流分享，集思广益，开拓知识结构和学习方法。

（2）局限性　①对学生的自学能力有较高的要求，自觉性差的学生，没有教师的监督，学习效率不高。②缺乏师生互动和学生之间的互动，虚拟的教学环境无法充分实现教师的指导作用，也弱化了学习氛围的塑造。③教师获得教学反馈延迟，无法在课堂上实现教学内容的及时调整。

四、教学组织形式的选择依据及应用原则

教学组织形式多种多样，每一种教学组织形式都有其特定的目标指向和适用范围。在教学中应科学地选用教学组织形式，以更好地贯彻教学原则，实现教学目标，提高教学工作效率。

（一）教学组织形式的选择依据

1. 教学的目的和任务　若干个教学阶段或环节组成了教学过程，每一个教学阶段或环节都有具体的目的和任务，如传授理论知识的教学阶段多以课堂教学为主，形成技能、技巧的教学阶段则多以实训室或临床教学为主。在一个教学阶段中要完成几项教学任务，就可同时采用几种教学组织形式，以其中一种形式为主，其他形式为辅，多种形式并存。

2. 教学内容　教学组织形式总是相对于某种课程内容而存在的，依据护理教学内容确定教学组织形式，就是依据不同学科的性质和内容来选择不同的教学组织形式。

3. 学生特点　护理教育有中专、专科、本科、研究生等不同的层次，不同层次的教育中，在年龄、知识背景、身心发展上都有着不同的特点。因此，应根据学生不同的年龄阶段、身心特点，选择适合的教学组织形式。

4. 学校办学条件和教学设备　教学组织形式的选择需要对应的教学设备提供保障，如临床教学需要具备完成其教学任务的临床教学基地和符合教学要求的临床师资队伍，课堂教学需要固定的教学场地等。因此，应依据可利用的教学资源选择教学组织形式。

（二）教学组织形式的应用原则

不存在一种万能的教学组织形式，每种教学组织形式各有其优缺点。在选择教学组织形式时，要本着从实际出发的原则，根据教学目标、教学内容、学生的特点及学校办学条件和教学设备等，科学地选择教学组织形式。教师应积极创造条件，有步骤、有计划、有秩序地在教学实践中尝试使用新的教学组织形式，并针对多种教学组织形式的利与弊进行综合利用，优化组合，这样才能发挥每一种教学组织形式的优势，克服其本身的劣势，保证教学组织整体的有效性，达到教学效果的真正优化。

第二节 课堂教学

课堂教学包括备课、上课、作业的布置与批改、课外辅导和学业成绩的测量与评定等环节。教师应熟悉各教学环节的任务，围绕学生学习积极性的调动和学习成效，认真做好各个环节的工作，保证和提高课堂教学质量。

一、备课

教学是一种有目的、有计划的活动，在进行课堂教学活动之前，教师必须在头脑或书面中做好计划。课堂教学的准备即备课（preparation for lesson），是教师根据课程标准的要求和本门课程的特点，结合学生的具体情况，选择最合适的表达方法和顺序，以保证学生有效学习的过程。备课是否充分、完善，直接影响教学效果。备课的过程，既是教师提高自身的文化科学知识水平的过程，也是教师积累、总结教学经验和提高教学能力的过程。教师在备课时，一般需要做好以下几项工作。

（一）钻研课程标准和教材

1. 钻研课程标准 课程标准是课程教学内容的总体设计，教师应把熟悉和执行课程标准作为教学的起步点和落脚点，备课时必须明确课程的教学目标、教材体系、基本内容和对教学方法的基本要求。

2. 钻研教材 教材是护理学教师进行课程教学的基本依据。备课就是要认真钻研教科书，掌握教科书上的每个知识点，明确教学内容的重点、难点和关键点。所谓关键点是学科中某些承上启下的知识点。

护理学教师钻研并掌握教材，一般要经过"懂""透""化"3个阶段。"懂"是掌握教材的基本结构；"透"是对教材融会贯通、运用自如；"化"是教师的思想感情和教材的思想性、科学性融为一体，是掌握教材的最高境界。

3. 广泛查阅教学参考资料 教师备课仅抱着一本教科书是不行的，要给学生一杯水，自己要有一桶水。在钻研教材的同时，应利用各种途径，收集与教学内容有关的参考资料，包括中外文书库、数据库、报纸杂志、网络资源等。了解相关的新进展，用以充实、丰富教学内容。

（二）了解教学对象

备课从了解学生的学习需要出发，而不是单纯钻研教材。教师可通过与带班教师及学生交谈，以及采取课堂观察学生、布置课后作业、问卷调查等方式全面了解学生，如学生学习新任务的先决条件或预备状态，对学习任务的情感态度，对完成新任务的自我监控能力等。在此基础上，教师概括出学生的共性并掌握个别情况，有针对性地进行分类指导和个别指导。

（三）选择教学方法

课堂教学中可选择的教学方法多样，每一种教学方法都有其优势与不足，教师必须根据护理教学目标的要求，结合课程内容的特点，选择适应教师自身条件，符合学生年龄特征、兴趣、需要和学习基础的教学方法，这样才能发挥课堂教学的整体效应。

（四）设计教学方案

教学方案是教师对教学过程的计划安排，是教师实施教学的依据。教师实施授课的效果如何，很大程度上取决于教学方案设计的质量。设计教学方案即编制三种计划。

1. 学年或学期教学进度计划　是在开学前制定本学期教学总要求、章节的编排顺序、教学时数和时间的具体安排、教学形式与教学手段等。

2. 单元计划　针对课程标准的某一单元拟定的该课程单元的教学目标、课时划分、课时类型、教学方法和必需的教具等。

3. 课时计划　又称教案，是备课中最深入、具体、落实的一步。教案的内容一般包括：①授课课程、授课章节及具体、可行、可测量的教学目标。②确定教学的重点、难点和关键点。③选择合适的教学组织形式、方法、教具和媒体。④确定各个教学进程的步骤、表达方式和时间分配。⑤设计思考题及作业等。⑥设计板书。⑦明确参考书。⑧记录课后反思等。编写教案虽有格式，但不限于某种格式，详略的处理也因教师而异。

在教案编写过程中应注意：①以课程标准、教学内容为依据，全面、透彻地掌握教材。②设置具体、明确、恰当、有指导作用的教学目标与要求，应包括知识培养、能力培养、创新思维、情感激发和思想方法等内容。③科学安排进度，材料充实，突出重点，讲清难点，注重启发。④精心选用教学手段，注明教具的使用时机。⑤详略得当，书写工整，项目齐全。

二、上课

上课是整个护理教学工作的中心环节，是护理学教师的教和学生的学相互作用最直接的表现。上课应按教案进行，但又要根据课堂的进展情况灵活掌握，不被教案束缚。

（一）课的类型和结构

在课堂教学中，由于教学目的、任务的不同，可分为多种类型。教师如果能够正确地选择和运用不同类型的课，就可以使系列课构成一个完整的体系，保证整个教学过程的完整性。

1. 课的类型　一般分为单一课和综合课两种。如果一节课只完成一种教学任务称为单一课，单一课根据所完成的主要任务又分为传授新知识课、巩固知识课、培养技能课、检查知识技能课等；如果在一节课里要完成的主要任务有两个或两个以上，这种课称作综合课。

2. 课的结构　指一节课的操作程序，即课的组成部分及其各部分的顺序和时间分配。基本程序包括：①组织教学：这是保证教学工作正常而有秩序地进行的基本条件，其任务是稳定学生情绪，安定课堂秩序，集中学生的注意力。②检查复习：在学习新教材前，教师先通过检查作业、口头提问等方式，检查学生对前面所学教材的掌握情况，并使学生在知识技能上做好学习新教材的准备。检查复习的内容，可以是上一次课已学过的，也可以是以前学过而与将要学习的新教材有联系的内容。③讲授新内容：这是课的主要组成部分。教师首先要注意新课题的导入，设法引起学生学习的兴趣和求知欲望。讲授中要贯彻有关教学原则，灵活地选择和运用各种教学方法，特别是要注意启发、引导学生积极思维，并教给他们思考的方法，注意突出重点，抓住关键，化难为易。④巩固新学内容：采用复述、归纳、提问、练习等方法检查学生的掌握情况，及时解决存在的问题，做到所学内容当堂消化，初步巩固。⑤布置作业：这是一节课的结束，是课堂教学的延续和补充，目的在于使学生进一步巩固所学的知识，并培养学生独立作业能力，通过练习，加深对知识的理解，培养独立分析和解决问题的能力。

（二）上好课的基本要求

上课应在现代教学理论指导下，遵循教学规律，贯彻教学原则，运用适当教学方法组织教学。上好一堂课的具体要求一般包括以下几点。

1.目标明确　教学目标的制定要符合课程标准的要求及学生的特点，师生双方对一节课所要达到的教学目标应具有共同的明确认识，并且教学目标要正确、全面，合乎教材和学生的实际，不仅有知识的掌握，还应包括情感、态度的培养，否则容易脱离实际。教师在课堂上的一切教学活动都应该围绕教学目标进行。

2.重点突出　指在一节课上，教师要把主要精力放在重要内容（基本知识、概念和原理）的教学上，不要对所有的内容平均分配时间和精力。另外，在讲授的过程中，教师既要突出教材的重点、难点和关键点，又要考虑教材的整体性和连贯性，既要注重新旧知识之间的联系，又要注意理论和实践的联系。

3.内容正确　指教师教授的知识必须是科学、准确及符合逻辑的，包括对概念、定义的表达及原理、定律的论证应确切无误；同时教师教学技能或行为要规范，并且要求学生做出的反应同样是正确的，如果不正确，教师就要及时加以纠正。

4.方法得当　教师要正确灵活地运用教学方法，要根据教学任务、内容和学生的特点选择最佳的教学方法，注意多种方法的有机结合，坚持"一法为主，多法配合"，达到教学方法的整体优化，从而调动学生学习的积极性，启发学生积极思考、勇于探索，力求取得最佳的效果。

5.表达清晰　教师坚持使用普通话，音量大小适中，言语表达的速度要视学生可接受程度而定，条理要清晰，言语要流畅生动、易懂。板书及多媒体制作要规范、准确、清楚。

6.组织严密　课的进行基本符合课时计划的设计，一堂课的进程分明，有条不紊，课的节奏紧凑，不同的任务变换时过渡自然，课堂秩序良好。

7.教态自如　教态是指教师在教学过程中的衣着打扮、仪表风度、行为举止和情感态度等方面的表现。自然、优雅的教态能引起学生对学习的愉悦和积极的情感体验，使各种思维进入学习的最佳的状态，从而推进教学的进程。

8.气氛热烈　指课应该自始至终在教师的指导下充分发挥学生学习的积极性。教师应注意因材施教，使每个学生都能积极地动脑、动口、动手，课堂内充满民主的气氛，形成生动活泼的教学局面。

三、布置与批改作业

作业是促进课堂教学极为有效的一种手段，它能及时地让教师了解到学生课堂内、外所获取的信息及应用新知识的能力，可以说作业是课堂教学的延伸，是实现教学目标的证明。作业有课内、课外之分，都是为了让学生巩固消化所学的知识，培养学生技能、技巧，训练学生独立工作的能力和习惯。护理教学中的作业包括以下三个方面：口头作业，如复述、问答和口头解释等；书面作业，如写反思日记、论文等；实践作业，如护理技能操作、社区护理实践报告等。教师在布置和批改作业时应注意以下几个方面。

1.合理设计作业的内容和形式　根据学科课程标准规定的范围和深度，针对不同层次的教学目标，合理设计作业的内容和形式。作业的内容应有启发性、代表性，注重习题的演变过程，可以设计几个不同的台阶让学生由浅入深，循序渐进地推导，同时要兼顾理解性、巩固性、应用性和创造性，重点是基础知识的掌握和基本技能的培养；作业的形式可设计为个人作业或小组作业，有助于充分发挥个人自主学习和合作学习的优越性。

2. 确定作业的难易度 根据课程和自主学习时间的比例，有层次性、针对性地确定适当的作业量，并且按学生一般水平确定作业的难易度，以免学生负担过重。同时要尽量注意对尖子生和学习能力较差学生的区别对待。

3. 明确、具体作业的要求 包括作业的规范格式、完成作业的方式、上交日期等。适当地给予指导，但不能完全替代学生思考，需培养学生自主学习能力。

4. 及时检查和批改作业 应及时检查作业，并给予正确的批改与评价，以使教师及时了解教学的质量，了解学生知识的掌握情况。

四、课外辅导

课外辅导是课堂教学的一种补充，是适应个别差异、因材施教的重要措施。课外辅导需要充分了解学生，根据不同的对象，确定不同的辅导内容和辅导措施。课外辅导有以下几个方面的工作：解答疑难问题；给缺课和基础差的学生补课；对成绩优秀和学习能力强的学生进行个别辅导，增强作业的难度、扩大知识面，满足他们的求知欲望；对学生进行学习目的、学习态度和学习方法的指导；开展课外辅助教学活动，如参观、观看教学视频等。课外辅导是师生相互了解、交流思想情感的桥梁，可采取个别辅导和集体辅导两种形式，广泛地涉及书本、学科领域、世界观、人生观、理想等内容。

五、学业成绩测量与评定

具体内容详见第九章。

第三节 在线教学

教育信息化是信息化社会的时代要求，是教育现代化的显著特征，亦是教育系统性变革的内生变量。教育部等 11 个部门联合印发的《关于促进在线教育健康发展的指导意见》（2019 年）指出在线教育是教育服务的重要组成部分，促进了高校"互联网＋教育"的变革，也对教学条件、师生信息技术素养和学生学习自主性提出了更高要求。

一、在线教学

（一）概述

在线教学是指教师与学生身处于不同时空，应用信息化手段开展的教学活动，发展历程如下。

1. 开放教育资源（Open Educational Resources，OER）运动 2001 年起，美国麻省理工学院（MIT）陆续将 3000 多门课程放在互联网上，面向全球免费学习，带动了全球开放教育资源运动。2003 年，我国教育部也启动了国家精品课程建设项目，形成了国家、省、校三级精品课程体系。

2. 视频公开课 2009 年，哈佛大学拍摄的"公正"（Justice）课程在互联网热播受到全球瞩目。之后，更多高质量视频公开课通过网络传播与共享，主要资源有可汗学院、TED、iTunes U、网易公开课及我国的精品视频公开课。

3.大规模开放课程（Massive Open Online Course，MOOC）　简称慕课。虽然开放教育资源、视频公开课等将课程、素材和资源提供给了学习者，但并没有形成以处于不同时空的学习者为授课对象、展开系统化教学的体系。2012年，Udacity、Coursera、edX等慕课平台相继创立，实现从单纯教育资源到课程教学的转变，是在线教育的重要突破，标志着人们知识学习方式发生革命性的变化。因此，这一年也被称为"慕课元年"。

4.小规模限制性在线课程（Small Private Online Course，SPOC）　2013年，哈佛大学率先进行了SPOC实验，促使众多大学和学院思考如何将优质的课程用于自己的课堂教学实践之中。一些高校在慕课学习的基础上，进阶式开展本校的课堂小班研讨，并根据主讲教师的设计安排辅导、作业和考试，混合式教学应运而生。

（二）在线教学的特点

1.灵活性　自2015年"互联网＋"被纳入我国发展战略以来，"互联网＋教育"的落地给传统教育带来了深远影响，它使得在线教学突破了时间、空间及形式的限制，教学的灵活性与便利性更加突出。学生可以通过网络获取知识、习得技能。基于碎片化学习的特点，各类平台多采用短小易于分割的、多样化的学习信息资源进行分享和传播（如文字、图片、音频、视频等），有利于提高学生的学习兴趣，最大程度满足学生的个性化需求，也促进了泛在学习的发展。

2.交互性　面对不同时空的学生，在线教学提供了多种学习交互方式，如交互式练习、讨论区、作业、同伴互评、线下见面会等。这种交互性还体现在学生与学习资源的交互中，如分析、评论、批注等方式，可以更好地促进学生理解知识，实现知识的建构。

3.主体性　在线教学使得学生由听课者转变为参与者，学生需根据自身的心理特点和知识结构积极参与到学习活动中，如制定学习计划，选择适合自己认知特征的学习方法；使得学生由学习资源的从属者转变为操纵者，学生可以根据自己的兴趣爱好对学习资源进行选择和操纵，制定属于学生个人的个性化学习方案；使得学生由被评价者转变为自我评价者，学生可以根据自己平时表现和考试成绩等进行综合评价，这将更深刻地认识自己，促进学生自我反思，从而提高学生自我教育和自我反思能力。

（三）在线教学主要形式

由传统课堂教学转向在线教学的思路有两种，一种是用网络直播方式来代替课堂教学活动；另一种是重构在线教学活动的模式、流程与方法。开展在线教学的最基本、最重要教学条件就是师生之间需要有一个便捷的联系通道，如QQ、微信、钉钉等信息平台。

1.直播教学　是指教师和学生处于不同空间，利用互联网等信息技术开展的同时间、同步调、同进度的教与学活动。直播教学虽具有即时性、易实施、技术成本低等特点，但其效果也受到网络稳定性、互动交流限制等的影响。护理教师可基于师生使用体验选择简单和稳定的在线直播教学工具，如腾讯会议、钉钉、Classin和超星学习通等。

2.录播教学　是将教师的影像、声音、讲义等，以硬件设备方式即时记录成标准的网络格式，并通过社交软件、课程平台等网络进行发布。学生可随时随地观看，反复学习。遇到不理解的问题时，学生可以暂停课程进行思考，打破直播课程定时学习的时间限制。但是录播教学中，学生和教师之间不能进行直接对话，临场感体验低、互动性较差。录播教学常见的形式是在线自主学习。如依托中国大学慕课、学堂在线、智慧树等优质在线课程平台或教师根据该校学生和课程特点自行组建的学习资源，学生在教师设定的或课程平台的学习要求下，开展观看教学视频、阅读拓展资源、完成练习测试、参与线上讨论、提交学习成果等学习活动。教师则通过在线课程平台或微助教、雨课堂、问卷星等互动学习工具发布资源、组织讨论、批阅作业、提供解析等。

二、线上线下混合教学

混合教学（blended learning）是近年来受到教育界广泛关注的一种新型教学方式，目前尚无统一概念。多数学者从其内涵出发，认为混合教学是把传统教学方式的优势和数字化或网络化教学的优势结合起来，既要发挥教师引导、启发、监控教学过程的主导作用，又要充分体现学生的主体作用（图6-1）。

图6-1 混合教学的组成

若将混合教学活动视为一个系统，教师、学生和开放性网络资源就是这个系统的重要组成部分。这个系统的运行有着自身的特点，也要遵循一定的设计原则。

（一）混合教学特点

混合教学的重要意义是增加教学过程中的差异化教学和个性化教学的比重，这要求运行过程中必须考虑教师、学生和资源各自的作用。

1. 转变教师角色，提升教学效率 混合教学中教师将从讲授主体转变为课程的主导者，其角色和任务会随之发生转变。一些课程内容可以不需要教师讲解或重复讲解，将由线上学习替代。课堂时间更多用于引导学生深化重难点、检查学习成效、发展能力等。混合教学模式建立后，能够帮助教师大幅度提高教学效率，有更多精力和时间帮助学生培养自学能力、批判性思维能力等。

2. 强化学生学习主体性 在混合教学环境下，信息技术催生的新型学习方式，促使学习过程主动化。在这种学习环境中，学生要有更多的学习投入和互动，从而实现引发好奇心、提高自我表达、增强同伴互助等目的。

3. 提升师生信息技术素养 教师不仅需要掌握线上、线下两种教学组织方式，还需要熟练使用相关学习平台和工具，设计互补的两个教学活动方案及线上、线下成绩的评定方法等；学生除需熟练应用各类工具参与线上学习外，还需要通过不同途径参与师生、生生互动，完成作业。

4. 形成教学大数据，支撑教学分析 混合教学中，通过信息化技术可保留学生学习行为痕迹，实时记录学生学习过程中产生的各种数据。最终学生学习痕迹数据将为课程分析、学情分析、教学评价、动态调整教学策略等提供基础；学生个体也可以应用这些痕迹数据形成自己的学习行为画像，促进个性化学习等。

（二）混合教学系统设计原则

1. 发展性原则 以培养护理学专业学生全面发展为目标。教师在教学设计中，不仅要体现让学生掌握一定的专业知识和技能，而且更要注重培养学生的自主学习能力和创新能力，同时使其具备一定的信息素养。

2. 教学目标导向原则 教学目标是开展一切教学活动的前提。护理教师在设计混合教学系统时应以教学目标为导向，组织和开展教学活动，突出护理学专业理论与实践并重的特点，激发学生学习兴趣，促进学生理论与实践相结合，启发学生的创新思维。

3. 形成性评价与总结性评价相结合原则 教师在教学过程中，不能只关注学生的最终考试成绩，更应注重学生学习的全过程，从而做到及时反馈教学效果、调整教学策略，真正培养学生的自主学习能力、参与意识和创新能力。

4. 线上、线下各元素比重合理分配原则 混合教学中各个教学元素的比重如果分配不当，将不能发挥混合的优势，继而出现一系列副作用。若线上学习大于70%时，会出现学习资源过度碎片化、学习兴趣及效率降低、缺席率增高等问题。若线上学习小于30%，学生可能会以敷衍的心态应付，不能充分利用在线资源；教师不能及时有效解答学生线上学习困惑，达不到预期教学效果。护理教师可根据课程特点、学生情况合理分配线上、线下教学活动比重，实践性强的课程，可适当增加线下教学活动的比例。

（三）混合教学组织与实施

目前，国内护理混合教学的组织实施以面对面课堂教学划分，基本包括以下环节（表6-1）。

1. 课前 以线上学习活动为主导，教师以网络教学平台为基础，将教案、教学视频、拓展资料、习题、案例等学习资源上传并发布学习清单。学生根据学习清单自主完成线上学习活动。

2. 课中 经过课前的线上学习，学生对课程知识可做到基本理解。在面对面课堂中，学习目标则以实现知识内化、培养思维和能力为主。护理教师可根据具体的教学内容采取多种教学方法，如角色扮演、项目教学、体验式教学、案例教学、小组式学习等。为增强互动性与参与感，教师还可借助智能化学习工具，如学习通、雨课堂等的随机提问、抢答、讨论、实时弹幕、实时测试等。

3. 课后 以线上教学活动为主，包括知识测验、线上作业、知识链接延伸等，并根据这些活动进行评价反馈和教学策略的调整。

表 6-1　混合教学中不同角色的教学活动

角色	阶段	教学活动
教师	课前	制作线上学习资源，设计线上线下教学环节，发布学习清单，布置课程作业，制定评价标准等
	课中	实施互动式教学，解答疑问，讲授学生未掌握的内容，促进知识内化
	课后	分析学习数据，调整教学策略，持续改进教学质量
学生	课前	根据学习清单，自主完成线上学习任务
	课中	在教师的引导下开展个体或团体学习，如测验、讨论、角色体验等
	课后	完成知识测验、线上作业、知识链接延伸等
媒体	课前	教材、线上学习资源、软件平台等
	课中	信息化互动工具，如微助教、学习通、雨课堂等
	课后	纸质材料、线上学习资源、软件平台等

三、翻转课堂

翻转课堂（flipped classroom）属于线上、线下混合教学的一种形式。简单地说，所谓翻转课堂就是把传统教师在课堂上讲解知识，学生课后完成作业的教学模式颠倒过来，学生课前根据学习清单自主学习相关内容；面对面的时间用来进行更多的主动学习活动，如小组学习、案例讨论、反思等，促进知识理解；课后学生自主复习，实现知识的内化和加深及适应个性化发展的需要。以布鲁姆的教育目标分类理论来理解翻转课堂的话，教师的直接讲解主要以知识的记忆和理解这两个初级认知为目标，在很大程度上可以通过学生阅读资料、观看视频的方式来实现。而知识的应用、分析、评价等高阶的认知目标，以及情感和运动领域的目标则较难通过视频自学完成，需要通过面对面的、互动的、深层的课堂教学活动才能完成。

（一）翻转课堂的要素

1. 灵活的学习环境　翻转课堂的环境应该是富有弹性的，即需要灵活的软件环境支持，又要允许教师改变教室的物理环境。学生能够选择何时何地进行学习，教师能够根据需要调整教学方法。

2. 以学生为中心的学习文化　课堂时间是进行深入探索和创造的学习机会，学生在翻转课堂中从教学的产品变成学习的中心，通过积极参与和有意义的学习主动建构知识。

3. 设计性的学习内容　翻转课堂的教学任务由知识讲授转变为促进知识的深入理解与迁移。护理教师需要依据课程内容、临床需求仔细判断哪些内容通过教师讲授，哪些内容需要学生自行探究学习完成。这种依据教学目标设计的内容能够最大优化课堂时间，用来进行主动学习、同伴教学、案例分析等活动。

4. 善于主导课堂的教师　专业的教师对翻转课堂是不可或缺的，其角色由讲授者转变为课堂的主导者。教师需要决定何时及如何衔接个体学习与团体面授教学，如何最大化提高课堂上的教学效率，如何提高学生课堂的参与度等。

（二）翻转课堂的实施

最初的翻转课堂实施结构模型来自美国富兰克林学院的 Robert Talbert 教授（图 6-2）。后续，多种实施方法被应用于翻转课堂，灵活融入启发式教学、探究式教学、讨论式教学和合作学习等多种主动学习形式。其教学过程基本均包括以下 4 个步骤。

图 6-2 Robert Talbert 的翻转课堂结构图

1. 课前预处理教学内容，发现疑难 学生根据教师课前发布的学习任务清单，合理安排个人或学习小组的学习活动，并将学习中遇到的问题集中在课前反馈于教师，用于教师制定不同教学策略。课前学习资料可以是教学视频、慕课资源，也可以是基于教材的导学案案例等。

2. 课中开展高阶性学习 根据教学设计，课堂学习中学生以不同形式对课前疑难问题进行研讨，并在教师的引导下，解决疑难问题。教师在引导学生解决疑难问题的基础上，需要进一步引导学生开展知识的深层次学习、综合学习和创新性学习，即布鲁姆教学目标分类理论的综合、应用和创新层面的高阶性学习。

3. 课后提升学习质量 通过课前和课堂的学习，学生对相关知识的认知已达一定高度，此时进行较高水平的综合应用、评价和实践，有助于学生提高知识应用和创新能力。关于应用与实践可由教师指定方向或学生自主选择方向，明确任务和评价标准，该过程可以应用学习通、雨课堂、微助教等工具记录。

4. 学习的总结与反思 教师需要引导学生对翻转课堂的收获进行总结和反思，并对所学知识进行系统总结与反馈评价。在这个环节，学生可通过制作思维导图的方式把学习的关键点系统化，亦可通过日记的形式记录反思要点。对于护理学生，还可以考虑"叙事护理"的形式。

（三）翻转课堂在护理学专业教学中需注意的问题

学习金字塔理论、建构主义、认知负荷、有效教学等理论，从教学本质上为翻转课堂的实施提供了理论依据，也印证了翻转课堂的实施在促进学生学习成果取得和多元发展上的现实价值。护理教师作为学生知识主动建构的帮助者和促进者，除在教学内容选择、教学策略制定等方面进行系统组织外，在具体实施中还应注意以下问题。

1. 激发学生参与的积极性　翻转课堂中学生是学习的主体和中心，如何激发学生积极地参与课堂是护理教师首要考虑和解决的问题。首先，教师可通过讲座、展板等形式介绍翻转课堂教学方式的特点、实施过程、优势、效果等情况，达到提高学生对翻转课堂充分认识的目的。其次，翻转课堂需要学生的自主学习和合作学习，对其认知能力是一个很大的挑战，教师需要对学生的自主学习与合作学习方法进行指导。如在学习清单中将教材的陈述句变成疑问句，例如："静脉输液时，溶液为什么能进入人体？"最后，教师可通过创设稳定、易获取、符合学生特点、形式丰富的学习资源，提高学生学习兴趣，促使其主动参与翻转课堂。

2. 注重自主学习的考核　学生课前的自主学习是翻转课堂实施的第一步，也是关键一步。护理教师应将自主学习纳入到对学生的考核中。其结果不在于最终成绩的评定，而在于促使学生不断改进。因此，考核的结果要及时反馈给学生，帮助他们了解自己的学习状况，提升自主学习的动力和信心。

3. 加强课堂学习的引导　在翻转课堂教学过程中，教师的引导尤为重要。除课前教学资源的准备、教学方式的宣传外，课堂的引导是至关重要的环节。翻转课堂中，合作学习是学生问题解决和实现共同进步的重要途径。教师作为课堂的主导者，应鼓励学生间合作学习和交流，积极组织学生间的合作学习活动。同时，在组织活动时需要合理划分不同的学习小组，使得学习小组成员之间能够协调互补、紧密配合；引导学生采用 SRE 方式陈述自己的观点，即陈述观点（statement）—给出理由（reason）—表明证据（evidence），从而切实让学生感受到合作学习的优势，自觉、主动参与到合作学习中来。

4. 善于优化现有教学软硬件环境　良好的教学软硬件环境是发挥翻转课堂优势的必要辅助措施之一。护理学专业教师可根据理论教学和实践教学场地不同的特点，打破原有较为固定的教学场所布置，最大限度地满足教学灵活性的需求。如以床单位为中心，设置移动座位，形成便于学生沟通和交流的环境。软件方面，主要是教学资源和教学方式。教学资源需要站在学生角度开发适合学习、有助于改善学习效果的资源。教学方式主要体现在课堂教学上，需遵循多样化设计原则，以提高学生参与的兴趣、积极性和学习效果。

第四节　实验教学

实验教学（experimental teaching），是护理学教师组织学生在模拟真实场景的实验室内或借助护理学虚拟仿真实验系统进行护理行为、技能教学的一种教学组织形式，是巩固学生理论知识、培养护理实践能力的重要途径，为护生进入临床实习提供了基础性训练。

护理学是一门实践性较强的学科，护理教师在教学中必须注重对学生实践能力的培养。实验教学作为课堂理论教学的延伸，是学生熟悉职业环境、学习护理技能、培养职业素养、获得临床实践能力的主要途径和手段，所以实验教学质量直接关系到护理人才培养目标的最终实现。护理实验教学包括模拟教学和虚拟教学，模拟教学又可分为场景模拟教学和高仿真模拟教学。无论是模拟教学，还是虚拟教学，对实验室的硬件和软件均有较高的要求，既包括各种仪器、设备的配备，还包括对整个教学内容、环境、方法的设计、组织、安排，充分发挥实验教学的优势，提高实验教学效果。因此，实验室的建设和教学管理对护理教学质量显得尤为重要。

一、实验教学的环境

根据教学内容的不同，实验室可分为形体训练室、健康评估实验室、模拟病区（护士站、治疗室、普通病房、ICU、急诊室）等，使学生能熟练掌握护士基本礼仪、各种评估技巧、护理学专业基本技术和专科技术等。

良好的实验教学环境，有利于培养学生严谨向上的学风。实验教学环境根据教学内容会有所不同，但总体的建设原则如下。

（一）优化资源、保障教学

根据不同层次学生的教学需求及自身经济条件，在实用、适用、节约、创新的前提下，建设适当规模和数量的实验室，优化资源配置，以满足日常护理教学的需求。

（二）模拟临床、贴近临床

学生在实验室模拟环境中进行反复训练的目的是缩短与临床环境的距离，以尽快适应实际临床护理工作环境。因此，实验室的环境建设应尽可能模拟临床，配备与临床贴近的各种设施和设备。如在标准外科手术实验室内装置无影手术灯、多功能手术床、麻醉呼吸机等，在急诊实验室内装置监护仪、除颤仪、抢救车等。

（三）学生为本、体现人文

在重视实验室仪器装备的同时，也应注重实验室文化建设，将职业道德教育、专业思想教育、装饰艺术等融入实验室环境建设中，丰富实验室的人文环境。如在实验室的墙壁上悬挂护理学开创者南丁格尔和我国护理先驱的画像；在入门处放置穿衣镜，提醒师生应整理衣帽，精神饱满地进入实验室；在母婴同室采用暖色调设计等，从而给学生以专业陶冶和美的享受，增强其专业认同感。

二、实验教学的目标

实验教学作为护理教学的一部分，其教学目标也应围绕培养目标而制订，而不同类型护理院校的培养目标也会有所不同。一般来说，实验教学的目标包括以下几方面。

（一）促进学生职业角色适应

学生在模拟的实践场景中有身临其境的感受，能尽早感受到医院病区或其他服务场所的工作环境，使操作更具真实性，也对护士这一角色有更直接的感知，从而逐步完成角色转变。

（二）培养学生的动手操作能力

大多数护理院校都会模拟医院、社区、康复中心等的布局来建设实验室，使学生在低风险的前提下多次、反复地进行护理实践操作的练习，不必担心操作会给患者带来任何痛苦，而专注于整个操作的规范性，有利于提高学生的护理技能。

（三）提高学生的综合能力

在实验室可以运用现代化技术，使用一些模拟设备，如静脉穿刺手臂、高仿真模拟人及计算机辅助虚拟场景，通过设置临床案例，组织学生进行一系列的治疗操作，以提高学生的团队协作能力、沟通表达能力、健康评估能力、解决问题的综合能力、创新精神等。

三、实验教学的设计

护理学教师在进行实验教学前应做好充分的准备工作，结合学生的认知水平、年龄层次和学习能力设计好整个教学过程。实验教学设计的基本原则包括如下几条。

（一）以学生为主体、教师为主导

在实验教学中，学生是学习活动的主体，给学生发现、探索、创造的空间，使其个性充分、自由、全面的展示。而教师发挥的则是引导作用，要在有限的时间内引导和鼓励学生积极讨论、大胆创新、团结协作。

（二）合理选择教学方法

根据不同的教学内容和学生自身水平，有针对性地采取相应的教学方法来提高教学质量，可以采取讨论式、启发式、问题式、探究式及角色扮演等教学方法，激发学生的学习主动性和思考的积极性。

（三）培养爱伤观念

学生在实验室学习时面对的是模型人或为了完成实验而扮演患者的同学，较难真正做到爱护、尊重、保护"患者"。这就需要护理学教师在设计教学时注意培养学生爱伤观念，引导学生换位思考，视模拟人为患者，模拟真实感受等，让"以患者为中心"的护理理念扎根在学生心中。

四、实验教学的基本步骤

不同的课程，不同的教学内容，实验教学的实施过程会有所不同，基本步骤如下。

（一）明确教学目标

教学目标可由教师口述，或使用幻灯片展示，或打印出来分发给每位学生，使其了解本次课的目标、重点、难点等。

（二）观看教学录像

录像的内容可根据教学目标和学生的认知状况选择，可以是某个操作的演示，也可以是案例情景介绍。在学生观看的同时，教师可同时讲解或强调其中的细节，提出问题引导学生思考。

（三）教师示教

教师在和学生一起回顾相关理论知识的同时，可请一名学生作为"患者"协助示范各操作要点。示教时要使每个学生都能看清楚教师的操作细节，边演示边讲解，对于重点、难点内容要放慢演示速度。示教结束后，了解学生对操作内容的理解程度，必要时重复示教。

（四）学生回示教

随机抽选 1～2 名学生回示教，了解学生对教师示教内容的掌握程度，根据情况，对有关内容进行再次强调或演示。

（五）学生分组练习

将学生分为 3～5 人一组，分角色扮演"护士"和"患者"，由"护士"对"患者"进行操作练习。

（六）教师巡查

在学生分组练习的过程中教师应巡回观察学生训练的情况，并给予反馈和适当的指导，以规范操作，纠正学生的错误。

（七）教师总结与评价

教学结束后，教师应进行教学内容的总结，再次强调教学重点和难点内容，并评价教学效果，评价内容包括对学生的评价（如动手操作能力、患者沟通能力、解决问题能力、团队协作能力等）及教学过程的评价。

五、实验教学的常用方法

教学前，教师要了解本次教学的目的是单一操作训练还是综合能力培养，根据不同的教学目的选择合适的教学方法。

护理学专业课程的实验项目，大多数是护理操作训练，目的在于培养学生的专业技能。其中以基础护理及临床专科护理课程为主，其实验课占有重要的地位和比重。常用的实验方法有以下几种。

（一）操作技能训练

分为课内训练和课后训练。课内训练时若是单项操作训练或验证性实验，则可按照实验教学的上述基本步骤进行；若是开展综合性实验、设计性实验和创新性实验，教师则应事先设计恰当的护理学案例，选择一组或多组学生（每组以 3～5 人为宜）进行演示，演示结束后师生共同对整个过程进行点评、分析和讨论。课后训练时可采取"学生教师"辅助的方法，借助榜样示范作用以提高训练效果。通常选择知识与技能掌握较好、责任心较强且乐于助人的护理学专业学生担任"学生教师"，并对其技能进行系统评估和重点指导，从而使其成为课后训练的带动者、指导者，同时也促进其自身学习能力与水平的提高。

（二）开放式训练

包括教学同步型和自选训练型。教学同步型是学生利用课余时间到护理实验室，对护理实验课中尚未熟练掌握的操作项目进行自主练习，直至达到技能动作熟练。自选训练型是学生根据自身实际情况，反复强化训练较为薄弱的护理操作项目，以达到熟练化。开放式训练不仅能强化学生的操作技能，还能培养其自主学习和自我管理能力。

（三）模拟系统训练

目前很多实验室充分利用高新技术手段，建立模拟系统开展技能训练。如急救护理技术训练，学生可以借助模拟系统进行心肺复苏等操作的训练，教师也可以利用此系统设置不同病例或场景，组织学生以小组为单位模拟临床抢救的过程，从而训练学生评判性思维和综合应用能力。

（四）综合技能训练

利用模拟病房模拟临床护理工作流程而进行的护理实验教学。一般是在毕业实习之前，以案例为依据，对基础护理技能、专科护理技能及学生的沟通能力、应变能力、团队协作精神等进行综合训练。综合技能训练包括案例分析和临床技能培训两部分。案例由护理教师团队根据临床典型病例和教学经验进行设计、修改，每个病例均涉及疾病诊断、护理诊断、疾病观察与常规护理、并发症预防与护理、健康教育五个方面的问题。技能培训涵盖基础护理的各项操作，设计多个模块，包括患者入院护理程序、患者出院护理程序、患者生活护理、病房消毒隔离方法、给药、饮食与营养、冷热疗法、急救、各种标本采集、常见特殊检查准备程序及护理要点、临床护理文件书写规范、护理查房等。

六、实验教学的组织与管理

实验室的教学组织管理对保障实验教学的正常秩序和顺利开展起着至关重要的作用，具体要求如下。

（一）规范实验室相关制度

制定包括实验室工作人员职责（实验室主任职责、实验室教师职责、实验室管理人员职责）、学生实验守则（包括学生在实验室时的着装要求，应守时，服从教师管理，爱护实验设备，维护实验室环境安静、整洁等）、实验室监督办法、实验教学管理制度、一次性消耗物品登记等制度，组织相关人员学习，并张贴在实验室醒目处。

（二）科学制订实验教学大纲

由各教研室教师根据培养目标和课程标准编写，定期修订，并报教务处备案。

（三）严格执行实验教学程序

按照教学进度表和学生课程表编排实验教学课程表，并上报院（系）教学办公室备案。实验教学指导教师按照实验课程表上课，实验教学工作人员应提前做好教学准备工作，如各种耐用品、易耗品、材料的计划、使用和管理工作，以及随时准备解决在实验教学过程中出现的问题。实验课后，指导教师应如实做好实验课的上课记录，工作人员应做好上课所用的各种仪器设备的登记、保养、维修和计量工作。

（四）积极探索实验教学改革

实验课指导教师和实验室工作人员应及时吸收科学技术和护理实践发展的最新成果，不断改革教学内容，更新实验项目，以培养学生理论联系实际的学风、严谨的治学态度，提高观察问题、分析问题和解决问题的能力。

第五节　临床护理实践教学

临床护理实践教学是护理教学的一种特殊组织形式，是护理学教育领域中的重要组成部分，是课堂教学的延续和补充，是培养高质量护理人才的重要保证，临床教学质量是衡量高等护理教育的重要标准。通过临床护理实践教学，学生可将理论知识应用到临床实践中，提升发现问题、分析问题和解决问题的能力，并为正确的价值观的形成奠定基础。

一、临床护理实践教学概念

临床护理实践教学（clinical teaching in nursing）是指运用多样的教学方法，借助一定的教学工具，在特定的教学环境下，帮助护理学专业学生将课堂所学的理论知识和技能应用到临床实践中，使之获得相应的专业技能、态度和行为的教学组织形式。随着社会的发展与进步及护理实践范围的扩大，临床已经不仅局限于"床边"之意，还包括医院、社区、家庭、养老院、幼儿园及其他健康服务场所。

临床护理实践教学重点在于理论联系实际，主要内容是帮助学生巩固和内化护理学专业的基础知识、基本理论和基本技能，并掌握最新的知识和技能，解决临床出现的问题，提升沟通与协作能力，培养学生的临床思维，形成良好的职业道德与高度的责任心和自豪感，坚定护理专业价值观，形成护理科研思维，正确处理临床上各种人际关系，是护理学专业学生从学校到临床能够独立完成各项工作，具备独立工作能力的必经路程，是高质量护理人才输送的保证。

二、临床护理实践教学环境

临床护理实践教学环境是指组成临床护理教学的场所、人员及各种社会关系，是影响临床教与学的各种因素，由人文环境和自然环境两部分组成。临床护理实践教学是在一个复杂的环境中进行的，涉及临床教师、学生、患者及其他工作人员在内的众多人员，也与医院的规模、地理位置、物理环境等自然环境密切相关。因此，一个理想的临床护理实践教学环境应在人文环境和自然环境两个方面满足学生临床学习的需要。

（一）人文环境

临床护理实践教学的人文环境（cultural environment）是指由临床护理教师、临床护理人员、其他专业人员、辅助人员、护理服务对象、其他实习学生及由以上人员组成的人际关系、护理类型等。临床中各种人员的态度、言行、作风等都会对学生产生直接或间接的影响，进而影响着临床实习的效果。临床是护理学生社会化的场所，临床护理实践教学是学生经历护理职业社会化的过程。在影响临床护理教学效果的诸多因素中，为学生提供学习和实践的机会最为重要，直接影响临床护理教学的质量。此外，临床工作人员恪尽职守的工作态度、严谨求实的工作作风、丰富的临床专业知识、娴熟的护理操作技能及尽可能为学生创造有利于学习的环境等，对学生的临床学习起着积极的作用。

1. 临床护理教师　承担着临床护理教学的职能，为学生安排护理对象、创造学习情景、提供临床学习条件等方面，体现了临床教师在组织临床教学过程中的主导地位。临床护理教师每天与学生密切接触，其言谈举止、思想风貌、专业水平、工作态度等，可直接影响学生实习的心理和行为，其教学水平、责任感、与学生的关系等也会对学生的实习效果产生影响。因此，一个合格的护理教师对学生的临床护理实习效果起着举足轻重的作用。

2. 临床护理人员　组成该病区的护理文化氛围，是临床学习环境的主要因素，特别是护士长的角色是影响临床护理教学的重要因素，他们不仅管理和控制着这一实践场所，更是护理实践的角色榜样，其领导方式及性格特征将直接影响学习环境的有效性。临床护理人员良好的职业素养和行为规范，将有助于临床护理实习的护理人员提高人文关怀的意识和能力、教学意识、教学能力、合格的护理实践、小组团队合作精神等方面的能力。

3. 医疗机构中的其他专业人员　学生实践场所中的其他专业人员，如医生、药剂师、营养师、康复治疗师、化验员等，他们对学生的态度、自身实践能力及教学意识等同样影响着学生的学习。因此，应使他们了解临床护理教学的意义，并认识到自己是学生学习的重要资源，从而尽可能地为学生提供各种学习机会，如让学生参与医疗查房及各种讲座，观看新技术、新操作的演示等。

4. 辅助人员　临床实习过程中，学生会遇到各种辅助人员，如搬运工、修理工、卫生员、配送员、护工等，他们对建立良好的临床学习环境同样有非常积极的意义。因此，临床护理人员与辅助人员应密切配合，建立良好的合作关系。

5. 护理学生　学生不仅被动地接受临床护理教学环境的影响，其本身就是教学环境的重要组成部分。学生身心方面的准备是临床学习的重要因素。一般来说，学生进入临床实习时，会产生激动、紧张、焦虑的情绪。激动、轻度的紧张可以促进学生学习，但是过分的紧张、焦虑则妨碍学生学习。因此，学生应做好充分的心理准备，学校及实习机构也应采取一些措施减轻学生的焦虑，例如实习机构在学生进入临床第一天安排实习指导活动。

同一领域中会有不同专业和层次的实习生，他们之间也会相互产生影响。因此，同期安排的实习生人数应恰当，同专业或不同专业实习生之间应相互学习、相互帮助，共同讨论来解决问题，从而使实习成为更加生动、积极、有效的学习过程。

6. 护理服务对象　护理对象的性格特征会对学习环境产生重大的影响。如疾病类型、病区的"情感气氛"、护理对象的性格特征及是否与医护人员合作等，都会对学习环境产生影响。在急性病区，胆囊炎、阑尾炎患者，住院不久大都能痊愈出院，患者可以创造一种愉快和谐的氛围，与学生及工作人员之间建立融洽的关系和友谊，学生便乐于在这种环境中学习；在慢性病区，特别是血液病房和肿瘤病房，患者的生命受到威胁，有些患者还很年轻，常常会给学生带来压抑的情绪，使学生对生命的价值产生思考。在急诊、ICU（重症监护病房）、CCU（心血管病重症监护病房），患者病情危重，学生实习的工作重点放在了护理技术上，这在增加工作魅力和兴奋性的同时，也会给还没有足够信心来完成技术操作的学生带来压力。

7. 护理类型　临床护理分工方式同样影响学生临床学习的效果。临床上所采用的护理方式包括责任制护理、功能制护理和小组制护理等。功能制护理以任务为中心，很少考虑服务对象的整体需要，因此学生只学会了如何完成任务及锻炼操作技能，而失去了系统照顾患者的机会。在实施责任制护理的病区，学生可以应用护理程序对患者进行护理评估、做出护理诊断、制定护理计划、实施护理措施并评价护理效果。这样既可以帮助学生学习系统的护理患者的方法，又可以提高学生发现问题、分析问题、解决问题的能力；同时，学生还学会了承担责任和做出决策。

8. 教育机会及教育资源　教育机会包括：制定正式的学习计划，如组织专题教育讨论、请临床专家进行讲座等；为学生提供教科书、专业杂志、网上资源、病历记录等供学生自主学习。教育资源包括人力资源和物质资源。人力资源包括临床护理人员、临床护理教师及相关专业人员等，通过不断开展新技术、新方法及护理科研，为学生营造良好的学习氛围。人力资源短缺会直接影响学生获得指导和教育的质量，因为人力资源缺乏时，不但临床护理教师不能保证指导学生的时间，还会使学生参与许多学习目标以外的非护理专业工作。物质资源指供学生进行学习和讨论的教室、会议室及各种教学媒体等。

（二）自然环境

临床护理实践教学的自然环境（natural environment）主要指对学生的学习产生直接影响的各种自然因素。包括医院的地理位置、医院的性质和规模及医院的物理环境等因素。

1. 医院的地理位置　如医院所处的地区地段、交通情况、离学生学校或宿舍的距离、医院周围的环境、安全性等都是构成医院自然环境的因素，都会对学生的临床实习产生影响。

2. 医院的性质和规模　影响着学生学习对象的种类和数量，因而也是临床护理学习环境中的重要组成部分。教师应该根据教学目标和实习学生人数的多少选择适宜的实习单位。

3. 医院的物理环境　包括医院的环境、设施、设备等。室内清洁宽敞、光线适宜、温湿度合适、无噪声、无特殊气味等医院环境是学生学习的重要条件。医院的设备和设施先进齐全，可以为学生提供更多的见习和实践机会。

三、临床护理实践教学形式

临床护理实践教学强调理论与实践相结合，在教学过程中，应根据护理学生的层次和学习目的的不同，选择恰当的教学形式。临床护理实践教学的形式主要有两种，即临床见习和临床实习。

（一）临床见习

临床见习（clinical observation）是指专业课的课堂讲授期间，为使学生获得课堂理论与临床实践相结合的完整知识而进行的临床实践的一种教学形式。临床见习通常是在理论课学习后，由教师带领学生到医疗机构相关科室，学生通过观察、请教、思考、操作、讨论等教学活动，使理论与实践紧密结合，巩固和加深课堂所学。

1. 临床见习的形式　依据临床见习的目的和时间安排的不同，可将临床见习分为三种形式，即课前见习、课间见习和集中见习。

（1）课前见习　是指在临床理论课讲授之前，组织学生到临床场所见习一段时间的教学组织形式，通常是以参观为主的教学形式。一般由学校教师或临床教师按照教学目标组织学生参观临床相关科室环境和仪器设备等，帮助学生建立对临床理论课的感性认识，激发学生学习兴趣，为课堂授课和临床实习创造条件。

（2）课间见习　是目前临床护理实践教学中最常采用的一种教学组织形式。课间见习安排在理论课教学期间，与课堂授课紧密联系，基本同步进行，或将一些课堂内容安排在见习过程中完成。但这种教学形式可能会在病例的选择方面出现困难，如找不到典型病例或病例数量不够。因此，为满足教学需要，可能会多次使用同一护理服务对象；为了避免多次使用同一护理服务对象，就增加了临床护理实践教学安排的难度，或者选择非典型病例。

（3）集中见习　是在一门或几门临床专业课程的理论课授课结束后，集中安排一段时间组织学生在相应的临床场所对各个领域的内容进行集中见习，时间可以是1周或2～4周。集中见习可以不受见习场所内特定项目的限制，方便临床场所的安排，充分利用临床场所各种资源，缓解护理服务对象的负担，增加学生、护理服务对象及临床护理实践教学的满意度。但这种形式的临床护理实践教学容易出现理论课与实践课间隔时间过长、联系不够紧密的情况，学生在见习某个内容时，会出现对学过的理论内容有所遗忘的情形，因此见习前必须重新复习相关知识，才能够接触护理服务对象。

2.临床见习的基本环节

（1）见习前的准备　①制定见习计划：护理学专业课的临床见习主要由院校各课程组根据课程标准的要求进行统筹安排，包括见习时间、课时数、见习内容及见习天数等。院校管理部门在临床见习前要与教学医院教学管理部门、护理管理部门、相关临床科室进行沟通，使其了解教学进程和见习内容与要求，以取得有效的配合。②选择见习对象：在临床见习开始前，教师应根据教学需要，选择具有代表性的病例作为临床见习对象，并向患者和家属做好解释工作，以取得理解和配合。③做好学生组织工作：临床见习前，使学生明确见习的目的、内容、方式、要求及考核办法等，强调注意事项，使学生在临床见习过程中目标明确，以取得较好的学习效果。

（2）见习过程的实施　临床见习的总体要求以了解疾病的种类、护理要点和熟悉护理技能操作为主。在教师指导下，学生着重学习如何与患者沟通、询问病史、护理查体、识别正常或异常体征、书写护理病例等；学习临床思维方法和观察病情变化的要点，能够实践基础护理工作，并有计划地安排观察和学习临床诊疗和护理技术操作。临床见习通常采用分组见习的形式，一般每组以1名带教教师、6～8位学生为宜，带教教师可由院校护理学专业授课教师或临床护理教师担任，需明确教学目标、内容、方法和进度，认真完成教学计划，达到教学目标。

临床见习期间，教师可根据实际情况使用示教、讲解、床边提问、检查和指导等方法。初期，教师可多一些示教和讲解，后期则应以学生活动为主，教师提问、检查及指导的比重相应增加。

在临床见习期间，教师应根据临床特定的教学内容或问题，有计划地组织讨论会，对某一方面问题进行深入讨论，帮助学生加深知识的记忆。讨论内容可由教师选择，也可以学生提出。为落实保护性医疗制度，讨论会一般不在床边进行，可安排在示教室。对于讨论内容较少，预计时间短的讨论会，或学生在床边提出的小问题，在对患者无不良影响的情况下，也可以选择在床边进行。临床见习期间，即使有教师指导，学生也不能进行侵入性操作。

临床见习应以床边为主，切忌脱离患者而进行讲课，这是护理学专业的实践性特点所决定的。因为即使同一病种，在不同患者身上的表现可以是不同的，只有通过多与患者接触，才能真正达到理论联系实际的教学效果。

（3）见习效果的评价　可采用多种方法对见习效果进行评价。①观察法：观察学生在临床见习中的行为表现并记录。②撰写见习报告。③临床见习内容的理论与技能考核。④学生访谈：了解学生对临床见习的兴趣，对教学方法的感受、对教学组织安排及教学内容的认同度等。

（二）临床实习

临床实习（clinical practice）又称生产实习或毕业实习，是指在全部课程的课堂教学完成后，集中时间对学生进行临床综合能力训练的一种教学形式。临床实习是护理学专业教学计划的重要组成部分，是护理教学过程中重要的教学阶段，是完成和达到护理专业课程计划所规定的培养目标的最后阶段。临床实习是培养学生理论联系实际、提高临床综合能力的关键环节，通过安排学生直接到医院临床科室，在临床护理教师的指导下完成相应的护理工作，巩固和强化理论课所学的知识和技能，培养学生良好的职业行为、职业情感和职业道德，是检验教学质量的重要手段之一。

组织临床实习的主要环节如下。

1. 选择和确定临床实习基地　应选择符合临床实习基地标准的实习场所，并与之建立良好的合作关系，取得实习基地的支持和配合是保证临床实习顺利完成的重要条件。护理院校应选择具备一定资质和带教能力的综合性医院作为临床实习基地。

2. 制定实习计划和大纲　学校应根据人才培养方案和课程计划，编写相应的实习大纲和讲义，并制定实习管理制度。在此基础上，院校教师应与实习基地临床护理教师共同编制完整的、切实可行的实习计划。实习计划一般包括实习的目的要求、起止时间、实习科目、轮转安排、带教师资、实习内容、实习形式和方法、考核方式和评定形式等。

3. 加强临床实习的指导和组织管理　组织和管理工作是落实实习计划和实现教学目标的关键环节。护理院校和实习基地都应有专门的实习管理人员负责临床实习的组织与管理工作。学校管理人员一般由护理院系分管教学副院长、教学秘书、辅导员等组成。实习基地负责人一般是医院负责教学的副院长、教学管理部门负责人、护理部教学负责人等。在实习基地负责人的领导下，由各科室总护士长、病房护士长、临床护理教师组成临床实习领导小组，指导实习过程，落实实习计划，做出具体实习安排，建立健全考核机制，保证临床实践教学质量和实习任务的顺利完成。学生进入临床实习过程中，院校教学管理部门或辅导员应与实习基地保持密切的联系，定期到实习基地了解学生实习情况，及时与实习基地相关部门进行沟通，协助解决学生在临床实习过程中出现的问题。

4. 临床实习的综合能力评价　学生临床实习过程中的综合能力培养是评价实习基地教学效果和学生学习效果的重要依据。对护理学生临床能力进行评价常采用非结构型观察法、测试法、技能考核法、自我评价及综合评定法等方法。

四、临床护理实践教学方法

临床护理教学与课堂教学有很大的差别，临床护理教学大部分是教师与学生一对一或一位总带教老师负责一个实习小组的形式进行。因此，在临床护理教学过程中，应根据临床教学目标、学生的不同层次和个性特点及临床教学环境的特殊性，采取不同的教学方法。临床护理教学常用的教学方法包括临床带教、经验学习法、临床查房、实习前后讨论、专题报告及研讨会等。

（一）临床带教

1. 概念　一名学生在一定的时间内固定跟随一位护理人员实习的形式被称为带教制（preceptorship model）。临床护理人员承担着临床护士和临床教师的双重角色，因此，必须具备丰富的临床护理经验及教学经验，负责对学生进行指导，作为学生的角色榜样。在这种教学模式中，带教教师对学生提供个性化的指导，并促进其专业角色的习得。

2. 临床带教的方法　在带教制中，学生全程跟随带教老师一起工作，可以全面观察、学习带教教师从事临床护理工作的全部内容和工作方式，包括各种护理操作、对患者的整体护理、与护理对象及其他工作人员的沟通、对患者的态度等，能受到潜移默化的影响。带教教师成为学生临床实习的榜样和随时可求助的资源，学生在观察中的任何疑问都可以向教师咨询，获得解释。除了学生的观察学习外，带教教师还要按照教学计划，根据学生的具体情况，安排其动手实践的机会，并及时给予反馈。通过个性化的指导，使学生在基本理论、操作技能、工作态度等方面得到全面发展，能胜任基本的护理工作。除专业带教外，带教教师还要加强与学生之间的沟通，关心学生的思想和生活等方面的情况，与学生建立和谐的师生关系。

3. 临床带教的利弊　临床带教作为一种常用的临床教学方法，对带教老师、实习机构、护理学生各方面来说，都有其优点和缺点。

（1）对带教老师和实习机构的利弊　①益处：临床带教制对带教老师和实习机构都有很多好处。带教制增强了带教老师的教学意识和责任感，强化了带教老师的专业发展、领导能力和教学技能。在临床带教过程中，带教老师不断与学生分享知识和技能，同时接受学生对临床中各种复杂现象的提问，不仅给教师带来压力，也会带来动力，促进教师自身的进步，可以充分发挥教师的自身价值，使教师感受到被需要与尊敬，增强工作满意度，同时有利于发展良好的人际关系。临床教师在科研和教学项目等方面也能得到学生的协助。对于实习机构来说，由于临床护理队伍处于紧缺状态，实习学生的加入可以适当缓解临床工作的压力，同时临床带教为实习机构提供了挑选新护士的机会。②弊端：临床带教制给带教老师带来很大的压力。首先，带教老师的责任重大，不仅要对自己的工作负责，还要指导学生的实践，回答学生的问题，为学生临床实习过程中的行为负责。同时，时间的投入会给临床教师带来很大的压力，对学生进行带教要比自己独立完成工作任务花费更多的时间和耐心，而且根据实习要求按照一定的时间安排学生的科室轮转工作，学生更换频繁，教师需要花费较多的时间和精力对学生反复地进行培训和指导，增加工作负担，特别是在工作繁忙之时。再次，带教老师与学生的性格、教育背景的差异等都会影响临床带教，给教师带来压力。对于实习机构来讲，由于护理任务繁重，护理人员相对不足及临床带教的压力，实习机构承受着带教老师和学生的双重风险和负担。

（2）对学生的利弊　①益处：首先，学生通过与带教老师一对一的方式工作与学习，可以从带教老师身上学到丰富的实践知识和良好的专业行为，发展其专业本领，不断提高工作能力，努力成为一名优秀的护士。其次，学生通过参与临床护理实践的全过程，包括周末、夜班的工作，能清楚地了解护理工作的程序，并且对工作中出现的小错误能得到带教老师及时的反馈。此外，学生还可以在教师的指导下参与一定的护理科研工作，培养其科研与创新能力，为今后步入工作岗位科研能力奠定基础。②弊端：随着科学技术的飞速发展，临床护理实践的变化日新月异，带教老师的工作程序或工作方法有时会与教材上的标准不完全相符，例如带教老师执行护理操作的步骤、手法等与在学校所学到的知识不同，造成理论与实践分离的假象，使学生无所适从。另外，带教老师的数量和质量及护理服务对象的数量不一定能满足学生的学习需求，并因此影响实习效果。

4. 注意事项　临床带教制虽然存在着一些弊端，但是是一种行之有效的带教方法，应用也十分普遍。为了更有效地运用这种教学方法，应注意以下几点。

（1）认真选拔带教老师　在带教制中，为了保证高质量的教学，要注重对带教老师的选择。可根据下列标准进行选择：①具有扎实的理论知识、丰富的临床护理经验及娴熟的临床护理技能。②具备一定的临床教学经验和教学技能，懂得因材施教。③热爱临床护理教学工作，具有明确、清晰的教学意识。④具有等于或高于实习学生层次的学历。⑤具备良好的沟通和协调的能力。⑥具有成熟的专业角色行为和良好的心理品质。⑦理解、尊重和爱护学生。

（2）对带教老师进行必要的培训　教学医院要对带教老师的教学意识、教学方法、教学技能等方面进行培训，提高带教老师的教学能力，促进带教老师综合素质的发展。

（3）学校与实习单位要密切配合　临床实习前，学校应将实习大纲和具体要求发给学生、实习主管部门及带教老师，使大家明确临床实习的目标及各自的任务等。实习过程中，学校和医院之间应加强沟通与联络。学校教师要定期征求学生及带教老师的意见，了解带教过程中出现的问题，讨论解决问题的方法，及时解决实习日程中出现的问题。带教老师也应将学生的实习情况，特别是实习中存在的问题及时向学校反映。

（二）经验学习法

1. 概念　经验学习法（experiential learning）又称体验学习或发现反思学习法，是指在设定教学目标的前提下让学习者在真实或模拟真实的环境中通过自己的经历或对事物的观察，然后通过反思和与他人分享感悟构建知识、技能和态度的一种教学方法。经验学习法的实质是通过"做"进行学习，而不是通过听别人的讲述或自己阅读来学习知识。其最大的特点是以学生为中心，通过积极参与，从自己参加的事件中获得直接的经验。

2. 经验学习法的过程　学生首先经历某方面的护理实践，紧接着是一个反应阶段，然后与小组的其他同学讨论这一经验，对感受进行分析、思考和评价，明确自己所学到的知识，进行反思观察，然后把反思和观察的结果进一步抽象，形成一般性的结论和理论。最后学生要考虑这次经验对将来的护理实践所产生的意义，并且在下一次遇到类似的经历时，把这次获得的知识和经验应用于实践。

由此可见，经验学习不仅包括了经历的事件，还包括一系列反思的过程。反思过程可分为以下三个阶段：第一阶段，回到所经历的情境中去（回到经验中去），即"发生了什么事"。在这一阶段，学生被鼓励"回想"已经发生的整个经历，并描述所出现过的失误，但不进行评判。第二阶段，专心于感受（注意感觉），即"学生的感觉如何"。此阶段的目标是让学生体验有关经验的自我感受，并鼓励他们努力运用积极乐观的感受，例如得到患者赞扬后的愉快感受。但是，有些感受会给学生造成压力，例如某些情绪不佳的患者对学生不友好态度的消极感受，需要采取一些方法消除，例如一笑了之或者向老师和同学排解心中的消极感受。这对于促进学习十分重要。第三阶段，重新评价阶段（意味着什么）。最基本的是让学生把这次经验与自己原有的相关经验联系起来，并建立起它们之间的相互联系。这个反应模式需要被反复实践和应用，直到学生能够熟练运用。教师应鼓励学生在经历了某个具体的事件之后，立即进行反思。

3. 经验学习法的形式　几乎所有的临床教学方法都涉及经验学习，临床中的经验学习包括以下几种。

（1）经验学习日记　又称反思日记。在日记中，学生除了记录自己所经历的具体事件外，还要描述自己对事件的认识，是鼓励学生进行反思的行之有效的方法。

（2）反思性小组讨论会　每次实习结束时，组织学生进行反思性讨论。在讨论中，学生不仅可以反思自己的临床经历和感受，而且可以讨论其他同学的经历，分享别人的感受，从而积累更多的经验。

（3）实地参观学习　实地参观学习，包括参观医院、敬老院及进行社区实践，如进行家庭访视。带学生访视前，应向学生解释访视的目的、内容、要求和注意事项。访视结束后，安排时间和地点让学生向其他同学及教师进行汇报，从而促进反思。

（三）临床查房

临床查房（clinical ward round）包括医疗查房和护理查房，是临床工作中为了提高医疗护理质量及临床教学水平而采取的一种有效的工作行为和教学方式，可以加深学生对某个问题的理解，从而提高学生的认知能力。学生在临床实习期间，通过参加医疗和护理查房可以学到许多书本上学不到的东西。

1. 医疗查房　是医生每天的常规工作，以便明确患者的诊断，及时发现患者出现的问题，并做好针对性的检查和治疗。临床护理教师应尽可能地为护理学生创造机会参加自己所负责患者的医疗查房，使学生充分了解患者的一般情况、病情变化和整个治疗计划，理解自身在照顾中所扮演的角色及自身工作的性质和范畴，减少医护不一致的矛盾，并且利于护理计划的制定和实施。

2. 护理查房　是对一位或若干位患者在床边进行观察、交谈，了解患者的情况，通过对病史和其他资料的回顾，讨论护理方案及其效果，并在此基础上调整护理方案。护理查房是一种常规、有效的护理工作方式。在临床教学中运用护理查房，可以培养学生的整体护理能力，增强学生护理的综合能力，为今后独立工作奠定良好的基础。

护理查房通常在患者的床边进行，可由护士长或者资深护士主持，也可由接受过护理查房训练或者观察过临床教师主持查房的学生来主持。开始查房时，主持者应将护理查房对象——患者的基本情况介绍给其他参与查房的学生及护理人员，同时向患者解释以取得其配合。主持查房的学生床边介绍的内容包括患者的背景资料，生理、心理和社会等方面评估的资料，以及相关的护理诊断、护理措施和护理效果。查房过程中，学生可以与患者进行交谈，对患者进行体格检查，或示范相关的护理操作。学生之间可以相互提出问题并做出解答，对不能回答的问题或者不清晰的答案可以请教带教老师，带教老师作为顾问起到主导和协调的作用，引导学生主动思考，澄清查房中一些不清晰的观点，协助学生使查房围绕预定的目标进行，有效控制查房节奏。教师也可以就关键问题进行提问或强调。对于某些敏感的问题，应在床边查房结束后到其他的地方进行讨论。这样学生可以相互分享自己护理同类患者的经验。

通过护理查房，可以给学生提供很多锻炼的机会。学生可以识别患者现存及潜在的问题，制定有针对性的护理计划，评价护理措施的效果，对患者的护理有了新的体会。同时护理查房还能培养学生临床工作能力、灵活运用理论知识能力、技能操作能力、观察能力和职业兴趣等。另外，学生还能评判性地思考自己及同伴对患者所提供的护理，与老师、同学交流有关患者护理及护理实践变革的看法，并与同伴分享临床知识，找出自己的差距。

3. 注意事项　①临床查房需要采用真实的案例，不能为了教学而对具体的病例进行虚拟而给学生造成不真实的感觉。②学生在参加查房时要使用实习记录本，详细记录查房中遇到的各种问题，避免用一张纸记录的方式，以免丢失后使患者或他人读到一些应该保密的细节。③查房时，人员不宜过多，时间不宜过长，教师要善于控制查房的进程。④查房结束时，教师需要对某些特殊问题做进一步的讲述，必要时组织讨论。⑤查房过程应遵循以患者和教育对象为中心的原则，满足患者治疗和护理的需要，同时能满足学生的求知欲。

（四）实习前后讨论会

实习前后讨论会是临床护理教学常用的小组讨论形式，为学生提供了理论与实践结合的机会。通过这种形式的活动，学生可以分享观点和经历，提高解决问题和评判性思维的能力，锻炼和提高语言表达能力，培养团队合作的精神。

1. 实习前讨论会　是在临床活动开始前进行的讨论。讨论会由临床护理教师主导，使学生明确临床实习的目标、安排临床教学的理由和临床教学的内容等。教师可事先选好病例，学生在讨论中可以提出有关其在临床实习活动中的疑问，弄清楚该患者存在的护理问题，与教师和同伴分享自己所关心的问题。实习前讨论会有助于学生识别患者的健康问题，制定护理计划，为进入临床学习做准备。

实习前讨论会中，教师的重要职责是评估学生是否具备完成临床实习活动所必需的知识和技能，必要时给予指导和建议。实习前讨论会可以以一对一的形式，也可以以一个教师对若干名学生的形式进行。讨论时间因人数多少而异，一般不宜过长，以 30 分钟为最佳。

2. 实习后讨论会 是在每次临床活动结束后进行的讨论。讨论会由护理学生自己主持，给每位同学提供了深刻分析其经历的机会，使学生重新认识自我、分析自我。每位同学介绍自己当天对患者采取的主要护理措施，护理措施的有效性及其与护理目标和理论知识的相关性，实习中遇到的问题及其应对方法，以及自己的感受和意见。此外，学生可以将护理患者方面的疑惑向同伴或教师提出，以获得指导性意见。同伴既可以提出自己的观点，也可以向进行汇报的同学提出疑问，请求给予进一步的解释，小组成员在讨论会中分享彼此在实习中的经验和情感经历。

实习后讨论会中，教师的重要职责是引导学生踊跃发言，鼓励学生思考和讨论所提出的问题，激发学生的思维，必要时澄清有关问题，并对讨论进行总结。讨论时间也依照参加讨论人数的多少而定，有学者主张师生按 1∶10 的比例，1 个小时为宜。

（五）专题报告及研讨会

在临床教学中，可以采用专题讲座及研讨会（subject lecture & workshop）的方式，拓宽学生的视野，提高学生的综合能力，促进学生对现代护理进展的了解。

专题讲座是邀请在某一专业领域学术造诣较深的专家就临床护理发展的新概念、新理论、新方法、新技术等进行讲座。研讨会是由专家及学生共同对某一个专题进行讨论，各位参与者充分阐述自己的观点，进而加深对这一问题的认识。专题报告和研讨会的主要特点是新颖，这些新颖的知识容易引起学生的兴趣，激发学生对专业的思考和热爱，并可以对临床实习进行评判性分析，为自己今后的工作和学习提供参考。

（六）其他临床教学方法

临床教学中，还有一些较常用的方法可以帮助学生达到学习目标，如临床小讲课、病室报告、病房护理病例讨论、临床学习项目、个案研究、病房交班报告、科研课题及答辩、读书报告会等。

1. 临床小讲课（small clinical lecture） 是临床护理教学的重要方法之一，是集理论知识和临床实践为一体的教学。临床小讲课根据主讲人不同分为两种形式，一种形式由教师主讲，另一种形式由学生主讲。

教师主讲的临床小讲课一般是对临床护理实践过程中的重点问题或疑难问题进行讲解，促进理论与实践结合。通过系统的小讲课，学生能学到许多临床专科知识，更快地适应临床工作，但这种方式的教学往往使学生处于被动地位，不利于学生思维的发展。

临床教学中应多开展学生小讲课，即学生模拟教学。带教老师应指导学生选好题目，选题应具有针对性、实用性和灵活性，要求在教学大纲范围内并与临床实习内容相吻合。教师应对教案进行修改，然后安排好时间、地点及参加人员，一般是病区全体实习生和带教老师参加。讲课结束后，所有听课人员对讲课学生的教学内容、教学方法、教学技巧等进行综合评价，最后由带教老师进行总结，进一步强调重点和难点，指出优点和不足，以利于学生在今后的小讲课中不断提升自己的讲课能力。小讲课可以激发学生学习的主动性和积极性，锻炼语言表达能力和沟通技巧，提高逻辑思维能力和综合素质等，具有积极的作用。

2. 病室报告（ward reporting） 是指在每天的固定时间里，所有的护理人员在一起报告每个患者的情况，并对护理措施进行讨论。当实行责任制护理时，每个护士都要报告自己所负责患者的情况，护士长和其他护士就患者病情、护理措施等特殊情况提出疑问，大家共同讨论，以利于更好地为患者提供优质的护理。鼓励学生参加病室报告会，可以学到更多患者专科护理的知识。

3. 护理病例讨论会（case discussion） 是对病室内的疑难病例、典型病例、死亡病例进行分析和研究，并总结护理上的得与失。通常由一位护士介绍案例，包括患者的病情、护理计划、所采取的治疗和护理措施、实施情况和效果等，然后所有的护理人员一起讨论。学生也可以进行汇报，参与讨论，使学生感觉到自己是护理团队的一员，增强归属感和在公共场所表现自我的能力，同时还可以提升学生护理危重患者的能力，为步入临床独立工作奠定坚实的基础。

4. 个案研究 是对一个患者的健康问题进行全面的分析和研究，因此制定的护理计划也更深入、更具体。临床教学中采取个案研究方法时，教师应把临床患者的病情介绍给学生，学生根据患者病情制定一系列护理计划，然后与真正实施的护理措施进行比较和讨论。临床护理教学中应用个案研究教学法，可以促进学生综合运用各种知识的能力，扩展学生的知识面，增强独立解决问题的能力，发展学生的评判性思维。教师组织个案研究时，尽量使用真实的案例，避免运用模拟的病例。

5. 病房交班报告 是病房日常管理的一部分，报告内容包括出院患者、入院患者、手术患者、危重患者、病情变化患者及死亡患者等完整的病情资料。不同病房之间的报告形式有很大的差异，但都包括"互动性"的报告方式，即病房全体工作人员共同参与和讨论报告内容。学生可以参与病房交班报告，了解整个病房的情况，并用于指导临床工作和实践。

6. 科研课题 学生可以做教师科研课题的协助者，或在教师的指导下，选择临床小课题进行科研程序训练。这种方法可以促进学生对临床学习和工作过程中一些问题的深入思考，锻炼学生的创新能力，培养学生的科研思维。

思考题

1. 简述教学组织形式的分类。
2. 简述教学组织形式的选择依据。
3. 简述在线教学的特点。
4. 举例说明如何在《护理教育学》中应用翻转课堂。
5. 简述实验教学的基本步骤。
6. 叙述临床护理教学的特点和原则。
7. 简述临床护理教学环境的组成及其对学生的影响。
8. 简述常用的临床护理教学方法及其内容。

第七章
护理教学方法及媒体

教学方法和教学媒体是教育系统中重要的组成部分，也是护理教育研究的重要领域。教学是教师的教和学生的学所组成的双边活动，是教师和学生共同完成教与学任务的过程。教学方法和教学媒体是教师完成教学计划、提高教学质量的重要途径和手段。

第一节　教学方法

教学方法是教育研究的重要领域。研究教学方法的目的，在于使教师认识教学方法的理论基础，掌握学生身心发展规律，坚持按照学生的认识活动规律进行教学。教学方法在教学中具有不可忽视的地位和意义，它影响着学生的身心发展，是连接教与学的重要纽带，也是实现教学目标、完成教学任务、提高教学质量的重要保证。

一、教学方法的概念

教学方法是教师和学生为了实现共同的教学目标、完成共同的教学任务，在教学过程中运用的方式与手段的总称。教学方法包括教师教的方法（教授方法）和学生学的方法（学习方法）两大方面，是教授方法与学习方法的统一。

广义而言，教学方法是教师与学生之间相互联系、相互作用的方式，并通过这种联系和作用使教师对学生进行传道、授业、解惑。狭义而言，教学方法是教师指导学生掌握知识和技能、培养学生健康成长的具体方式。

二、教学策略与教学方法的选择

（一）教学策略

教学策略是教学心理学中的术语。广义上讲，教学策略既包括教的策略又包括学的策略。而狭义上讲，教学策略专指教的策略，属于教学设计的有机组成部分，即在特定教学情境中为完成教学目标和适应学生认知需要而制定的教学程序计划和采取的教学实施措施。

常见的教学策略有以下三种。

1. 替代性策略　在学习过程中，教师代替学生处理信息，为学生提供学习目标，选择教学内容，安排教学顺序及设计教学活动。

2. 生成性策略　让学生作为学习的主要控制者，自己形成学习目标，自己对学习内容进行组织加工、安排学习活动的顺序，并鼓励学生在该教学中构建具有个人风格的学习。学生在学习过程中可以积极主动构建认知结构，对信息的处理过程比较深入，有利于知识的记忆和迁移，使用个性化的学习策略，可以提高学生的能力，还可以激发学生的学习兴趣。当然，这种策略也有局限性，对学生的认知能力有较高的要求，具有较高的智力投入，这可能导致一部分学生认知超载和情绪低落，需要学生花费大量的时间进行学习，学习周期较长，学习的成功依赖于学生以前具有的有关内容的知识和学生具有的学习策略水平，按照这种方式获得的学习结果具有明显的个人风格，对学习内容的理解带有较浓厚的个人色彩。

3. 指导性策略　前两种教学策略适合于不同的学生，在具体的教学情境中，应该根据教学目标的要求有所侧重。而指导性教学策略则是一个偏于"中性"的、适用范围较广的教学策略。这种教学策略强调教师的指导作用，强调按照一定的教学步骤，形成固定的结构形式。教师指导和释疑是"指导性教学策略"的主线，是贯穿整个学习活动的行为，教师根据学生学习的情况和检测中存在的问题，进行有针对性的讲解和辅导。

由此可以看出，不同教学策略的选择，不能说哪一种更科学、更可取，而是应注重如何在教师控制和学生控制两级之间，选择一个恰当的控制点，取长补短，选用最适当的策略实现教学目标。在制定教学策略，或选择教学策略控制点的时候，要根据所面临的教学实际情况而定，应考虑具体的教学目标、内容、对象、条件及环境因素。

（二）教学方法的选择

教学方法的选择需要把握以下原则。

1. 总体统筹原则　教学方法要服务于教学内容和教学目标的要求。不同领域的教学内容和不同层次的教学目标的达成，要借助于相应的教学方法和技术，教师可根据具体的可操作性来选择和确定具体的教学方法。

2. 师生制衡原则　教学方法是师生双方共同完成教学活动的手段。学生的知识基础和特点及教师的教学素养直接制约着教学方法的选择，这就要求教师能够科学而准确地分析学生的特点，利用自身优势，扬长避短，有针对地选择和运用相应的教学方法。

3. 环境兼顾原则　教学方法是在教学原则指导下，大量教学实践的基础上总结而成，是具体的、可操作的。教学方法在具体教学应用中会受到教学硬件等环境因素影响，尤其是实践教学。因此，教师在选择教学方法时，需在条件允许的情况下，最大限度地运用和发挥教学环境条件的功能和作用。

教学方法运用中应注意：坚持以启发式为指导思想；做到最佳选择和优化组合；体现原则性与灵活性相结合。为了完成一项教学任务，教师可以选择多种教学方法组合。总而言之，教学有法，但无定法，贵在得法。

第二节　护理教学方法

护理教学中，有诸多的医学原理、护理知识、操作技术内容，其教学方法也有着自身的特点。高等护理教育的人才培养目标，不仅仅是具有广博的护理知识，还要有独立思考和解决问题的能力。因此，以培养自学能力为目标的小组教学法、学导式教学法和以培养专门技能为主的示教法、实验法常为高等护理院校采用。高等护理教育注重学生研究能力的培养，教学中教师带领学生以研究者的身份考察、质疑、分析和研究，教学方法渗透着研究特点；高等护理教育还注重学生实践能力的培养，教学过程与社会实践、社区服务相结合，能够提高解决实际问题的能力，为学生职业生涯奠定基础；高等护理教育特别注重创新能力培养，而创新知识领域也需要多学科协同发展、精诚合作，所以在教学中培养学生的创新精神和合作精神非常重要。

护理教育作为一种包括成人教育在内的多层次、多轨道的教育，教学方法亦多样化，除传统的讲授法、示教法、实验法、课堂练习法、课外练习法以外，还有诸如小组教学法、经验学习法、以问题为基础的教学方法、多媒体教学、远程教学、个别辅导、角色扮演法、学导式教学和应用标准化患者的教学等方法。每一种方法都有其不同的特点。

一、讲授法

讲授法是教师运用语言系统连贯地向学生传授知识、进行教育教学的方法。通过讲授可以完成一系列的教学任务，例如向学生传授知识、控制学生掌握知识信息的过程、促进学生认知能力的发展。讲授法作为一种主要教学方法广泛应用于各类教学系统，护理教育的大部分教学活动也是通过讲授法完成的。

讲授法作为传统的教学方法，它的优点：教学效率高，能够在较短的时间内对众多学生同时传授较多的知识信息；教学支出经济，成本相对于其他教学方法来说较低；教师运用方便，讲授法不受教学环境条件的限制，教师在任何时间、任何场地均能使用。

讲授法的缺点：以教师为中心，忽视了学生学习的自主性、参与性及个体差异，不利于学生综合能力的培养；学生注意力集中的时间有限，连续长时间听老师讲课会使学生兴趣降低，甚至感到疲劳、乏味、枯燥。

讲授法是教学活动中最基本的教学方法，教师要提高这一基本功，必须有良好的语言表达能力和艺术修养。采用讲授法时切忌冗长、乏味、缺乏条理性，课前认真备课、制定周密的授课计划是提高教学效果的保证。

（一）制订授课计划

讲授法适用于传授现成的或是其他材料中已经被证实的知识，所以讲授法成为传播特定题材的常用手段。教师在确定使用讲授法教学后，要进行教学设计、制定周密的授课计划，才能确保授课效果。影响授课计划的相关因素主要有以下四个方面。

1. 学生因素 学习者是教学活动的中心。进行护理教学时必须了解学生原有的知识、技能、态度等，即学生参加学习时所具有的认知发展特征、一般特点和起点水平（起点能力）；必须了解学生的生理、心理和社会背景等特点；同时，学生的智力个性差异也不可忽视。

在多层次多轨道的护理专业教育中，特别是部分成人教育及在职护士的继续教育，学生对每节课所需要的知识不尽相同。在受教育的学员中，有些学生可能还不具备专业资格，而有些学生却已具有较高实践水平的专业证书。在这种情况下，对教师而言，讲授内容只能兼顾大部分学生，要使讲授内容适合于每一个学生很困难。对那些水平悬殊的学生则需要配合个体化的指导，以适应其特点。

在分析学生的认知发展水平时，最为重要的指导就是发展心理学家让·皮亚杰提出的"认知发展理论"，他认为，学习者的认识和思维发展过程都是从具体到抽象。教学设计中将具体的事物或概念作为认识抽象事物的基础，引导学习者的思维向抽象的逻辑思维发展。

在分析学生智力的个体差异时，最常用的是智力量表测量法。借助这种方法，教学设计者了解学习者的智力差异，以便为教学设计提供一定的依据。

在护理教学设计中有必要分析学生的一般特点，包括年龄、性别、种族、文化背景等，例如，居住在偏远山区的学生和生活在都市的学生在文化背景上存在差异。

研究表明，学习者的学习风格、动机、人格因素等都会有不同程度的差异，这些差异对学习和教学的不同方面影响不同。护理教学设计者应熟悉学生的学习风格，考察各种教学策略与不同学习风格的适应程度；分析学生的学习动机，以了解他们的学习态度和心理状态，并根据其特点对教学活动进行适时调整。

2. 题材因素 教学的题材直接影响着讲授方法的选择。护理教学中的问题千差万别，选择教学方法要从这几个方面考虑：原来的护理教学能否满足学生所有的学习目标；目前的护理教学方式是否有效；教学内容是否吸引学生；教学方法能否提高学生学习的兴趣、耐力和动机；教学是否达到预期目标。总而言之，题材因素对授课计划会产生极为深远的影响。

3. 环境因素 对授课计划的实施有约束性。环境因素不仅包括视听教材、黑板等教学辅助用品，也包括学习场所等因素。讲授的课堂环境要求安静、清洁、明亮、空气好、座位舒适、视线清楚、师生气氛和谐。为学生提供身心舒适的学习环境，才能保证授课的效果。

4. 心理因素 在制定授课计划时，需要考虑心理因素变化特点。讲授内容的组织要有逻辑性，富有意义；讲授顺序的安排应从简单到复杂，从具体到抽象，从已知到未知。在讲授过程中要不断地改变活动方式并注意学生的反馈，以保证听讲者的注意力集中。比如，提出学生感兴趣的问题，以唤起学生的注意力；插入课堂小测验检查学生对所学新知识的掌握情况，并及时解决存在的问题。在讲授结束时要进行重点内容的强调，以引起学生重视，并在讲授结束后的一段时间内还能保持信息记忆。此外，师生间的关系也会直接影响授课计划和授课效果，因此教师要注意建立良好的师生关系，以促进授课计划更好地实施。

（二）课前准备

备课即课堂教学设计，是为教学活动制定蓝图的过程。备课的精细程度决定了教学效果的雏形。作为教师，特别是年轻教师，需要认真细致地备好课。课前涉及准备教材、学情、教法、教具等，即要求教师上课前要钻研教材、分析学情、课堂设计、编写教案、选择教学媒体等。

1. 钻研教材 教师对教材的掌握、理解程度直接影响授课效果，作为教师应根据教学大纲要求，钻研教材，广泛考阅参考资料。

教学大纲对课程教学具有指导作用。教师要准确熟练地掌握教学大纲，尤其明确教学目的和目标、教学要求、学科内容体系结构、重点难点及进度安排等。

教材是课程教学的根本依据。首先，教师对教材要达到懂、透、化的程度，即准确理解教材、吃透、深化教材，教学中才能自如运用教材，达到收放自如的境界。其次，要抓住教材的重点和难点。在教学设计中，突出重点，突破难点，选择适当的教学方法，如引入实例。此外，要查阅教学参考资料，这一点对于护理教育而言至关重要。医学发展非常迅速，知识更新日新月异，教材更新速度远不能及，教材上的部分内容可能已不适宜，或某些问题已有新的进展。因此广泛参阅资料是不可或缺的一部分，可供参考的资料包括相关内容的书籍、期刊，特别是原版外文书籍、杂志。值得注意的是，对于一些尚未被广泛认可的前沿知识，在介绍给学生时应加以说明。

2. 分析学情 了解和分析学情是必不可少的工作。对学生学情的了解有助于因材施教，以避免教学上的盲目性，而且也是建立良好师生关系、创造和谐的课堂氛围的前提。应尽量全面了解学生学情，包括听课学生的人数、学生的个性特点、学习态度、学习能力及程度、基础知识、课堂纪律及学生对任课教师教学的适应性、评价和期望。教师可以通过与班主任、其他任课教师或学生交谈，观察学生，批改作业，考试及问卷调查等方式了解学生，并在此基础上对学生的情况进行分析。

3. 课堂设计　是指对一节课的教学过程中各个环节、各个步骤、各个方法进行认真地研究，拟定出较详细的教学实施构想。内容包括：①确定课程的类型和结构。②确定课程的教学目的和任务。③确定课程的重点和难点。④选择合适的教学方法和教学媒体。⑤设计教学语言和教态。⑥设计提问、练习和课外作业。⑦确定各个教学环节和步骤所使用的时间。

4. 编写教案　编写教案就是用文字把上述研究、设计和构想表达出来，它是在前述工作基础上进行的。常见的教案种类有讲义式、提纲式、综合式。教案根据教学内容的不同，可以用不同的形式表现。下面是常用的教案格式（表 7–1、表 7–2）。

表 7–1　教案（1）

班级		章节		时 间		教学方法	
教学要求	教学目的和要求						
	教学内容						
	教学重点和难点						
	教学媒体						
教学过程	复习旧课						
	讲授新课						
	课堂提问						
	课堂小结						
	布置作业						
参考书目							

表 7–2　教案（2）

授课章节			学时	
授课教师		授课对象		
教学目的				
教学重点、难点与对策				
教学方法与手段				
教学过程				

续表

授课内容	教学方法及手段	时间
作业及练习		
课后小结		

（三）讲授过程

讲授过程包括讲授的导入、讲解、衔接、提问、结束等环节。

1. 导入 好的导入是课堂成功的一半。精心设计的导入环节，可以激发学生的学习兴趣，引人入胜，为整堂课的讲授奠定良好基础。一般来说，导入要具有针对性、启发性和趣味性，同时要具有简洁性。讲授开始的具体形式和方法是多种多样的，下面介绍一些常用类型。

（1）温故知新 各种新知识都是从旧知识中发展、演变而来，"温故知新"的过渡式导入成为教学常用的方式，护理教学中也常采用这种教学方法。例如讲解消化性溃疡患者护理的内容时，可从回忆消化道生理解剖与功能开始。

（2）关联提问 用精心设计的提问语开头，再通过学生回答和教师给出答案而引入正题。教师所设的"疑"能使学生的求知欲由潜伏状态转入活跃状态，有力地调动学生思维的积极性和主动性。例如在讲解"健康的基本概念"这一内容时，可以这样导课："我们几乎每天都谈到健康，是否住院才叫不健康？没病就是健康？到底怎样才算健康呢？"这样以问题的形式将"健康"概念提出来，从而引出本节课的教学内容。

（3）案例导入 教师通过叙述一个寓意深刻的故事作导入语，既能使学生头脑中形成鲜明生动的形象，又能引起学生极大的学习兴趣。例如在讲述临床护理课程时，可以引用临床中典型病例护理作为故事导课。

（4）生活体验 在护理教学中有时遇到这样的情景，你要讲的正题与当时的天气、环境、情景、周围的人和事等正好有某种联系，此时应充分利用，即兴发挥，以调动学生学习新课的积极性和主动性。例如讲解哮喘患者护理的内容时，可以生活体验为例，联系外面春暖花开、游人如织，而有的人则对花粉过敏引发哮喘。

（5）现场展示 在上新课之前，教师有选择性地展示挂图、实物、标本、模型，或播放录像片段，或做启发性实验、练习，最好让学生也参与，以调动学生的积极性和主动性，使学生直观形象地进入新课。

2. 言语表达 教学语言是教师教学的基本功和必备修养。据调查研究显示，在传统课堂中，平均有 70% 的时间是教师在讲授。因此，良好的教学语言和艺术修养应成为每一个教师的自觉追求。教学语言的表达方式包括讲述、讲解、讲评和描述等。

（1）讲述 是教学中口头的叙述；是教师向学生介绍、叙述和描绘事物，它是教学中传播知识的首要方式。

（2）讲解　是教师解释、说明和论证有关概念和原理的方式，包括讲析和解说。使用说明分析的方法来解释概念的定义，阐释概念的内涵和外延，解说现象、分析现象或解释事物的原理成因。讲析重在分析，解说重在阐释，讲析说明的是"为什么"与"怎么办"的问题，解说则说明"是什么"的问题。

（3）讲评　是在讲授过程中评价有关教材或学习的内容。评是"评判"，是以教师的认识和价值标准为尺度去衡量、评断某一知识的价值和意义，带有较浓的主观色彩。

（4）描述　教师使用描写的方法讲授，就是描述。描述可以增加教学语言的生动性，显得具体形象，从而增加教学的美感，激发学生的学习兴趣。

3. 提问　是教师教学的重要手段和教学活动的有机组成部分。提问水平的高低直接影响着教学质量和效率，教师应明确问题的目的和掌握提问的技巧。

提问的形式种类繁多，按不同的标准可分为多种类型。教育家特内根据布鲁姆《教学目标分类学》的基本思想创设"布鲁姆－特内教学提问模式"，这种模式将教学提问分成由低到高6个水平，每一水平的问题都与学生不同类型或水平的思维活动相联系。

（1）知识水平的提问　这一水平的提问可用来确定学生是否已记住前面所学的内容，例如定义、公式、定理、具体事实和概念等。这是最低层次、最低水平的问题，在这类提问中，教师最常使用的关键词是谁、什么、哪里、什么时候等。

（2）理解水平的提问　这一水平的提问可用来帮助学生组织所学知识并弄清其含义。要使学生能够回答这一水平的提问，就必须事先把提问所涉及的必要知识提供给学生。在这类提问中，教师常使用的关键词是请用你自己的话叙述、比较、对照、解释等。

（3）应用水平的提问　这类问题可用来鼓励和帮助学生应用已学知识去解决问题。在这类提问中，教师常用的关键词是应用、运用、分类、选择、举例等。

（4）分析水平的提问　这类问题可用来分析知识的结构、因素，弄清事物间的关系或事项的前因后果。这类问题要求学生用评判性思维去分析资料。在这类提问中教师常用的关键词是为什么、什么因素、得出结论、证明、分析等。

（5）综合水平的提问　这类问题所考察的是学生对某一课题或内容的整体性理解，要求学生创造性地解决问题。在这类提问中，教师常用的关键词是预见、创作、结果、总结等。

（6）评价水平的提问　这类问题可帮助学生根据一定的标准来判断材料的价值。在这类提问中，教师常用的关键词是判断、评价、证明、你对……有什么看法等。

此外，根据提问信息的交流形式分类，可以将提问分为特指式提问、泛指式提问、重复式提问、反诘式提问和自答式提问。

4. 结束　讲授的结束是课堂教学的最后环节。结尾好坏也是衡量教师教学水平、影响教学效果的重要标志，故讲授应做到善始善终，结课应遵循"画龙点睛、首尾呼应、适可而止"等原则。结课的形式与方法很多，教师可根据教学内容、学生情况、教学情境灵活运用、创新求变。

（1）段落式结束　这种结束方式是按照讲课需要，讲到哪里就到哪里结束，简洁明了，不必过多地组织构思，所谓"水到渠成"。这种方式看上去顺理成章，自然而然，似乎无技巧可言，事实上，往往要求教师具备娴熟的教学艺术技巧，精心设计教学内容和结构，准确把握教学进程和时间，才能游刃有余地驾驭这种结课方式，从而达到恰到好处的艺术化境界。

（2）总结式结束　使用较准确简练的语言，提纲挈领地回顾整节课的主要内容，并加以归纳总结和概括，给学生以系统完整的印象，促使学生加深对所学知识的理解和记忆，培养其综合概括的能力。回顾总结可以由教师做，也可以先启发学生做，教师再加以补充、修正。

（3）悬念式结束 教师在讲授结束时常使用设立悬念的方法，使学生在"欲知后事如何"时却戛然而止，意犹未尽，激起学生学习新知识的强烈欲望，使学生对下一次课的内容充满期待。一般上下两节课的内容和形式有密切联系的，用悬念式结束比较好。

（4）提问式结束 讲授结束时，教师通过提问或让学生提出问题来了解教学效果，澄清讲授中的疑惑，也可以用小测验等方法来得到教学效果的反馈。

（5）发散式结束 有些课讲完后，不应是学习的结束，而应将授课内容延伸、扩展到课外去，既可启迪学生的思维，又可开阔学生的视野、拓展学生知识的覆盖面和使用面。

5. 增进讲授效果的措施 讲授不等于"注入"，造成学生被动学习的原因是方法使用不当，而不在于讲授法本身。系统、连贯的讲授，可以形成或改造学生原有的知识结构；条理、逻辑的讲授能启发学生的思路。讲授中的设问、解答过程能激发学生思考或给学生示范、启示，讲授中的论证推导过程能培养学生科学的思维方法。此外，教师在讲授中所体现的思想、观点，所流露的情感对学生有潜移默化的影响。下面介绍一些能增进讲授效果的措施，供教学参考。

（1）教学内容科学性 教学内容应该是具有指导性（方法性）的系统知识，且具有高度科学性和思想性。对于高等院校，尤其是高年级的学生，要及时补充科研新成果，介绍科研动态，引入前沿信息，培养学生的评判性思维。也就是说，教师所讲授的知识要少而精，是基础性、原则性、关键性的必要知识，突出重点，解析难点，把注意力集中在如何启迪和发展学生智能潜力上。

在讲授时也要注意教学语言的表述要具有严谨性，符合科学或事实，涉及护理学专业的教学特点，涉及大量的科学原理和专业术语，教师要用准确、规范的语言将其表述出来。例如，注射不能说成"打针"。教学语言还要精练、言简意赅。不要说半截话，不讲口头禅。

（2）教学语言艺术性 讲授是借助语言进行的，讲授的艺术就是语言的艺术，讲授的效果很大程度上取决于语言，教学语言应清晰、生动、简练、准确、条理。心理学研究表明，讲授语言的清晰度与学生的学习效果呈正相关。

口语被称为活的语言。教师教学时，要将教案、讲稿的内容转化成口头的教学语言，才能通俗易懂、引人入胜。教学语言的口语化并非等同于日常随意的口语，尤其避免方言；反之，教师要用尽量规范的普通话进行教学，做到发音准确、吐字清晰、自然流畅。

教师所讲的内容应该使学生容易听懂、理解和消化，因此教师的教学应富有讲解性。对重点内容给予强调，对难点部分详细解释，对含糊不清的地方进行重复，以增加教学语言的时值。增加时值就是将某些字念得重一点，或念得慢一点，或念得响一点，以便使信息有效、准确地传送到学生的感觉器官。

心理学家提出，上课开始阶段，学生比较容易集中精力，其最佳状态一般能维持 15 ～ 25 分钟，时间一长，注意力便会分散。教师要避免平铺直叙，需用生动、形象、富于情趣的语言吸引学生的注意力。

（3）表达方式多样性——非语言表达 教师讲授中的一些非语言因素对语言表达起着重要的补充作用，同时它们又是相对独立的。非语言表达由副语言、手势、面部表情、眼神、体态等组成。

副语言由辅助语言和类语言组成。辅助语言是指言语的非词语方面，即声音的音质、音量、声调、语速、节奏等，常用来辅助词语的表达，以便准确传达其意义和情感。类语言是指无固定语义的发声，如笑、哭、叹息、咳嗽、口哨、哼哼等，特别是各式各样的笑声十分具有感染力。善意的笑是师生之间关系协调的润滑剂。

　　手是人体中强有力的表情器官，它的活动可以描摹复杂的事物、传递丰富的心声、表达特定的含义。手势按构成方式和功能的不同可分为象征性手势、会意性手势、指示性手势、强调性手势、描述性手势和评价性手势。

　　面部表情以其灵敏的特点，把具有各种复杂变化的内心世界最迅速、最形象、最充分地反映出来。教师要学会控制和利用表情辅助语言表达，同时要善于观察表情，通过学生的表情获取反馈信息。

　　眼神是面部表情中最富于表现力的部分。在教学中眼神的灵活变化和丰富内涵有时比语言表达还微妙。教师对学生的注视可吸引学生的注意力，教师对学生凝视的形式和次数对课堂管理和课堂教学都十分重要。与教师对视较多的学生学习状态也较好，因此教师应用眼神尽量与每位学生沟通，来回环顾四周，不要忽视坐在远处和角落的学生，以免出现注视"盲区"。

　　体态包括体形和姿态，是一个人精神和个性的直接体现，同时又是构成其风度美的重要因素。教师应注意讲课时体态端正、步履稳健，不得扭捏造作、矫情招摇。

　　（4）教学氛围和谐性　无论何种讲授，教师都应当为学生提供轻松愉悦的氛围。如果教师给人的印象是和蔼可亲，富有幽默感，那他的讲课将会充满活力使人振奋。事实证明，教师的兴趣和热情为学生所推崇，教师的行为直接影响讲授效果。教师可以运用语言进行强调，也可以用无声的手势来说明某些含义，将各种行为结合使用，会使得讲授更为生动。

　　（5）教学过程周密性　教师进入教室，在正式开始上课之前，花几分钟检查一下教学用具的准备情况，如投影仪是否正常等。这一点很重要，讲课之前一切就绪，对学生来说能帮助进入学习状态。

　　在讲授伊始对内容做一个概括性介绍，可以激发学生的学习兴趣。把讲授计划的顺序或提纲写在黑板上也是一种很好的方法，有助于帮助学生跟上进度。

　　教师应当安排一个理想的结束时机，而不是戛然而止。结束性总结可以让学生抓住重点，可以通过口头提问有关重点问题或采用某种形式的测验。此外，还可以预告下次讲授的内容，指导学生进行课前预习。

　　（6）保持学生的注意力　研究资料证实，在讲授开始 10～15 分钟后，学生注意力会开始下降，所以要运用各种方法维持学生的注意力。例如，运用视觉教材是提高注意力的有效方法，尤其是色彩鲜明的幻灯片；让学生在讲授过程中休息 2～3 分钟，伸展放松活动一下；在讲授的最后采用不完全填空的形式测验学生，也可以增加学生对内容的注意力。此外，还要注意讲授速度也是引起学生注意力下降的一个重要因素。教师要有意识地进行讲授语速的训练，在正式讲授之前进行练习，并形成个人惯用的语言格调。

　　（7）维持课堂纪律　纪律在教育领域中带有权威性含义，纪律问题是教育领域中一个极为常见的问题。例如学生上课迟到，课堂上窃窃私语。

　　教师当众处罚的做法不太妥当，这样不仅伤害学生自尊心，而且会转移大家的注意力，最好的办法是课下交流，了解情况及时提醒。

　　总之，要讲好一堂课，教师必须有周密的授课计划，充分的课前准备，并且十分熟悉讲课的内容，真正做到"讲授"，而不是"念稿"。作为一名教师还需要有较强的应变能力，根据学生在课堂中的反馈随时调整自己的计划，采用多种技巧，充分发挥讲授法的作用。

二、示教法

　　示教法是教师通过展示实物、直观教具、实验或动作示范，使学生获得知识、巩固知识的方法，也是培养学生技能的主要方法。由于护理学专业的教学涉及许多临床技能操作，所以示教法是护理教学中常用的方式。自从有了电化教学手段以来，示教法在护理学专业教学中的作用更为突出。

护理技能操作是护理实践的一部分，体现了护生的专业能力。故操作技能的教学是护理教学中主要内容之一。本节主要介绍操作技能的演示教学。

示教法的特点是形象、具体、直接和真实，能使学生获得丰富的感性资料，帮助学生感知、理解书本知识，加深对知识对象的印象；帮助学生形成正确的观念，激发学习兴趣，吸引学生注意力，使习得的知识易于巩固和理解。

示教分两类：一是演示物体，如实物、标本或示教某种现象；二是演示事物发展过程，如实验的演示。

（一）教学过程

1.示教前的准备 示教操作技能前，要做好充分准备。首先要制定教学目标，准备好用物、环境，并使学生明确示教的目的、要求与过程。根据教学目标分类描述示教课的学习目标，并对技能进行分析，即对一项操作的步骤进行分解。用物准备齐全，妥当放置。演示场地宽敞，保证学生从不同角度都能看到示教。温度适宜，空气流通，光线充足柔和。此外，教师还应提高自己对操作的熟练度，达到自如而准确的程度。

2.示教 示教开始时教师可采取先总体演示、再分解演示各个步骤的方法。整个过程的演示宜用常规速度，分解演示速度宜减慢。通过整体示范，可以使学生了解操作动作的全貌，留下整体印象；分解示范则突出重点，有助于学生观察细节。演示过程中，注意学生的非语言表达，以获得演示效果的反馈。

语言讲解在技能学习过程中也起到重要作用。讲解与示教相结合有利于准确的、稳定的定向映像形成。当然，如何结合要视具体操作而定。如果强调操作的结构及活动方式，则应以示教为主、讲解为辅，讲解时提示观察要点。如果强调学习操作的法则与原理，则应以讲解为主、示教为辅，以示教印证讲解。无论何种形式的示教和讲解，最关键的是保证信息的准确性。为此，可以借助于录像、计算机模拟等现代化技术手段，使信息的呈现更准确、方便、易于接受。目前已有多种护理操作的视听教材及计算机辅助教学课件可供选择使用。

3.练习 演示完毕，要让学生进行充分的练习。练习是形成各种操作技能不可或缺的关键环节。在练习过程中，练习的量与方式不同，所达到的操作技能水平亦不同。

首先从练习量来看，过度学习（over learning）是必要的。过度学习在操作技能形成中，即指过度练习或过度训练，也就是指实际练习时间超过达到某一操作水平（标准）所需练习的时间。过度练习对操作技能水平的保持也十分关键，但过分的过度练习，会使学生产生疲劳感，失去学习兴趣，甚至使错误动作定型化等。

其次要考虑练习的方式。练习的方式有多种，根据练习时间分配的不同，分为集中和分散练习；根据练习内容的完整性不同，分为整体练习和部分练习；根据练习途径的不同，分为模拟练习、实际练习和心理练习等。研究表明：对一个连续性的操作任务而言，分散练习的效果优于集中练习；而对于非连贯的操作任务而言，集中练习的效果优于分散练习。操作任务不太复杂且各动作存在较强的内在联系，使用整体练习可以产生较好的学习效果；操作任务较复杂且内在联系较弱时，采用部分练习容易产生较好的学习效果。将实际练习、心理练习、模拟练习相结合，可以有效促进操作技能的形成、保持与迁移。

决定练习频率和方式的因素包括学生的年龄、技能的复杂程度及劳累性、特定的任务目标、学生已经具有的经验和水平、练习环境等。

4.反馈 在操作技能学习过程中的作用非常关键，可分为内、外反馈两种。内反馈是个体自身感觉系统的反馈，即个体通过自身的视觉、听觉、触觉、动觉等获得的反馈信息，尤以动觉反馈信息最具代表性；外反馈是个体自身以外的人和事给予的结果反馈，即由教师、示教者、录像、计算机等外部信息源对学生的操作结果及其操作过程的反馈。外反馈较内反馈的作用更为突出。准确的外反馈可以引导学生矫正错误动作，强化正确动作，鼓励学生努力提高其操作技能水平。

（二）技巧

1.明确观察目的、内容及要求 引导学生将注意力集中到观察演示对象的主要特征和重要方面，不要把注意力分散到繁枝末节的问题上。教师还应提出一系列思考题，引导学生结合演示内容进行思考，这样更能突出重点，使学生获得更深刻的印象。

2.确保演示项目的效果 教师要选择好场地，确保演示时每个学生都能看清楚。示教过程中，尽可能让学生运用各种感官感受学习的内容，集中注意力观察演示的过程。如果在学生观看时又能听到或触摸到，或条件允许时学生能亲自动手，教学效果会更好。

3.示教要适时 示教内容应密切结合授课内容进行，过早展示会分散学生注意力，过迟展示会消磨学生的学习兴趣，因此示教时机要恰当。教具使用后应立即收存，以免分散学生注意力。

4.示教过程要正确 教师示教要注意规范动作。在教授一种新技能时，强调采用正确的方法而不介绍其他错误的做法，以免造成心理和思维上的干扰，冲淡正确技能的记忆内容。

总之，要让学生通过自己动手做的方式真正掌握技能。学生掌握技能的快慢不同，教师应有足够的耐心和信心。接受学生的个体差异，帮助每一位学生真正掌握技术。

（三）优缺点

1.示教法的优点
（1）示教的视觉效果有助于内容的记忆。
（2）通过示教，复杂的操作过程变得容易理解。
（3）通过专家示教，可以形成技能操作的模式。

2.示教法的缺点
（1）不同学生的技能学习能力不同，学习步调不一致。
（2）脱离临床环境掌握操作技能对学生来说是一件具有压力的事情。
（3）教师逐个指导学生的练习，负担较重。
（4）物品及材料（如一次性物品）的消耗，限制学生练习的次数。

三、以问题为基础的教学法

以问题为基础的教学法（problem-based learning，PBL）是一种以临床问题激发学生学习动机并引导学生把握学习内容的教学方法。由美国的神经病学教授霍尔德·巴罗斯（Howard Barrows）于1969年在加拿大的麦克马斯特（McMaster）大学首先创立。其目的在于提高学生分析问题、解决问题的能力，让学生在解决问题的过程中学习知识、学会推理方法，培养临床思维，提高自学能力，促进学生评判性思维的发展，因此被广泛应用于国内外医学教育和护理教育中。

（一）简介

PBL 要求学生以小组为单位进行学习。每组学生以 6～8 人为宜，推选 1 位组长，学生在组长的协调下分工合作，PBL 的核心是以问题为基础，以学生为中心，以小组为单位的自我导向式学习。问题均来自临床实践并适用于某一教育目的。每个问题均通过导师小组整体研讨，有明确的学习目标，这些学习问题组成了 PBL 学习大纲。学生的任务是讨论这些问题，并对描述的现象做出合理地解释。

（二）教学步骤

1. 明确学习问题　由临床案例引出学习问题，以此引导学生分析问题、解释数据或概念。

2. 学生分工合作及自学　小组成员在组长的协调下指导合理分工，每个学生均带着问题和任务进行有目的的资料收集和自学。除已有教学资料外，应鼓励学生充分利用图书馆、网络等其他学习资源。

3. 小组讨论　通过小组讨论，学生将自学内容和信息与小组其他成员共享，互相补充，小组运用查阅获得的资料重新审核并修正学习问题，形成小组意见。

4. 课堂讨论　各小组将讨论结果带入课堂，每组选取 1 名代表陈述本组意见，其他小组成员针对他们的意见发表见解。

5. 归纳评价　教师根据学习目标对学生意见做出评价，并对讨论结果进行归纳总结。需要注意的是，教师或导师在整个教学过程中，承担着促进者、鼓励者的角色，其作用不是给学生提供参考答案，也不是回答学生的提问，而是启发学生去思考，引导学生提出问题，控制学生的讨论时间，指导学生如何去查找有关问题的答案。记录各学生的表现，以便明确不同学生的弱点并给予相应的指导。

（三）优缺点

1. 优点

（1）可以培养护理学专业学生的自学能力　继续教育和终身教育是护理学专业不断发展的基础，教师必须明确教学最重要的是向学生赋能，培养学生终身学习的能力；学生必须明确学习最重要的是掌握学习方法，培养自身的持续发展力，因为在学校所学的知识和技能不可能完全满足今后工作的需要。通过 PBL 引导学生主动学习，有助于提高其自学能力。

（2）可以提高学生的评判性思维能力　《2018 年护理学类教学质量国家标准》已将具备评判性思维能力纳入本科护理教育培养目标体系。学生是主动的学习者，而不是信息的被动接受者。发展学生的评判性思维可以帮助其在今后的工作中探索解决问题的新方法。教师要明确自身的角色作用，通过引导学生和启发学生，培养学生的评判性思维能力。

（3）可以帮助护理学专业学生获得基础学科知识与临床实践技能的统一　新的知识必须反复使用，这样才能形成较牢固的记忆。PBL 是通过精心设计的临床情境和问题引导学生学习的，学生需运用各学科知识和技能分析探讨问题，通过整合基础学科知识与临床实践技能解决问题。

2. 缺点

（1）缺乏有经验的师资队伍　PBL 需要教师具有扎实的基础知识和丰富的临床经验。教师要经过培训后才能承担 PBL 教学法中的小组导师工作。由于 PBL 教学法采用小组教学方式，6～8

个学生为一个小组，每组配备一名辅导教师，这就需要一支庞大的师资队伍。而我国的护理师资人员一直短缺，特别是作为 PBL 教学法中的小组导师，必须具备扎实精深的专业知识和丰富的教学经验，这就限制了 PBL 教学法的推广。

（2）对教学条件要求高　要使 PBL 教学法顺利推行，教学资金必须得以保证。充足的教学资金会保证学生拥有足够的教学资源，如教学设备、参考书、图书馆、网络资源等，这样才利于学生获取相关的学习资料。

（3）学生固有的思维特点阻碍 PBL 的推广　我国学生从小在传统教学模式下学习，固有的思维方式与 PBL 要求的评判性思维之间存在一定的差异，同时学生的自学能力和推理能力也比较薄弱。在开展 PBL 教学过程中，要求学生改变既往的思维方式与学习模式，于学生而言，存在一些困难，需要一定的时间来适应改变。

四、学导式教学法

学导式教学法是学生在教师指导下进行自学的一种教学方法。它是国内近年来在教学改革中兴起的启发式教学法。它把学生在教学过程中的认知活动视为教学活动的主体，把教学的重心从"教"转到"学"上来，通过教师的正确引导让学生用自己的智慧主动地去获取知识、发展各自的智能，充分发挥学生学习的主动性，使教学双方各尽其能、各得其所。

（一）特点

1. 学而后导，问题先行　学在导前，这是对传统注入式教学法的彻底否定。把学习和质疑的主动权交给学生，学生在课前预习的时候发现疑难、积极思考，养成发现、分析问题的能力与自主学习的意识。

2. 学生为主，教师为辅　教师的工作集中在"导"上。教师针对学生遇到的难点有分析地加以引导或辅导，教为学服务，教法要根据学法的需求来确定，教法来自学法。

3. 学导结合，教学相长　教师对普遍存在的共性问题给予精讲或演示，对特殊性问题给予个别辅导。因材施教，教学相长。

4. 及时评价，注重效益　课堂上学生分组讨论或操作，教师巡回及时发现问题并指导。

5. 开发智能，适应性强　有利于学生养成独立探索未知、追求新知的学习习惯。学导式教学法提倡学生自学，教师的指导贯穿其中。学生自主地、直接地、快速地参与教学全过程，通过学生主导的自学、解疑、精讲、演练活动，变"讲"堂为"学"堂，这是对传统习惯的以教师为中心、重教轻学、同步教学和学生被动依赖的注入式满堂灌的彻底否定；是学生习惯被动接受教师的启发而导致不启不发乃至启而不发局面的重大突破。

（二）教学过程

学导式教学法的教学过程包括自学、释疑、精讲、演练和小结。

1. 课前自学　课前预习、预练，课堂上自学、自练，学生通过反复练习，掌握重点，发现难点，自学为教学提供依据。

2. 释疑　由学生自提问题，通过练习与讨论或教师辅导进行答疑。

3. 精讲　教师针对教材的重点与难点进行讲解、示范，旨在解析教材的重点、难点。

4. 演练　课堂上反复练习，课后坚持练习运用，力求掌握知识与技能。

5. 小结　学生通过自我评价和相互评价，明确个人"三基"掌握的基本情况，教师也可对学生进行评价，同时提出课外练习和下一次课的预习要求。

以上的自学、精讲、演练是主要环节，而释疑、小结是辅助环节，各环节的程序应自然流畅，环环相扣。

（三）原则

1. 科学性原则　教师向学生传授知识、技能，向学生赋能发展学生的能力，培养良好的品德。选用适合学生的教学方法，在教材的处理、发掘、传达中，务求正确性、准确性、逻辑性。

2. 主体性原则　是在教学过程中，把学生视作学习的主体，培养和发挥学生学习的能动性、创造性。引导学生去感知、观察和思考问题，使其处于一种能动的学习状态之中，体会到学习的乐趣，增强其学习的主体意识，成为学习活动的主人。

3. 发展性原则　以学生发展为本，面向全体学生，相信每个学生都能发展，相信每个学生通过努力都能达到教学目标。教师要以发展学生能力为根本出发点，通过传授知识发展能力。

4. 教与学最优化原则　学导式教学要求教学氛围和谐融洽，教学过程是真正的师生共同参与的过程。在活动中，通过培养学生的学习兴趣，鼓励学生自己解决问题。

学导式教学法是"学"与"导"的统一，放手让学生自学、自练，不是降低了教师的主导作用，而是对教师的主导作用提出了更高的要求。学导式教学法一般以单元教学为宜。因此，应该制定合理的单元教学计划，依据教材的系统性原理来设计好学生自学、自练内容，体验动作技术结构的环节，组织开展有计划、有步骤、分层次的练习。

在学生自学、自练过程中，教师要善于引导，激疑设问。"学起于思，思源于疑"，要引起思维、探索的兴趣，使学生真正能做到"知其然，又知其所以然"。

认真备课，做好教案的设计。要了解学生掌握"三基"情况的信息，明确操作的疑点与难点，适当布置课外学习和操作任务。

从实践中看，学导式教学法可以结合普通教育、职业技术教育、专业教育、成人教育与继续教育的特点，因地制宜地加以灵活运用。

五、标准化患者的教学方法

标准化患者（Standardized Patients，简称 SP）又称为模拟患者（Simulate Patients），指那些经过标准化、系统化培训后，能准确表现患者的实际临床症状（含部分体征）的健康人。

标准化患者的教学方法指运用标准化患者，训练医学生基本临床技能的一种教学方法。

标准化患者模式始于美国，1963 年 Barrows 教授首次报告了将标准化患者应用于教学中，并成功培养出了第一例神经科标准化患者。1981 年，Barrows 教授将标准化患者引入到医学教育课程中。至 20 世纪 90 年代，美国的 123 所医学院校中，有 111 所院校应用标准化患者作为考试评估和教学方法。1991 年，由美国麻省大学医学中心将标准化患者概念引入我国，在美国纽约中华医学基金会的支持下，中国医科大学、汕头大学等高校于 1993 年在浙江医科大学、华西医科大学及九江医学高等专科学校联合培养出我国第一批标准化患者。此后国内相继开展了标准化患者的培训，并逐渐应用于临床的实践教学中。

（一）SP 的招募

在国外进行 SP 招募的主要形式为"口口相传"，即通过从事 SP 工作者的自我宣传。也可以通过报纸广告、校园通知等形式进行宣传。当需要特殊群体的 SP 时，如青少年、老年人等，可以通过学校或老年中心等进行宣传。在国内，主要通过电视台、报刊等新闻媒体进行宣传。而在校园中，学生标准化患者（student as standardized patient）主要为在校的高年级学生。

SP要求具备以下基本素质。

1.表演能力强 SP的主要工作是模拟真正患者反应，所以要求尽可能真实地表现出患者应有的表情、声音、动作等。

2.良好的沟通技巧，并可以接受身体触碰 SP在实践中主要用于体格检查及教学反馈，若是接受不了肢体接触，则不适宜作为标准化患者。

3.良好的记忆力 SP拥有良好的记忆力有助于重复表现患者的身心特征，给予学生反馈意见。

（二）SP的培训

1.医学基础知识的培训 要求SP具备基本的解剖学、诊断学、健康评估学等知识。了解身体基本构造及脏器的解剖位置。能理解不同疾病、不同部位所引起疾病的不同症状，并做出相应反应。

2.问诊及查体知识的培训 向SP详细介绍问诊的内容，包括现病史、主诉、婚姻史、月经史等详细信息。介绍查体知识，使SP了解到会被检查到的部位及方式、手段，做好心理上的准备。

3.专科病例培训 培训者会根据疾病要求对SP进行专科病例的培训。多数培训时都会有简单的剧本，剧本包括病史、症状、体征与检查结果等，SP可根据剧本进行表演。

4.SP作为"评估者"或"教师"的培训 SP作为评估者或教师的培训，主要针对SP可以真实反馈学生知识掌握情况。SP需牢记各项评分内容，公平一致地面对每一位应试学生，对学生的知识掌握水平做出合理评价。

（三）SP的管理与使用

1.管理 对所有SP要求有正规培训，且在培训考试合格后才可以录用。详细记录SP的姓名、年龄、联系方式等，特别注重对SP的个人隐私进行严格保密，在教学活动中，不使用真实姓名，用编码代替。定期对SP进行人文关怀，询问其对工作的意见。

2.使用 SP的应用主要在临床教学中，教师可以使用SP对学生进行教学讲解，模拟床边教学活动，而且可以应用到学生考核检查中。SP的培养，解决了以往临床教学中难以找到针对性病例的问题。且在实际教学中，SP可以有效规避医学考试中所涉及的道德伦理问题。SP的出现，提高了检测考试结果的规范性。而将这一理念引入护理教学中，也逐渐成为护理教育的趋势，SP在护理教育中的出现，可以使学生了解到特有患者所表现的特征性症状，根据其症状提出更加科学合理的护理诊断及护理计划。

（四）标准化患者教学法的优缺点

1.优点

（1）增加了学生接触"患者"的机会，使学生置身于模拟临床情况之中，拥有更多实践的机会。

（2）对学生的问诊及查体技巧进行正规训练，确立标准模式。学生亲身体会查体手法，SP可以逐一纠正错误，提供教学指导。

（3）利用 SP，教师可给考生提供统一的病例和标准化评分。

（4）能够评价笔试不可及的操作技能；有利于培养良好的职业态度、行为举止和医患沟通技巧。

2. 缺点

（1）SP 应用于教学与评估需要大量的经费投入。

（2）SP 的招收、选择并非易事，高质量的 SP 是教学法成功的前提。

（3）只能完成基本临床训练，无法模拟临床真实患者病情的复杂变化。

六、实验法

实验法（experimental method）是指为阐明某种现象，合理控制和创设一定的条件，从而验证假设、探究现象成因的一种研究方法。实验法在医学类学科中的应用广泛，主要集中于《生理学》《生物化学》等学科，且诸多先进的教育理念、方法均是建立在长期、反复的教育实验基础上的。

（一）作用特点

实验教学法的主要特点是假设、控制和因果性。假设是根据已知的原理理论对自变量与因变量之间可能存在的因果关系做出推测；控制是指可以主动地、人为地操作自变量，这也是实验教学法区别于其他教学法的本质特征；因果性指通过实验法科学论证自变量的变化与因变量的变化之间的因果关系。

（二）基本步骤

1. 实验计划　依据课程要求计划实验。详细论述实验目的、实验步骤、实验器材、实验时间等，备好实验记录本及实验指导手册。根据具体实验情况对学生进行合理分组，每组人数不宜过多。

2. 实验实施　实验的实施分为预实验与正式实验两部分。预实验是在正式实验前，运用标准物质或少量样本进行实验，以明确实验过程，对其中可能出现的问题了然于心。规避实验的不确定性对学生造成的危险。

正式实验开始前教师简要说明实验目的、实验要求、实验原理、仪器使用注意事项及实验操作过程，必要时进行实验过程演示。在实验过程中，教师应经常巡视，便于发现存在的问题，给予及时的指导，并要求每个同学都亲自参与到实验中来。

3. 实验总结　实验结束后，学生可根据实验过程，理解并得出实验结论，独立完成实验记录。教师对实验记录表进行批阅，批阅后总结实验过程中学生遇到的知识难点与操作难点，分析出现的问题并提出整改意见。

第三节　教学媒体

教学媒体是教学内容的载体和表现形式，是师生之间传递信息的工具。随着科技的发展和学生学习需求的不断增加，教学媒体在传播信息方面的优势日趋明显。作为护理专业教师，应该懂得教学媒体的基本知识，熟悉各种媒体的运用，参与媒体的设计与制作，才能做到科学运用教学媒体，真正发挥其效用。

一、教学媒体的概述

（一）概念

媒体（media）一词来源于拉丁语 "medium"，它是指承载、加工和传递信息的介质或工具。当某一媒体被用于教学作为承载教育信息的工具时，则被称为教学媒体（teaching media）。教学媒体是教学内容的载体和表现形式，是师生之间传递信息的工具，如实物、口头语言、图表、图像及动画等。教学媒体往往要通过一定的物质手段而实现，如书本、板书、投影仪、录像及计算机等。

（二）分类

教学媒体的分类有多种方法，从历史的发展来看，可以分为两类，即传统教学媒体和现代教学媒体。传统教学媒体，又称普通教学媒体，包括教科书、标本、模型、板书及图表等，这些媒体使用方便，历史悠久，是传递教学信息的重要介质，在未来的教育教学活动中，仍将不可或缺。现代教学媒体主要指电子媒体，由两部分构成，即硬件和软件。硬件指与传递教育信息相联系的各种教学机器和设备，如幻灯机、投影仪、录音机、电影放映机、电视机、录像机、计算机等；软件指承载了教育信息的载体，如幻灯片、电影胶片、录音带、录像带、光盘等。按照媒体作用于人体感官的不同，习惯上又将现代教学媒体分为视觉媒体、听觉媒体、视听媒体及交互媒体等。

（三）功能

1. 为学习者创设优化的学习环境，使教学更具趣味性，使教学在希望或需要的时空进行。
2. 有利于提高教学质量和教学效率。
3. 有利于扩大教学规模，普及教育，同时实现学习资源共享。
4. 有利于适应学生个别差异，进行因材施教。
5. 有利于促进教师角色的转变。
6. 有利于探索和实现不同的教学模式，推动教育改革。
7. 有利于开展特殊教育。

二、普通教学媒体

（一）教科书

教科书作为教学的主要媒体，它的作用主要有以下几个方面：①教科书是学生在学校系统学习知识的主要材料，它可以帮助学生掌握学习内容；同时，也便于学生预习、复习和巩固。②教科书也是教师进行教学的主要依据，它为教师备课、上课、布置作业及学生的成绩评定提供了基本材料。③根据课程计划对本学科的要求，教科书可为教师分析本学科的教学目标、内容范围和教学任务提供参考。④根据本学科在整个学校课程中的地位，教科书可为研究本学科与其他学科的关系提供辅助，它是理论与实际相联系的基本途径和最佳方式，从而有利于确定本学科的主要教学活动、课外活动、实验活动或其他社会实践活动，对各教学阶段的课堂教学和课外活动做出统筹安排等。

（二）板书

板书（writing on blackboard）是通过教学板呈现教学信息，是课堂教学中传递信息的有效手段。板书通过学生的视觉感官传递信息，在表达教学内容时较语言信息简练、清晰，能弥补语言符号稍纵即逝的缺陷；对教学内容具有高度的概括性，能条理清楚、层次分明地展示教学内容，突出教学重点。另外，书写端正、形式优美、设计独特的板书还能激发学生的学习兴趣。教师在运用板书时应注意以下几点。

1. 简明扼要，突出重点。板书应包括授课题目、教学内容的简要提纲、重要结论、讲授中出现的名词术语和重要概念等内容。

2. 布局合理。在板书的安排上，可将题目、简要提纲和重要结论写在教学板的左侧，而名词术语、概念及简图等说明解释性内容可排列在教学板的右侧，并根据教学内容不断更换，而左侧的板书内容应保留至授课小结完毕后擦去。

3. 板书字迹清楚，书写规范工整，有条理，字的大小及疏密以后排同学能看清楚为准。

（三）图表媒体

图表媒体又称图示教材或图形教材，泛指不需要放映就能供学生观看的教学用视觉材料，包括图画、图表和挂图。图画和挂图能为人、事、物提供生动形象的表达，增强学生的感性认识，增进学生对抽象知识的理解，在形态学科的教学中应用较多，如《人体解剖学》《微生物学》《组织胚胎学》等。图表是将某些事实或观念整理概括后，用一定表达形式的图形和表格使学生对学习的内容一目了然，可以将知识化繁为简，变抽象为具体，在护理各门学科的教学中都具有重要的价值。教师在制作和运用图表媒体时应注意以下几点。

1. 设计要目的明确、重点突出，尽可能体现知识的内在联系，做到条理清楚。
2. 内容应严谨，具有科学性。
3. 制作要规范，文字工整、清晰。

（四）模型与标本

模型（model）是根据教学需要，以实物为原型，经过加工模拟而成的仿制品，具有仿真、立体、可拆卸及反复使用的特点。模型能够帮助学生认识事物的外部形态和内部结构，学生通过观察、使用模型，可获得与实际经验相一致的知识。在护理学专业教学中，模型使用较广泛，如人体复苏训练模型、护理人模型等。

标本（specimen）是动物、植物、矿物等实物，采取整个个体（甚至多个个体，如细菌、藻类等微生物，或像真菌等个体小且聚生一处者），或是一部分成为样品，经过各种处理，如物理风干、真空、化学防腐处理等，使之可以长久保存，并尽量保持原貌，作为展览、示范、教育、鉴定、考证及其他各种研究之用。通过标本，学生可真切地获得对学习对象形态和结构特征的感性认识，提高学习效果。标本在护理教育中应用较广泛，如解剖课上的人体标本等。

除模型与标本外，护理教育中还经常直接采用实物进行教学，如护理实验室中的各种护理器械、抢救仪器、床单位等。

三、电化教学媒体

（一）视觉教学媒体

1. 幻灯（slide projector） 是幻灯机和幻灯片的总称。幻灯机是利用凸透镜成像的光学原理制成的一种媒体设备。幻灯机与幻灯片是最早应用于教学，且在 20 世纪后期使用最为普遍的投影型视觉媒体。幻灯媒体在 20 世纪后期的教学中发挥了巨大的作用，是我国电化教育时代的一个标志。

2. 投影仪（overhead projector） 是一种可以将图像或视频投射到幕布上的设备，可以通过不同接口的计算机、视频压缩碟片（Video Compact Disc，VCD）、数字多功能光盘（Digital Versatile Disc，DVD）、蓝光光碟（Digital Video，DV）、游戏机等播放相应的视频信号。步入 21 世纪以来，投影仪广泛应用于教学中，根据工作方式不同，有阴极射线管投影机（Crystal Ray Tube，CRT）、液晶显示器投影机（Liquid Crystal Display，LCD）、数字光学处理投影机（Digtal Light Processing，DLP）等不同类型。传统使用方式的投影机是通过视频图形陈列（Video Graphics Arrom，VGA）线跟电脑相连，这样可以把电脑里的多媒体内容展示在更大的屏幕上，电脑上的各种操作也可以在幕布上同步显示。近几年新型使用方式的投影仪可以跟 WiPlug 相连，然后就可以把电脑、手机或 pad 跟 WiPlug 连到同一个 WiFi 中，然后就可以把电脑、手机或 pad 上内容在投影仪的幕布上同步显示。

（二）听觉教学媒体

听觉教学媒体（sound media）是以电声技术和设备为硬件基础，以录音教材为软件基础而构成的媒体系统，能将声音信号记录贮存，经过处理加工后放大播出并进行空间传播。在听觉教学媒体中，录音媒体在护理教育中运用较多，如利用录音进行《健康评估》课程的学习，帮助学生感知和辨别各种心脏杂音和呼吸音。目前使用较广泛的是 CD、MP3、MP4 等格式的音频。其作用特点有以下两点。

1. 重现性强 可长期保存、随时调用和重复播放，还可根据需要自行录制或复制音频。

2. 具有一定的编辑能力 可根据教学的需要对音频进行剪辑，自行删除或增添信息。

（三）视听教学媒体

视听教学媒体（audio-visual media）是指能将静止或活动的图像转化为视频信号，并予以记录、传输、放大和播放的教学媒体。视听教学媒体既能呈现视觉信息，又能呈现听觉信息，是一类形象化的综合性教学媒体。此类媒体受众多、覆盖面广，活动画面逼真、形象、直观，有极强的现场感和感染力，可用于表现宏观与微观世界，展现正常情况下难以观察的事物变化过程。另外可以保存重放，有利于学生重复学习，巩固学习效果。还可以反复重录，使教学内容适应教学需要。目前，视听教学媒体制作越来越简单化、成本较低，因此在护理教育领域应用广泛，如采用视频展示疾病的机理，再现各种护理操作技术的方法、过程和步骤等。

（四）新型教学媒体

随着科学技术的飞速发展，涌现出的新型媒体显示出越来越强大的自动化特征和智能特性，这使新型教学媒体成为重要的现代教学手段。

1. 多媒体计算机技术（multimedia computing）　是指用计算机综合处理文本、图形、图像、动画、音频、视频等多种媒体信息，并在它们之间建立逻辑连接，集成一个具有交互性系统的技术。多媒体计算机辅助教学（MCAI）作为一种有效的现代教学手段，已广泛应用于护理学的各个领域。

多媒体课件制作：主要运用 PowerPoint 软件进行文本编辑，并可利用 Flash 技术加入动画，也可调入相关音频和视频资料进行实时播放，将教学内容形象、生动、直观地展现给学生，显著提高教学效果。近年来多媒体课件已广泛应用于护理教学，包括单机课件和网络课件两种类型。此外，国内护理教育者结合计算机虚拟现实技术，设计出能用来存储、传递和处理教学信息的虚拟现实系统。如学生能登陆该系统进行交互式模拟操作，系统可通过语言或动画指导学生注射，并对进针角度、深度正确与否做出判断，最终反馈显示操作结果。

多媒体计算机技术具有如下特点。

（1）可综合调用各种媒体手段，提供较其他媒体手段更形象、直观、生动活泼的教学形式和表现手法，为学习者提供多种感官刺激，激发学习兴趣。

（2）可创造出交互作用的教学环境，形成智能化人机对话学习氛围，让学习者有强烈的真实感和参与感。

（3）可通过计算机网络，高速度、大容量地向广域传播。多媒体计算机技术的运用给教育带来了深远的影响。

2. 网络媒体　和传统的电视、报纸、广播等媒体一样，都是传播信息的渠道，是交流、传播信息的工具和载体。与其他媒体比较，网络媒体具有传播范围广、保留时间长、信息数据庞大、开放性强、操作方便简单、交互性沟通性强、成本低、效率高及强烈的感官性等优点。与传统教学相比，利用网络媒体的网络教学具有如下特点。

（1）学生可以比较灵活地安排学习时间。

（2）打破了空间限制，可以在有计算机网络的任何地点进行学习。

（3）既可以在时间上面向不同学期，也可以在范围上面向全校，甚至面向全社会，可以让众多的学习者参与，提高教学资源的利用率，并使教师避免大量重复性的劳动。

（4）更能适应学生的个体差异，学生可以根据自己的需要和能力有针对性地自主选择学习的内容和方式，控制学习进度，有利于培养学生的自主学习能力。这对于高等学校的大学生尤为重要。

（5）可以利用庞大的信息库，为学生提供广阔的学习空间，不仅能使学生拓展课程相关知识，加深对知识点的理解，而且能更有效地锻炼学生查询、处理信息的能力，可进一步促进学生自主学习能力的培养。

（6）可以更好地发挥交互性能，通过电子邮件、留言板、论坛和聊天室等形式促进师生互动，学生之间也可以相互交流学习体会。

（7）可以做到让学生匿名提交问题，直抒己见。这使得教师能够比较真实地了解学生的学习和思想状况，教学更有针对性。

（8）网络教学是间接的宽松式管理（指导性的），有利于营造轻松、自由的学习氛围。这尤其适用于高等学校的研究生教学。

（9）可以通过共享其他学校的资源，并与其他学校的学生交流学习体会，在一定程度上缩小彼此之间的差异。

四、教学媒体的选择依据与方法

（一）依据

1.教学媒体的选择要有利于教学目标的实现。同一教学目标，媒体选择不同，实现目标的程度也有差异。教师应从实现教学目的角度出发，科学地选择教学媒体。

2.教师必须考虑各种媒体的教育功能而做出合理选择。媒体对教学的作用是通过其教学功能实现的，由于媒体的特性不同，在教学中所表现出的功能也有所不同。因此，为充分发挥媒体对教学的促进作用，在选择教学媒体时，要避免单一，应从综合、多样及相互补充的角度选择教学媒体。

3.教师选用教学媒体时，应考察教学媒体的经济性和有效性，即考虑成本和效果，选用能够达到教学目标的经济且有效的教学媒体。教学媒体的成本主要包括两个方面：一是媒体的购置、安装与制作成本；二是媒体利用时的使用成本。教师必须从本单位的实际条件出发进行选择。

4.教学媒体的选择必须适应学习者的学习特征和教学情境要求。如果是成人教育，可考虑应用表现手法较复杂、展示教学信息连续性强的媒体。如果是集体授课，则应选择展示教学信息范围较广的媒体。

5.选择教学媒体还应考虑：教师使用媒体时操作控制的难易程度；学习者的参与程度及学习者使用媒体时的操作难易程度；学习场所、办学单位提供使用该媒体的方便程度等。

（二）方法

1.树立正确的媒体观　没有一种人人适用、处处适用的"全能媒体"，每一种媒体都有各自的长处和局限性，都有其各自适用的某种特定的教学和学习形式，只是在某一特定的教学情境中，一种媒体才会比另一种媒体更有效。

2.充分认识媒体　新媒体的出现不会完全取代旧媒体，有的传统媒体在今天的教育中仍发挥着重要作用，如教学板和板书。各种媒体都有各自的特点和功能，在教学中它们是相互补充、取长补短的关系，而不是互相完全取代的关系。

3.正确使用媒体　每一种媒体在教学中都有其发挥功能的一套固定法则，媒体只有被正确应用，才能发挥其应有的作用。如电教媒体能否在教学中发挥作用，关键取决于应用的方式是否正确，并不是说，在教学中使用了电教媒体，就一定能提高教学质量。

五、教学媒体在护理学专业教育中的应用

随着现代技术及教育改革的不断发展和进步，教学媒体也日益更新。电化教学媒体中多媒体计算机、网络媒体等因呈现内容直观、清晰、便捷等，在护理专业教育中的应用越来越广泛，给教师、学生带来了很多便利，但教科书、人体模型等普通教学媒体在护理专业教育中仍然不可或缺。因此，在护理专业教育的过程中，护理教师需要了解不同教学媒体的性能和特点，合理、恰当地选择使用教学媒体，以确保和提高教学质量。

思考题

1.举例说明如何选择和运用教学方法？
2.试述以问题为基础的教学方法在护理教学中的优势。

3. 请举例说明如何在《护理教育学》中应用小组教学法。

4. 教学媒体的基本类型有哪些？各有何特点？

5. 请分析选择教学方法和教学媒体时应考虑哪些因素？参考哪些依据？

第八章

护理教育管理

扫一扫，查阅本章数字资源，含PPT、音视频、图片等

教育管理是教育行政部门和院校为了实现教育目的和培养目标，充分调度各种资源，对教育系统所进行的计划、组织、协调、控制等系统化的活动。教育管理是贯彻教育方针，实现教育目标，提高教学质量的前提与保证。护理教育管理是教育管理在护理教学中的具体化，其目的是提高教学质量、向社会输送合格的护理人才。学习护理教育管理，可以帮助学生理解护理教育中的计划、组织、领导和控制等管理过程，明确教育管理的基本理论知识及内容，以更好地维护教学秩序，实现教学过程的良性循环。

第一节　护理教育管理概述

护理教育管理对完成护理教育目标，提高护理教育质量具有重要意义。要求管理者必须根据国家的教育方针、政策、任务办学，将教学规律作为制定相应管理措施的指导原则，在学习国外先进教育思想及管理经验的基础上，结合我国的实际努力探索具有中国特色的护理教育管理理论、管理制度及管理体系。

一、护理教育管理的概念

教育管理学是建立在教育学与管理学基础上的一门交叉性的边缘学科，是研究教育管理过程及其规律的学科。教育管理学既是教育学科的组成部分，又是管理学科的一个分支，主要运用管理学和教育学的基本思想、理论和原理，以教育管理现象为对象研究教育系统中的管理问题，揭示教育管理的一般规律。护理教育管理学是将教育管理的一般概念运用于护理专业教育中，研究护理教育系统中的管理问题，揭示护理教育管理的过程及其规律的科学。教育管理者要明确管理中的各种主要矛盾，遵循一定的管理原则，按照管理过程的客观规律进行科学的、民主的、规范的管理，以全面提升教育质量，促进护理教育事业的发展。

二、护理教育管理的基本原则

教育管理原则是管理教育所应遵循的指导原理和行动准则。护理教育管理原则是正确处理护理教育管理中各种矛盾的指导思想，是护理教育管理者在管理过程中必须遵循的行为准则及基本要求。它是根据护理教育的目的、任务、方法及教育的客观规律而提出的，是护理教育管理经验的高度概括与总结。

1. 方向性原则　我国的教育管理活动必须以国家的教育方针、政策为依据，使我国的教育为建设富强、民主、文明的社会主义现代化国家服务。要求护理教育管理必须适应社会主义政治、

经济及文化发展的客观规律，将国家的教育方针和培养目标作为工作的出发点，制订教学计划，组织教学过程，进行教学控制，尊重教学工作的基本规律，正确处理理论与实践、政治与业务、知识与智能、课内与课外的关系，培养社会所需要的护理人才。

2. 规范性原则　教育管理活动要依照国家制定的教育法律、法令来指导和调节自己的管理行为，从而使教育管理活动规范化、制度化，以保证和促进教育事业的健康发展。依据法规进行管理是教育管理的重要手段之一，是保证教育管理活动规范化的一个重要条件。护理教育管理应按照国家法律法规明确护理教育的基本目标和方向，执行规定的办学方向和人才培养规格标准；建立健全规章制度，使各项工作有章可循，并然有序，职责分明，奖惩合理，稳定学校秩序，真正把护理院校办成好的教书育人的场所。教育法规、健全的制度和规范的管理有利于形成良好的风气，学生的学风、教师的教风和领导干部的作风在教育和管理上具有特殊的作用，它既有巨大的同化、促进和约束作用，又能陶冶人们的心灵，鼓舞人们积极进取。

3. 科学性原则　指教育管理活动要按客观规律办事，要注意采用新的管理理论和管理方法，使教育管理活动建立在科学的基础之上。要求教育工作者要按照客观规律办事，正确处理好主观与客观、理论与实际、传统经验与现代管理科学之间的关系，使管理思想、方法和手段科学化。管理思想科学化即教育领导者要学习护理学、教育学和管理学的先进经验、先进知识，并将学到的知识应用到教育管理实践中。总结自身和别人的经验，找出规律并指导自己的实践。管理方法和手段科学化即从实际出发，结合传统的管理经验和现代化科学技术的发展成果，正确运用各种现代化的管理手段及方法，以提高护理教育质量和工作效率，如应用系统分析的方法、计算机技术和多媒体教学的手段等。

4. 有效性原则　有效性是教育管理中的基本目标，要求教学管理的一切方针、政策、法规、方法等的制定，必须使教学中的人力、物力、财力、时间、信息等资源得到高效利用，用最少的资源获得最佳的教学效果。

对人力资源的管理，要求充分发挥人的作用，注意充分调动人的积极性，挖掘人的潜力。尽量做到人尽其才，才尽其用。并重视对教职员工的培养和提拔，充分发挥员工的潜力。

对于物力方面的管理，要提高物资设备的利用率。努力使有限的物力资源充分发挥作用。对于财力方面的管理，要加强财务制度的计划性，周密地进行财务预算。在经费确定的情况下，分清事情的轻重缓急，保证有计划的开支。建立严格的财务管理制度，做到账目健全，事事有细目表，定期公开财务收支情况。

在时间管理上，要学会科学地安排、计划及利用时间，减少时间的消耗。在管理中要做好周密计划，重视时间的使用方法，根据科学规律合理安排时间，注意劳逸结合，保护师生的身体健康。

5. 民主性原则　要求管理者将全体教职工既看成是管理的客体，又是管理的主体，每个组织及成员既接受管理，又参与管理，为实现教育目标而相互合作，相互监督。教学管理中强调"以人为本"、发扬民主，组织全体教职员工关心教学、讨论教学、监督教学。教师是学校教育工作的主力军，也是学校管理的主体。必须信任、帮助、关心和依靠教师，合理安排教师工作，鼓励教师改革创新。深入教师队伍，真诚互助，交友谈心，充分听取教师对教学的意见，强化其责任感及主人翁意识。

6. 灵活性原则　指教育管理活动必须根据不同的情况确定和采取不同的措施、方法，实施动态调节，使教育管理具有针对性和适应性。我国各个地区发展的不平衡、生源不同、师资力量不同等因素，采取灵活的执行措施。例如对于如何达到教育目标，各个学校可以采取不同的、适合本校实际的管理方法。而且当内外部环境条件基本成熟时，可以对部分计划加以调整或修改。可以制定特色教材，采用灵活多样的教学方法，形成自身的办学及良好的教学风气，并不断改进和完善各种教学管理。

7. 创新性原则 教学秩序要保持相对稳定，频繁改变会在学生和教师心理上产生混乱情绪，也不利于积累经验。但是世界科技日新月异，新技术层出不穷，人们的思想观念也在不断更新，教育必须不断发展变化，进行必要的创新。目前我国的护理教育还不能主动地、完全适应社会的需要，教育思想和理论还有待于进一步完善与创新。只有对护理教育的管理体制、管理方法不断创新、发展，才能使教育面向现代化、面向世界、面向未来，不断满足社会对护理人才的需求。在创新中，要从实际出发，发扬民主，充分酝酿，科学论证，经过试点，不断推广。

三、护理教育管理的研究任务

1. 研究教学及其管理规律，树立正确的学校管理思想；用科学的学校管理理念武装广大学校管理工作者。

2. 完善学校的管理体制，理顺关系，健全制度，有效地发挥各级管理组织的作用，强化法制和常规管理。研究并组织实施教学改革，努力调动教师和学生教与学的积极性。

3. 建立稳定的教学秩序，保证教学工作正常运行；充分发挥管理职能，调动人的能动性，有效利用各种管理资料，促进管理方法与手段的科学化、现代化，提高学校管理工作的效能和水平。

4. 建立具有中国特色的社会主义高等医学教育体系，不断提高护理人员的思想素质和业务素质，从定性管理走向定量管理。

第二节　护理教育管理的内容

护理教育管理内容涉及整个护理院校对学生教育的各个方面，还包括对教师和财务的管理等。

一、教学组织管理

（一）教学过程管理

教学组织管理是按教学计划实施的、教学活动最核心、最重要的管理，它是指以教师为主导、以学生为主体、师生相互配合的教学过程的组织管理。

1. 学校教学过程管理 在教学过程的管理中，应抓好中心环节。开学前应以制定计划为中心环节，使各项工作在开学初期能按计划、有条不紊地进行，为教学的开始做好人、财、物等各方面的准备。开学初期以组织教学实施及日常的监督为中心环节，层层落实计划，保证各项教学活动的正常进行。期中阶段应以全面检查为核心，及时发现教学中所存在的问题，以便及时解决及控制。期末应以全面的考核及总结为重点，以计划为标准，对教学的各个环节进行全面的考评。对于教学过程和教学效果的评价，可以由学校教学办公室统一组织进行。根据不同教学组织形式学校护理教学过程的管理分为课堂教学管理、线上线下混合式教学管理、实验室教学管理、课程实践实训管理等。为了保证和提高各种组织形式教学质量，各种教学环节都要制订教学大纲和计划，并严格考核。在整个教学过程管理中，要注意加强集体备课制，组织教师进行教学方法、教学手段的改革。

2. 临床实习教学过程管理　临床实习的管理要注意选择好基地，实习医院应该能够满足实习学生学习、生活和安全的需要，具备病员充足、病种较多、带教人员能胜任教学工作等条件。实习医院注意做好对临床教学各个环节组织领导。学校应加强与实习医院联系，定期检查，做好总结工作。总结的内容一般包括实习收获、效果、教学计划完成的程度及质量等内容。在总结的基础上分析实践教学环节中存在的主要问题和解决这些问题的经验教训，并提出今后管理方面应注意的问题等。

（二）教学档案资料的管理

教学档案资料管理是教学管理的一个重要组成部分，是教学工作的信息库，对总结教学经验、改进教学、提高教学质量具有重要的意义。教学档案资料的管理内容及方法如下。

1. 教学文件的管理　主要包括国家及上级教育部门等下发的教育工作方针、政策、法令、条例、规划及制度等；本校制定的各种教学管理条例、规章制度、管理决议；每年的教学运行文件、计划与总结、重要会议记录等。一般由教务处及各教研室派专人负责，进行收集、分类整理及保管。

2. 教学计划、教学大纲及教材的管理

（1）教学计划　是护理院校培养各类护理人才的总体规划，是组织教学工作的主要依据。我国现行的护理学专业的教学计划，是根据国务院批准的专业目录，经国家教育行政主管部门审定并颁发的，是指导性的教学计划。各院校根据本地区和本校的实际与特点，制定具体的执行计划。

护理教学计划的管理主要是要由护理院校的院长和教学副院长负责，根据护理学专业的总体培养目标和培养要求制定。教学计划一经制定，就应被视为学校的教学法规，要求相对稳定、认真执行。在执行过程中，如有不妥之处，应经过一定的论证和审批手续加以适当修改，防止随意频繁地改变教学计划，引起教学秩序的紊乱。

（2）教学大纲　是各课程教师组织教学和学生学习的指导性文件，也是考试命题的依据和学生准备考试的复习提纲。要求教师在安排课堂讲授、实验实训、见习和实习内容时，必须按教学大纲要求，完成教学大纲所规定的教学内容。教研室和教师可以用不同的教材，指定一些参考教材，或者发放一些教学参考资料，但必须在完成教学大纲规定的教学内容基础上进行。教师安排课外阅读资料，也必须在完成大纲的前提下，发挥教师个人的专长，介绍本学科最前沿的研究成果，拓宽学生的知识面。

教学大纲的管理包括每学期检查各门课程教学大纲的实施情况，同时向有关人员提出修改意见。不但授课教师要熟悉和遵循教学大纲，学生也要了解大纲，以教学大纲为学习纲要。

（3）教材　教材的编写、选择及其质量是影响护理教育教学质量的重要因素。教材管理是行政管理的一个重要方面，教材的编写要根据培养目标和教学大纲的要求及高等护理教育的特点和社会的需求，叙述基本理论、基本知识、有定论的科学资料和最新科研成果，同时编写必要的辅导材料和实习大纲或指导，为更好地完成临床内容的学习和实践创造条件。

教材要根据院校情况择优挑选，首选行业规划教材。选用的教材形式和内容应该体现教育观念的转变和教育改革的成果，体现相关学科发展的水平和要求。教材应具有相对稳定性，符合课程教学大纲的要求，满足教学过程的全部需要。教材选定后要经过教研室主任签字后逐级审批，然后购买。凡列入选用计划的教材，教师不得随意更改。

有时为了更好地适应本地区的特点，需要自编教材。护理自编教材的编写要注意内容少而精，在照顾到地区特点的基础上，尽量减少内容。教材内容的容量要按照国家教育行政主管部门规定的每学时字数安排，不得超出大纲要求，以免增加学生的学习和经济负担。注意教材更新和辅助教材数字化资源，以促进学生学习。各种教材要注意内容适时，以适应学科的发展和社会的需要。

3. 教务档案的管理

（1）学生档案　学生档案即学生名册及有关文件，是对学生基本情况的最可靠的文字记录资料的总和，包括学籍档案、在校的学习成绩及其他方面的发展及表现、健康状况的登记等。学生档案一般由教务处负责统一整理及保管。

（2）教师业务档案　包括教师的个人情况、业务考察记录、晋升、奖惩等情况的记录等。一般由学校的人事部门负责整理及保管。

（3）教学组织资料　教学日历及进度表，各种教学统计、报表、教学总结及各类有关的文件。

（4）教研及教改资料　包括学科专业建设、教学课程建设等，对所有教学改革资料的收集、整理、分析、总结及保存。一般要求按照改革的课程或改革的主题进行分类，由教务处统一保管，各教研室也应保存与教学改革有关的各种档案。

4. 教学信息资料管理　计算机技术及信息化的快速发展使教学技术越来越先进，必须重视对教学信息资料的管理，具体包括学校行政管理信息、护理科学术信息和社会发展信息。学校行政管理信息管理有利于行政指挥系统了解各级组织机构日常管理工作信息，掌握计划的落实情况，以便根据现状及时调整及完善教学管理。在护理科学技术信息管理上可应用自动化的计算机网络体系高效地收集护理教育所需要的各种数据及信息，如收集及追踪国内外护理发展的最新信息，了解最新发展动向，包括护理学科的最新发展趋势，临床护理中新业务新技术的应用，最新的护理科研成果及新的护理管理理念和模式等信息。在社会发展信息方面，护理院校应及时收集国内外政治、经济、科技、文化等方面的发展信息，如社会对护理人才的需求，社会政治经济的变革对护理学专业的影响，医学科学的发展对护理学专业的影响等，使护理教育能及时按照社会的需要调整自己的专业发展方向和教学方向，为社会培养符合时代发展需要的护理人才。

二、人事管理

护理教育人事管理的核心是对人才的选拔、培养及合理使用，其目的是最大限度地调动各级各类人员的积极性，为学校建立一支包括教师、教学辅助人员、行政人员、后勤人员等在内的队伍，充分发挥每个教职员工的聪明才智及个人潜力，做到人尽其才，才尽其用。护理教育人事管理的原则包括知人善用、职能相称、精简效益、激励指导及合理流动等。

学校管理的最终目的是提高教学质量，培养出素质优良的专业人才。在完成这一目的过程中，教师起到了极其重要的作用。因此，教师的管理是护理教育人事管理的核心部分。对教师的管理要求尊师重教，注意教师的选拔、使用、评价与考核。

（一）教师的选拔

为了使教师的选拔工作能适应护理教学的要求，应注意将竞争机制纳入教师的选拔，公开在社会上选拔师资人才，学校之间的办学竞争和用人单位吸引人才的竞争等，可以使一大批优秀人才脱颖而出。在教师选拔过程中，不只注重学历层次，还要注意教师政治思想坚定、业务精湛、职业道德及修养良好、热衷护理事业和教育事业、具备创造能力等。可以选拔一些非护理院校毕业的人才充实基础课的教学队伍，使师资队伍在思维方式、研究方法、学术思想、观察问题的视角等方面形成合理的交叉和融合，群体结构不断趋于合理、科学。

目前，我国对教学人员的选聘手续逐渐趋于成熟、正规，对教师多选用聘任制。教师聘任制度是根据教学和科研任务的需要，确定设立工作岗位的种类和聘任教师的方式，并规定受聘者应具备的条件及承担的责任和义务的制度。

（二）教师的使用

对于选拔来的教师，首先要对他们进行职务设置。教师职务设置的总体原则是按需定编定岗，具体来说，职务设置应遵循以下原则。

1. 系统化原则　即按照系统的原理进行设置。当考虑一个岗位的设置是否合理时，应把这个岗位放在整个教师队伍的系统之中，权衡利弊，从总体上分析每个成员在系统中的作用。

2. 整体效应原则　护理院校中每一个岗位的设置，包括教师、行政人员和其他工作人员等，都要以教书育人为中心，所有岗位人员彼此间要保证能有效合作，促进团队精神和团体凝聚力，以保证实现工作目标和任务。

3. 最低岗位数原则　即在现有工作任务和条件下，设置最少的岗位和最精简的岗位层次，用最小的投入获得最大效益，岗位的数量应限制在能够有效地完成工作任务所需要的最低数。

4. 动态性原则　教师的使用要注意学校的全体教职员工是动态发展的，岗位的设置要注意结合这一特点。从教师队伍的整体结构，如年龄结构、职称结构、学历结构和知识结构及学校的长远发展角度予以综合考虑。注意教师队伍的梯队建设，以保证其在发展过程中始终保持一种动态的平衡。

（三）评价及考核

学校应定期对教师进行评价及考核。认真做好教师的评价工作，有利于调动教师的积极性与创造性，充分发挥各级教师的职能，并为职称的评定及晋升提供重要的依据。对教师的考核，应以事实为依据，坚持政治与业务并重、全面考核的原则。对不同职务及岗位的教师，考核的标准不同，考核的内容一般包括以下三个方面。

1. 政治思想　主要评价老师的政治思想素质和职业道德水平，关注教师在课堂上的言论与教师角色和岗位职责是否吻合等，评价老师工作积极性、敬业精神等。

2. 业务水平　主要考察教学、科研、护理工作水平、能力及创新精神等。如掌握护理专业基础及专业理论的深度与广度，教学能力、科研能力、编写教材的能力，学术论文、学术报告的水平，外语水平等。

3. 工作成绩　主要评价教学、科研及护理等各项工作的实际业绩与贡献。如完成教学工作量及教学效果；进行教学改革及提高教学质量方面的情况；编写教材、专著、论文等方面的成果等。

三、学生管理

学生管理工作是高校教育管理工作的重要组成部分，学生管理机制、管理方式和管理方法的健全与恰当，对培养学生成才至关重要，会影响学生的发展和学校办学水平的高低，因此必须重视学生管理工作。广义的学生管理除了包括学生在校内学习和活动的管理，还包括学生在校外学习和活动的管理；狭义的学生管理是学校内部的学生管理，主要指学校对学生在校期间学习、生活、活动方面所进行的管理。

（一）基本原则

1. 加强管理与积极教育相结合　学生的思想教育管理是以培养学生为根本目的的，学生管理制度和学生行为规范的制定与实施，都应着眼于培养目标的实现，促进学生健康成长。对学生的思想教育和行政管理是相辅相成的。学生良好行为的培养和训练，离不开严格的管理。教育管理者要注意把思想教育工作贯穿于管理工作的始终，同时充分发挥行政管理的教育职能。

2. 教育管理和自我教育相结合　对学生的管理，既要发挥教育管理者的主导作用，又要引导和培养学生自我教育及修养的能力。教育管理者要深入了解学生，做学生的知心朋友，充分调动其主观能动性。

3. 严格要求与尊重学生相结合　学生有自身的特点，要注意尊重他们的人格、身心特点和个性。要注意培养学生的责任心，保护他们的自尊心，注意正确引导，平等对待。学生精力充沛，求知欲强，兴趣广泛，感情丰富强烈，富有理想，易受外界的影响而情绪波动。管理者要注意正确引导，创造条件满足他们的合理要求。学生的个性特征千差万别，教育管理者要注意按照规章制度办事，但不能阻碍其个性的发展。

4. 严肃纪律与解决问题相结合　对学生的管理，要注意培养其维护教学秩序和参与集体生活的良好习惯，规定一系列的规章制度，并严格执行。但学生管理的目的不是约束，而是解决他们在学校中所遇到的具体问题，促进他们的健康成长。

（二）实施

1. 制定管理制度及行为规范　主要依据国家教育行政主管部门颁发的《学生守则》，并根据实际情况设立相应的规范及制度，注意引导学生自觉遵守各项制度所规定的内容。

2. 制定管理的实施计划　学校党政各级部门都要像制定教学计划一样认真检查学校、学院或专业的政治思想教育计划，要求以爱国主义教育为中心，从护理院校学生大部分为女性的特点出发，制定内容新颖、形式多样、分层次、分步骤的实施计划。

3. 组织上进行协调　要在学校党委的统一领导下，统筹安排，分工协作，发挥学校各级党政工团、学生会、广大教职员工的作用，进行协调和控制。

4. 开展检查和评比　注意发扬民主，上下组合，建立完善的评比制度，总结交流经验，发现问题及时解决。同时对学生进行学年总结、操行评定、奖学金评定等。

四、财务管理

教育财务是教育教学及其管理活动开展的物质基础，教育财务管理主要包括教育事业所需经费总量的确定、教育经费的筹措、教育经费的分配与使用、教育设施管理、教育设备管理和教育物品管理等。

护理院校的财务管理对于正确地筹集、分配及合理使用资金，不断促进教育事业的发展，促进校园建设，保证教学及科研等各项任务的完成具有重要意义。

（一）原则

1. 效益原则　即力求以最少的经济消耗，培养出更多更好的护理人才。贯彻效益原则，必须从宏观及微观两个方面加强管理。宏观管理包括校园布局、专业设置、人才结构及社会需求等。微观管理包括教学、科研及资金的消耗、仪器设备的利用率等。

2. 综合平衡原则 要求根据院校的情况加强财务计划管理，搞好综合平衡，在资金安排上应"保证重点、兼顾一般、量入为出、留有余地"。

3. 依法办事原则 在财务管理中必须贯彻财务制度及财经法规。要求建立健全的财务制度，不能超越制度及法规自行其是，以防引起财务混乱。

（二）内容及方法

护理院校的资金主要是国家拨给的教育事业费及基本建设费，其次是各院校自筹的资金。为此，各院校财务部门每年必须根据本院校的实际情况，编制综合的财务计划。按照国家的财政方针、政策及财务管理制度，正确筹集、合理分配及使用资金，以提高资金的使用效率，避免浪费，保证教育事业发展的需要。

1. 教育事业费的管理 教育事业费是国家用于教育事业发展的资金，一般称为"预算资金"或"教育经费"。教育事业费用包括劳动工资、助学金及奖学金、设备图书购置费、修理费、科研经费、业务费及其他各项费用。教育事业费的预算及支出，要严格贯彻执行国家各项财政制度及财政纪律，按照国家预算支出的规定及范围，认真组织核算及管理。

2. 预算外资金的管理 预算外资金是国家财政年度内分配的教育事业费以外的，由各院校在国家的方针、政策及财务规章制度允许的范围内，通过各项活动所获得的经费。预算外的资金主要来源于计划外办学、转让技术成果、协作科研、各项赠款及资助款项等。

预算外资金的筹集，必须执行国家的财政方针、政策、法规及财政纪律，不得妨碍教学、科研等各项业务工作的正常进行。预算外资金必须纳入财务部门统一管理、统一核算。使用预算外资金应做到先收后支，合理使用，严格管理。

3. 财务监督及核算 财务监督是财务管理的一项重要内容，其目的是维护国家关于经济工作的方针及政策，更好促进学校的财务管理，提高经济效益。财务监督的方式一般包括对财务预算、经费收入及使用、经费使用效果的监督。通过监督，及时发现问题，采取措施纠正问题，保证各种费用的合理使用。

第三节　护理教育中的教育制度

护理院校教学管理制度规范就是对本专业的教学计划、教学质量管理等做出明确细致的规定，并在研究教学管理方面逐步形成适应护理院校自身特点的体制，建立和健全自我完善、自我监督、自我约束的机制。

一、教学计划管理

教学计划是组织教学过程、安排教学任务、确定教学编制的基本依据，是培养高素质人才、保证教学质量的重要基础。它决定着学校教育和教学内容的方向和总结构，是编写各科教学大纲和教材的主要依据。教学计划要符合教学规律，保持一定的稳定性，又要不断根据社会、经济和科学技术的新发展，适时地进行调整和修订。教学计划一经确定，必须认真组织实施。

（一）制订原则

护理院校在编制教学计划时，应根据党的教育方针、专业培养目标和社会的需求，结合学校办学定位、办学特色和办学条件、教育对象的特征和知识水平进行全面考虑而制订。制订教学计划的原则如下。

1. 与培养目标相一致　根据国家的教育方针，结合护理专业特点和社会需求确定计划。计划应紧紧围绕培养目标，处理好思想与业务、理论与实际、学习与健康等方面的关系，努力促进学生的德、智、体、美、劳全面发展，提高学生的综合素质，保证培养目标的实现。

2. 遵循教育教学基本规律　坚持知识、能力、综合素质提高的原则。要在重视知识传授的基础上，大力加强学生获取知识、提出问题、分析问题和解决问题的能力培养。采取多种形式加强学生素质教育，使学生通过学习能够建立起可适应终身教育及社会发展变化需要的知识能力结构和基本素质。

3. 充分体现整体优化的原则　根据专业培养目标，突出中医学特色，注重理论与实践的结合，构建符合我国国情的融会贯通、紧密配合、有机联系的整体护理课程体系。

4. 要努力体现学校的办学特色　注意因材施教和因地制宜。要"解放思想，实事求是"，根据生源质量、师资水平、办学历史与条件、社会经济发展水平、远景规划和毕业生服务方向等实际情况，努力将办学优势和特色反映到教学计划之中。要增加培养学生创新思维的教学环节，把培养创新能力融合于教学过程之中。

（二）课程设置要求

课程设置是教学计划的核心内容，是实现专业培养目标和培养规格的中心环节。课程设置上应把宏观的教育观念与微观的教学实际紧密联系起来，可由若干个知识模块构成。公共基础课程模块包括马克思主义基本原理、毛泽东思想和中国特色社会主义理论体系的思政课程、体育课程、外语课程、军事理论和训练课程、劳动教育课程、创新创业教育课程和文化素质教育课程等。专业基础知识模块包括本专业的基本理论和基本技能内容的课程，也要包括相邻专业的基本知识内容的课程。专业知识模块主要开设专业方向的定位课程，这一课程群既要体现专业培养目标的要求，又要体现专业自身的特点和办学特色。第四模块主要开设反映现代科学知识或最新成果的课程群，使学生掌握最新的专业研究成果和研究方法，培养学生的创新意识。第五模块开设中医药文化及社会科学知识等课程，以提高学生的文化修养和整体素质。

专业基础课设置主要以现代护理理论为基本框架，注重多学科互相渗透，使学生今后较好地适应生理－心理－社会－环境的医学模式。专业课设置要让学生早接触专业、接触临床，加大实践教学的学时比例，理论课与实践课交叉进行，培养学生运用理论知识分析、判断和解决临床实际问题的能力。公共基础课、专业基础课和专业课的设置应树立为临床护理课服务的整体教学观念，合理设置学时，注重实用，进行综合和删减，打破各学科间的壁垒并保证知识的系统和完整性。

（三）学时分配

科学地进行学时分配是充分发挥学生学习主动性与创造性、改进教学效果、提高教学质量和效益的重要措施。要合理安排教学全过程的学时分布。除生产实习环节外，学期平均教学周为16～18周，周学时宜控制为26～30学时（含实验课）。

（四）制订教学计划的程序

广泛调查社会、经济和科技发展对人才的要求，论证培养目标和业务范围；学习、理解上级相关文件精神及规定；护理院校提出制订教学计划的实施意见及要求；制订专业教学计划草案，由专家进行论证，专业建设委员会通过，报主管校长审核签字后下发。教学计划要保持相对稳定，并根据社会、经济和科技发展的需要 1～2 年进行一次调整和修订，每 4～6 年进行一次全面修订。

（五）教学计划的实施

教学计划制订好后，要把它变成实际的教学活动，就需要通过一系列管理的工作程序，进行合理组织和调度，以保证教学工作正常运转。

1. 护理院校编制分学年、分学期的教学进程计划，落实每学期课程及其他教学环节的教学任务、教室和场所安排、考核方式等。

2. 由教师和有关职能部门编制单项教学环节组织计划，如实验教学安排教学计划、实习计划等。

3. 审定后的教学计划所列各门课程、环节的名称、学时、开课学期、考核方式（必修、限选、选修）、开课单位和任课教师等均不得随意改动，执行过程中需要调整的，应在专家论证的基础上严格按照审批程序执行。

二、教学质量管理

教学管理的核心是教学质量，质量管理应抓好教师的教学及学生的学习两个方面。用系统的方法进行综合考察、协调与管理，以保证良好的教学质量，不断提高人才培养质量。

（一）概念及特点

1. 概念　教学质量是指根据培养目标，通过教学计划、教学活动，使受教育者的素质得以改善的状况和程度。教学质量管理是指根据教学规律，通过管理手段，把教学活动控制到一定的质量状态，使教学活动达到规定目标的过程。教学质量管理包括对教学质量进行全面评价，对教学过程各阶段的各个环节进行质量监控等。

2. 特点　教学质量管理必须贯穿在整个教学过程中，进行全面性、全员性和全过程的科学管理。

（1）全面性　"五育"并举促进学生全面发展，包括有坚定正确的政治方向，热爱社会主义，有扎实的基础和专业理论知识、操作技能熟练、有良好的品德修养和健全的体魄。

（2）全员性　坚持立德树人强调管理的群体性，教学质量管理涉及全校各个部门和所有人员，包括学生。我们提倡教书育人、管理育人和服务育人，就是希望学校的每一位工作人员，把自己的工作质量与培养人才的总要求直接挂钩。

（3）全过程　要求对影响教学质量的每一个内部或外部因素进行质量控制。医学院校高级护理专门人才的培养，是通过贯穿教学活动的全过程逐步实现的。应该重视教学质量的形成性过程评价，把教学质量管理贯穿于学生在校学习的全部教学环节之中。教学管理人员、教师和学校各方面工作人员，都要为保证教学质量的提高而努力，对影响教学质量的每一个内外因素进行质量控制。

（二）主要原则

教学质量管理的主要内容是正确处理教学系统的内外环境的各种要素及其之间的关系，使教学工作控制在期望的质量状态，教学质量管理必须遵循以下原则。

1. 系统整体化原则　教学系统存在着功能、结构、机制三个相互关联的要素，结构是系统的载体，功能是系统的作用，机制则是系统工作与运行的原理，三者形成了一个有机的、完整的统一体。要提高教学质量，在教学管理中必须使各个要素之间密切结合，切忌要素之间的对立、割裂。在管理上要有完整的系统结构，一般应包括决策系统、执行系统、监督系统、反馈系统、协调系统。

2. 规范化原则　教学工作的规范化，是实现教学目标的依据和保障。学校应有切实可行的管理规章制度，教学工作的各个环节均应有严格质量标准，如教学评价制度、出科考试实施细则；护理技术操作规范等。在管理过程中，每项工作都能达到规范化，整个教学工作则可处于最佳状态。

3. 稳定化原则　稳定教学秩序，保证教学工作的正常运转，是教学质量管理的重要原则。任何教学管理的措施，要求明确具体、切实可行、便于检查和执行，具有实际操作性。

（三）管理过程

教学质量是教学成果的质量标识，合格的教育过程主要看受教育者在这个教育过程中所获得的知识存量及能力的提高程度，好的教学质量是通过整个教育过程获得的。

1. 计划过程的质量管理　教学计划是培养人才的总体设计图，是教学过程据以实施的依据，是保证教学质量的重要环节。特别需要强调的是，随着医学的发展，护理学的知识结构已由生物学扩展到心理科学和社会科学，护理工作将为人民群众提供全方位、全生命周期的健康服务。护理方式的转变、护理工作范围的扩大、护理工作任务的增加，无疑要求护理人员具备多元化的知识结构和完善的人格结构，使得护理教学内容与护理实践需要和护理专业的发展密切结合在一起，共同围绕转变护理模式这一中心来改变护理人员的知识结构，使之突出以人为中心的整体护理观念，实施包括生理、心理、社会和人文等全方位的护理并以此改进护理课程设置。作为医学教育管理者，应及时根据各种反馈信息，检查和修订原有的计划、方案和制度，使人才培养计划能主动适应当前社会的需要及未来医药卫生事业对人才的需求。

2. 教学过程的质量管理　教学过程的质量管理，在于搞好教学过程各个环节的质量管理，主要包括科学地组织人力、物力，做好各教学环节的准备工作，明确各个教学环节的要求和进行程序，抓好课程建设；建立和健全教学检查制度和总结评估；对于护理专业的学生要突出加强实践教学环节的质量管理，应制订专门的规章制度，如实行教学查房制度、护理病例讨论制度，以此来制约教学质量。明确教学要求，制订专人负责教学过程的管理，并进行考核。实行严格的考核制度，重视考核结果的分析和考核方法的改革。

3. 辅助过程的质量管理　教学辅助系统也可称为教学支持系统，它是为教学过程服务的各项工作的总称，如制订校历表、学生作息时间表等。搞好教学辅助过程的质量管理，对稳定教学秩序和提高教学质量有十分重要的意义。

4. 毕业生质量反馈管理　加强对教学质量的跟踪调查和分析，是做好教学质量评价的一项重要措施。毕业生质量的调查是对教学质量进行的高层次质量分析，其反馈信息对学校的办学方向、教学改革的研究和实施都具有重要意义。跟踪调查学生从入学到毕业走上工作岗位后的情况，并对积累的各种教学质量数据进行数据分析和统计处理，是科学化教学质量管理的重要依据。

（四）保障体系

教学质量保障体系是全面控制教学质量的组织与程序系统渗透于教学活动的全过程，并在教学活动各个环节为教学质量提供全方位的保障服务。

教学质量保障体系可分为外部保障体系与内部保障体系。外部保障活动由全国性或地区性的专门机构承担，高等教育的控制机构一般直接隶属于政府教育行政部门，代表教育行政部门对学校教育质量的检查、监督或评估。内部保障体系是由学校为提高教育质量与配合外部保障活动而建立的组织与程序系统，它与教学质量的外部保障机构相互合作以完成教学质量保障的任务。教学质量保障体系主要包括以下四个方面评价。

1. 教育的输入

（1）组织与政策　包括领导素质、办学理念、管理结构、人员关系、财力支持、人员发展规划等。

（2）人力　包括教学教辅人员、动力、师生比、人员发展机会、个人指标等。

（3）图书和支持性服务　包括图书资料、阅览室开放时间、信息处理技术和媒体资源等。

（4）物质资源　包括教学物品、教室、宿舍、餐厅、运动场等。

（5）学生　包括报考率、入学率、入学标准、学习动机等。

2. 教育过程

（1）课程　包括课程的相关程度、课程计划、监测与总结等。

（2）教学　包括准备、实施、评估、师生关系和对新教师的工作支持等。

（3）科研　包括经费、出版物、索引、科研执行情况等。

（4）学生管理与指导　包括教师的咨询与指导、学生管理的效果等。

3. 教育输出

（1）学生学业成绩　包括考试通过率、就业率、工作岗位上的发展等。

（2）学科监测与评价　包括学期、学年鉴定和总结，学科的进展情况等。

4. 系统效应

（1）系统发展规划　包括教师、学生数量和层次上的规划等。

（2）系统对社会发展的作用　包括人力提供、专业发展和社会服务等。

三、教学管理制度建设

护理院校的教学管理制度建设包括制订并完备的教学基本文件，包括教学计划、教学大纲、学期教学进程表、教学工作计划表、课程表、学期考试、教学工作总结等。要建立必要的工作制度，包括学籍管理、考试与成绩管理、实验室管理、教学资源管理、教学质量监控与评估等制度；教师和教学管理人员岗位责任制及奖惩制度；学生守则、课堂守则、课外活动规则等学生管理制度。此外，还包括制订系统的临床实习教学管理制度，如实习计划、实习大纲、本科生实习带教有关规定、教学查房制度等。

护理教育管理对保障及提高护理教育质量具有重要的作用，护理院校只有通过强化教学管理制度，对教学状态进行科学规范化管理，才能保证教学高质量稳定运行。

思考题

1. 简述护理教育管理的基本原则。
2. 简述制订教学计划应遵循的原则。
3. 阐述在护理教育中如何实施教学质量的管理。

扫一扫，查阅本章数字资源，含PPT、音视频、图片等

评价是对客体满足主体需要程度的一种价值判断活动。教育评价是对教育活动满足社会与个体需要的程度做出判断的活动。教育评价包括理论研究和实践应用两个方面。我国教育评价的理论和实践自 20 世纪 80 年代以来得到了快速发展，评价目的由重视学业鉴定转向重视改进教与学，评价对象由集中在对学生学习成绩的评定扩展到所有教育领域如教师、课程、学科、学校甚至区域性的教学评价，评价结果由单一的重视数量改变为重视以数量和用语言描述相结合的多元评价。护理教育评价作为其中的一个分支，在理论和技术领域充分运用其成果，并在实践领域形成其独到之处。

第一节 教育评价

教育评价的概念来自对教育评价活动共同特征的概括和提炼，它对实际评价工作具有指导意义。本节主要阐述教育评价的基本概念、发展历史进程、主要类型和主要模式等。

一、教育评价的概念

（一）教育评价

教育评价（education evaluation）是以教育目标为依据，制定科学的标准，运用有效的技术手段，对教育活动的过程及其结果进行测定、衡量，并给以价值判断。护理教育评价是对包括一切护理教育活动和与护理教育活动有关的一切人员、机构、方案等在内的综合评判过程。

（二）几个相关概念的鉴别

1. 教育测量（educationcal measurement） 是通过对学生知识的掌握、智能的发展、思想品德的变化、体质状况及教育活动等各方面的测定，为教育评价提供依据，是教育评价信息的主要来源。

2. 教育评估（educational assessment） 是对教育的社会价值做出判断。教育评估更多地注意了判断对象的复杂性，其指标体系涉及学校方方面面的工作，如本科教学评估、护理学专业教学评估，是对学校办学水平、办学条件的综合评估。教育评价一般专用于类似计划课程、各组织变量等抽象实体，含有对某事物的重要性或价值做判断的意思。不过也有学者认为评估就是评价，特别是在教育评估和教育评价方面不做区分。

3. 教学评价（teaching evaluation） 是指教师将所得到的信息数据加以选择、组织，并加以

解释，以助于对学生做出决定或价值判断的过程。教学是教师的教和学生的学所组成的一种人类特有的人才培养活动，而教育是一切有目的的影响人身心发展的社会实践活动。教育不仅包括教学内容，还包括人的素质教育，帮助学生树立正确的世界观、人生观、道德观等。教育是目的，教学是手段，教学为教育服务。德国教育家赫尔巴特提出"教育性教学"，即在教学中融道德教育为一体。因此，从这个角度考虑，教学评价和教育评价可以互相通用。

二、教育评价的历史

（一）西方教学评价的分期

教育评价经历了漫长的历史过程。早期，西方教育评价以考试作为鉴定和选拔人才的主要手段。1219 年大学开始用口试进行考试，1599 年学校用笔试进行考核，1787 年开始毕业考试论文式作业考试，1791 年法国参照我国科举制度建立文官考试制度。随着实验心理学个体差异研究的进步和教育统计学的发展，19 世纪末 20 世纪初，现代教育评价应运而生。

教育评价是伴随着教学的产生而产生的，主要经历了四个发展阶段。

1. 测量阶段（19 世纪中叶～ 20 世纪 30 年代）　随着自然科学的发展，各种统计测量技术得到长足发展，并被引入教育领域。1904 年英国心理学家桑代克发表《心理与社会测量导论》，为教育测量奠定了理论基础，标志着教育测量的开始。随后，各种学科学习量表陆续发表，如算术成绩量表、拼音量表、作文量表等。该时期的教育评价，基本等同于教育测量，评价者在评价中仅扮演测量技术员的角色。该阶段的特点是测量理论的形成和测量技术在教学中的广泛应用。

2. 目标模式阶段（20 世纪 30 ～ 50 年代）　该阶段始于历史上著名的"八年研究"（1933 ～ 1941）。1933 年，美国"进步教育协会"发起了一项著名的关于课程内容由"测量"转向"评价"的实验研究。通过该研究，泰勒和他的同事们发表了"史密斯 – 泰勒报告"，正式提出了教育评价的概念，认为实施教育评价首先必须建立在清晰的目标基础上，根据目标评价教学效果，促使教育向理想目标前进。之后许多教育工作者开始用这一种新的全面的观点看待教育评价，教育评价逐渐取代教育测量。该阶段的特点是对测量结果进行描述，评价的目标不再是学生本身，而是什么样的学习目标模式对学生最有效。

3. 目标参照测验阶段（20 世纪 50 ～ 70 年代）　该阶段注重了真正的价值判断问题。目标参考测验以教学目标为评价标准，关注教学结果是否达到教学目标。该阶段对评价标准的发展作出了积极贡献。

4. 人本化阶段（20 世纪 70 年代以后）　该阶段把教育评价引向了计算机化和因人施测的方向，突出了人文主义精神，强调评价者与评价对象之间的不断交互作用、共同建构、全面参与。实质性评价理论也在实验的基础上诞生。实质性评价是贯穿于教学过程始终的特殊教学活动，包括教师的评价、在集体的学习 – 认识活动中的评价、在学生个别独立的学习 – 认识活动中的评价三种形式，其特别重视学生自我评价能力的形成及教学评价的良好心理氛围的设计，强调教育评价中的定性和描述等。

近年来，教育评价发展很快，应用范围逐渐扩大，其作用日益受到重视。联合国教科文组织已将是否具有完备的教育评价技术作为衡量一个国家教育水平高低的标准之一。

（二）我国教育评价的发展

我国教育评价最早可见于西周时期的文献，古代专著《学记》中对学校的教育评价体制也有记载。始于公元606年，持续1300年的科举考试，是世界上最早的一种教育评价形式。1905年废除封建科举制度后，西方的教育测量思想和方法传入我国并促进了教育测量运动。但20世纪30年代以后，由于历史原因，我国的教育测量与评价工作中断。20世纪70年代末，教育评估和评价工作才开始逐步恢复和发展。随着教育改革的深入，教育评估和评价的作用和地位已越来越受到广大教育者的重视。1984年，我国正式参加了国际教育成就评价协会（International Association for Evaluation of Educational Achievement，IEA）。1985年6月，教育部召开了第一次全国性的教育评价研讨会，标志着我国教育评价研究和实践的真正开始。2020年10月13日，中共中央、国务院印发了《深化新时代教育评价改革总体方案》，明确提出到2035年，基本形成富有时代特征、彰显中国特色、体现世界水平的教育评价体系。

我国的教育评价研究虽起步较晚，但随着教育事业的发展和受到国外教育评价研究及其成果的影响，现在越来越多的人已认识到教育评价的重要性，正积极借鉴国际上已取得的教育评价研究结果，以不断完善适合中国国情的教育评价体系。

三、教学评价的功能

教育活动是社会、心理和控制三方面的统一，构成教育系统的目标系统、行为系统和控制系统三个最基本的子系统。教育活动过程包含教学目标的制定、控制实现和教育结果的测量与评价三个阶段。因此，教育评价有以下几个功能。

1. 导向功能　教育评价提供了衡量教育过程或结果好坏的标准，对整个教育教学活动具有一种导向或指导作用。高等护理教育评价标准应充分体现护理学专业的特点，保证评价标准和指标体系客观、准确、真实地反映高等护理学专业人才培养的目标和社会需求。

2. 诊断功能　评价作为一种矫正系统，能够帮助护理教师发现教育教学过程中所存在的问题，帮助教师弄清、查明影响教育效果的各种因素，从而为教师适当处置学生、改进自己的教育教学工作提供依据。因此，良好的教育评价能为学校或教师的决策提供诊断性的咨询服务。

3. 激励功能　通过教学评价，可维持教学过程中教师和学生的适度紧张状态，激发和维持教学过程中教师和学生的内在动力，提高其工作的积极性和创造性。通过护理教育评价肯定护理教师的教学能力和护理学生的达标速度，教师和学生获得成功的体验，起到激励作用。

4. 调控功能　是指教育评价具有对评价对象的教育教学或学习等活动进行调节的功效和能力。护理教育评价依据护理教学目标编制评价指标体系，对护理教学活动进行全面检测；评价的结果使护理教师及时知道自己的教学情况，使学生得到学习成功和失败的体验，从而为师生调整教与学的行为提供客观依据。

5. 鉴定功能　通过教育评价来认定、判断评价对象合格与否、优劣程度、水平高低等实际价值情况。护理教育评价是依据一定的标准进行的，对护理教师和护理学生具有鉴定优劣、区分等级、排列名次、评选先进、资格审查等鉴定功能。

四、教育评价的分类

教育评价根据不同的标准有多种不同的分类。

（一）按评价对象范围分类

1. 宏观教育评价　是以教育的全领域及宏观决策方面的教育现象、措施、对象进行的教育评价，或对一个具有相当规模地区的教育进行的评价。评价内容包括教育目标、制度、内容、方法等。

2. 中观教育评价 以学校为对象，对学校内部的工作进行的评价。评价的内容包括学校的办学条件、办学质量、领导班子、教师队伍、教学工作等。

3. 微观教育评价 是以学生为对象，评定其学业成绩、思想品德、智能发展等。评价内容包括学生的思想品德、知识技能、健康状况等。

（二）按评价功能分类

1. 诊断性评价 也称教学前评价或前置评价，一般是在某项教学活动开始之前，对学生的知识、技能及情感等状况进行预测，以判断他们是否具备实现当前教学目标所要求的条件。通过诊断性评价，可以了解学习的准备情况，也可以了解学生学习困难的原因，由此决定对学生进行个性化的因材施教。

2. 形成性评价 也称过程性评价，是在教学过程中评价教学活动本身的效果，用以调节活动过程，保证教育目标实现而进行的价值判断。通过及时了解教学进展情况，发现教学方法、计划和教学进程的问题，及时调整和改进教学工作，获得最优化的教学效果。

3. 终结性评价 也称事后评价，是在某项教学活动告一段落时，为了解教学活动的最终效果而进行的鉴定性评价。评价时以预先设定的教学目标为基准，对评价对象达成目标的程度做出评价，以考查学生发展达成目标的程度。总结性评价的次数比较少，一般是一学期或一学年两三次，在学期或学年结束时进行，如期中、期末考查或考试及毕业会考。

三种类型的评价比较见表 9-1。

表 9-1 诊断性评价、形成性评价和终结性评价的对比

项目	诊断性评价	形成性评价	终结性评价
实施时间	教学之前	教学过程中	教学之后
评价目的	了解学生情况 合理安排学习	了解学习过程 调整教学方案	检验学习结果 评定学习成绩
评价重点	素质、过程	过程	结果
评价方法	观察、调查、作业分析、测验	阶段测验、作业分析、日常观察	考试或考查
评价作用	查明学习准备情况和不利因素	确定学习效果	评定学业成绩

（三）按评价基准分类

1. 相对评价 又称常模参照评价，是指在被评价对象的集合中选取一个或若干个对象作为标准，然后将其余评价对象与该标准进行比较；或者是按某个标准把所有评价对象排成先后顺序的评价。其特点是：评价的基准在评价对象团体内部确定，参考标准是对团体进行测量以后确定的，关注团体中各个成员所处的相对位置。相对评价的缺点是基准会随着群体的不同而发生变化，因而有可能使评价标准偏离教学目标，不能充分反映教学上的优缺点从而为改进教学提供依据。

2. 绝对评价 又称目标参照评价，是在被评价对象的集合之外确定一个客观标准，将被评价对象与该客观标准进行比较，判断其达到标准程度的评价。评价标准一般是教学大纲及由此确定的评判细则。其特点是：评价基准是在评价对象团体以外确定的，参照标准在对团体进行测量以

前就已确定，关注评价对象是否达标的程度。绝对评价的优点是标准比较客观，如果评价是准确的，那么评价之后每个被评价者都可以明确自己与客观标准的差距，从而可以激励被评价者积极上进。其最主要的缺点是客观标准很难做到客观，容易受评价者的教育价值取向和经验的影响。

3. 自身评价　又称个体内差异评价，是对被评价对象的过去和现在进行比较，或者是自身的不同侧面进行比较。其优点是尊重个性特点，照顾个别差异，通过对个体内部的各个方面进行纵横比较，判断其现状和趋势。但由于被评价者没有与具有相同条件的其他个体做比较，难以判定其实际水平和差距，激励功能不明显。因此，在实践中常需把自身评价和相对评价结合起来使用。

（四）按评价的主体分类

1. 自我评价　按照一定的评价目的与要求，对自身的工作、学习、品德等方面的表现进行的价值判断。在现代教育评价中，人们越来越重视自我评价的作用，强调自我评价应作为各类教育评价的基础。

2. 他人评价　被评者以外的组织或个人进行的评价。他人评价一般较严格、慎重，也比较客观，可信度较高，具有一定的权威性。自评只有经过他评后才能得到有关方面的认可。

（五）按是否采用数学统计方法分类

1. 定量评价　是一种数量化的评价，运用一定的数学模型或数学方法，采取统计处理手段进行的评价。为了提示数据的特征和规律性，定量评价的方向、范围必须由定性评价来规定。

2. 定性评价　又称质性评价，是采用定性描述、解释的方法做出的价值判断，通常表现为书面的鉴定或评语。书面的评语通常比简单的分数或等级更清晰地传达出被评价者的优点与缺点，但这种评价方法不够精确，且主观性较强。

五、教育评价的过程

（一）确定评价目的

教育评价的根本目的是为教育决策提供信息和依据，为改进教育服务的过程、提高教育质量服务。在进行教育评价前，需要明确本次教育评价要解决的问题、预期效果，并且明确评价的对象和范围。

（二）建立评价指标体系

评价指标就是根据一定的评价目标确定的，能反映评价对象某方面本质特征的具体评价条目。评价指标体系是由不同级别的评价指标按照评价对象本身逻辑结构形成的有机整体，由评价指标、权重和评价标准三个系统构成。指标是评价指标的设计者根据评价的目标分解出来的，能够反映评价对象某些方面本质特征的具体化、行为化的主要要素，它是对评价对象进行价值判断的依据；权重是根据组成事物的要素在整体中的地位和作用不同，而赋予的一定数值；标准是衡量评价对象达到评价指标要求的尺度。评价指标体系是衡量教育评价对象发展水平或状态的量标系统，在教育评价方案中处于核心位置。评价指标只能反映评价对象和评价目标的一个方面或某几个方面，评价指标体系则能反映评价对象和评价目标的全部。教育评价需要有系统化和紧密联系的一群指标来全面反映教学目标。

1. 指标体系的结构　教育指标体系可以按照不同的形式分为多级，如教师课堂教学评价体系可以分为教学态度、教学基本功、教学内容、教学方法、教学过程及教学效果五个方面。教学态度又可以分为教学责任心和对学生的指导工作。教学基本功又包括教态教姿、语言、板书和教学时间分配等方面。具体见表 9-2。

表 9-2　教师理论授课教学评价表

项目	评价指标及标准	权重系数	等级				
			5	4	3	2	1
教学态度	教学责任心强，以身作则，为人师表	0.5					
	引导学生端正学习态度，指导学生采用有效的学习方法	0.5					
教学基本功	教姿教态端正	0.5					
	普通话授课，语言准确、生动，板书工整	0.5					
	讲授逻辑清楚、条理清晰，教学时间分配合理	0.5					
教学内容	讲授知识系统、准确，重点突出，说理充分	0.5					
	密切联系实际，内容熟练充实、信息量大，举例恰当	0.5					
	认真布置、批改作业，定期组织答疑	0.5					
教学方法	合理运用现代化辅助教学手段	1.0					
	采用开放式教学，培养学生创新能力	0.5					
	采用启发式教学，注重对学生思维方法的训练	0.5					
教学过程	遵守学院规章制度，按时上下课	1.0					
	课堂教学组织严密，管理严格	1.0					
教学效果	学生理解和掌握课程内容，并能够灵活运用	1.0					
	学生参与程度高，学习积极性高	0.5					
	促进了学生思维能力和学习能力的提高	0.5					
评价意见		签名：					

2. 指标体系建立的基本方法　评价指标体系的设计有较强的政策性和技术性，需要按照一定的程序、采用科学的方法进行技术处理，才能达到理想效果。

（1）确定评价指标系统　根据评价指标分解评价目标，把某方面教育评价的总目标分解为一级指标，再将一级指标分解成二级目标；由高到低逐层进行，越是下一级指标越是具体、明确、范围小，直至分解到指标可以观察、测量、操作，形成末级指标为止。如《教师课堂教学评价表》将一级指标教学内容分解为所讲授知识内容情况、信息量大小、布置和批改作业情况等二级指标，将教学方法分解为运用现代化辅助教学手段、培养学生创新能力、进行思维方法训练等教学方法。对初拟指标进行比较、鉴别、筛选、归类合并，形成符合要求的评价指标系统，并且使指标达到少而精的要求。

（2）权重系统　评价指标的权重是表示某项指标在评价指标体系中重要程度的数量标志，是指标体系的重要组成部分。各项评价指标在指标体系中的地位和重要程度是不同的。为了体现这些不同点，就要为每项评价指标设定权重，这样才能达到客观、可比的要求。权重可以以小数、百分数、整数形式表示。

确定指标权重的方法有：①专家会议法：由一定数量的长期从事教育管理工作的领导专家、有经验的教师及有关领域的理论工作者共同讨论确定指标权重。②德尔斐法：该方法又称专家咨询法，通过问卷向专家征求意见，然后由评价方案的设计人员进行汇总、整理；再将这一轮结果作为参考资料发给各位专家，让他们再发表意见，再次回收，并进行数理统计，多次重复这一过程，直至意见趋于一致确定评价指标权重的方法。③层次分析法：简称 AHP 法，是以人们的经验判断为基础，采用定性、定量相结合方法确定多层次、多指标的权重系数。④逆向法：在没有具体权重的情况下，同时进行分项评价和综合评价，然后通过综合运算的逆运算求得权重。

（3）评价标准系统　评价标准是衡量评价对象达到末级指标程度的尺度和准则。评价标准系统由标度和标号构成。标度的作用是区分评价对象达到评价指标的程度；标号是区分程度的符号，通常用字母（如 A、B、C、D、E）或数字（5、4、3、2、1）等表示，标号本身无独立意义，它是评定标准的辅助部分。

（三）收集评价信息

根据指标体系，科学、系统地收集评价对象的信息，并加以整理。收集信息的方法大致有以下几种。

1. 测验法　借助各种测量工具对评价对象的知识、技能和能力及某些心理特征进行测量。优点是可在短时间内了解许多人的一个或多个特点，且能从数量上比较个人之间的差异。缺点是目前所使用的测验量表还不够完善，信度和效度较低。

2. 问卷法　以精心设计的书面调查问卷的形式向被评对象收集信息。优点是能够在短时间内取得广泛的材料，且能对结果进行数量处理。缺点是所得调查结果一般较难进行真实性、一致性等质量分析，因而难以把所得结论直接与被试者的实际行为进行比较。

3. 访谈法　通过与被调查对象进行交谈而获得有关信息的方法。优点是谈话法简单易行，便于迅速获取资料、纠正偏差、捕捉深层问题。缺点是时间和精力花费较大、成本较高，访谈者的特性会影响被访谈者的表现，如果言不符实，会导致偏差，访谈结果的处理和分析也比较复杂。

4. 观察法　评价者通过自身的感官或借助一定的仪器设备，有目的、有计划地对教育评价对象的自然活动状态进行系统、深入地观察，获得评价对象准确客观资料。优点是具有直接感受性，所得材料真实客观。缺点是主观性大，成本大，观察结果较难整理；有的观察结果推理性太强，影响调查信度。

5. 文献法　根据评价目的和内容，搜集、鉴别、整理有关评价对象的书面资料、数据、音像等材料的方法。优点是不受时空的限制，客观、方便、节省，可以克服评价者亲自调查的局限性。缺点是因不是为评价而准备，针对性不强，资料不够完整，有时不能满足评价者的特定需要。另外，原始材料可能带有偏见或虚假成分，需要评价者认真核实和甄别。

（四）分析处理评价信息

1. 定性分析方法　是采用归纳逻辑分析和哲学思辨方法，对评价对象的访谈、观察记录和文献等资料进行质性描述性分析的方法。主要用于对发展过程的原因探讨，对被评价者优缺点的详细描述，对典型个案的深入研究，对被评价者内隐的观念、意识分析，对文献档案信息的汇总和归纳。

2. 定量分析方法　是用数值形式及数学、统计方法反映被评价者特征的信息分析、处理方法。常用于对群体的状态进行综述、评比与选拔，从样本推断总体，对可测特征的精确而客观描述。

（五）做出判断，反馈指导

对教育评价的信息进行可靠性和有效性检验，形成评价结果。为发挥教育评价的指导作用，有必要将评价结果及时进行反馈：向有关部门的领导汇报，为其进行教育决策提供参考；在同行中公布结果和结论，为其提供借鉴作用；向被评者反馈意见，帮助被评者总结成功经验，恰当的指出存在的问题及今后努力的方向。

六、教育评价的内容

教育评价是对教育现象及其效果进行的价值判断，因此教育评价的对象涉及教育的全部领域，评价对象不同，其评价内容也就各有差异。

1. 对教师的评价　在正确的教育价值观指导下，根据教育目标及教师的根本任务，按照规定程序，运用科学的技术、方法，对教师工作的状态与绩效进行的价值判断活动。教师评价的内容包括：①教师基本素质，包括思想政治素质、道德素质、文化素质、智能素质、心理素质、身体素质、外在素质等七个方面。②教师工作过程，包括工作数量、工作质量、教师工作绩效等。

教师评价的注意事项：①评价目的应以促进教育教学工作的改进为主。②评价指标体系应重视实证性研究，而不仅仅依主观经验而定。③评价过程中重视教师的主动参与。④评价者必须要专业化。⑤教师教学质量评价指标宜经常更新、完善。

2. 对教学工作的评价　教育评价是依据教学目标和标准，利用可行的评价技术，对教学过程及预期的教学效果予以价值判断，以提供信息改进教学的过程，是教育评价的一个重要方面。教学工作评价的具体内容包括教学目标、教学大纲、教师教学过程、教学成果、学生学习状态等。

3. 对学生的评价　学生评价是以学生为对象的教育评价，是依据一定的价值标准对学生的学业成就、个性发展、品德状况、体质体能等方面进行价值判断的过程。

（1）学业成就评价　按照一定的标准，对学生的学习成果进行价值判断的过程。在学业成就评价中，最主要获取信息的途径是进行学业成就或学业成绩测验，由此检查评定学生在知识和技能方面的进步情况。

（2）品德评价　在一定的思想指导下，运用科学、合理的方法，对学生的品德进行测定、评定，并对其价值做出判断的过程。品德评价的主要工具是总体印象法、评语鉴定法、评等评分法及评等评分评语综合测评法等。

（3）质量综合评价　是指评价内容、形式、方法及实施程序上的综合性。内容上，对影响学生发展的因素，包括德、智、体、美、劳等各个要素进行评价；形式上，设计出多因素、多层次、多指标的评价指标体系，实施多指标综合评价，力求从多角度、多侧面、客观全面地反映学生的实际；方法上，发挥多种评价方法的优势，进行综合评价；从实施程序上，先按评价标准的要求逐项评定，然后将评价结果从部分回到整体，再逐级综合，最后经过分析、解释，做出价值判断，得出整体的评价结果。学生质量综合评价的目的是促进每一个学生的全面、和谐、健康发展。通过综合评价，可以促进教育价值观及教育质量观的转变，实现各种教育力量的结合，促进教育教学过程不断得到优化，使教育质量不断提高。

另外，教育评价还有课程评价、学生思想品德评价、学校体育评价及对整个学校的评价等。

七、教育评价的模式

教育评价模式是在一定的理论指导下，对构成评价活动的各要素之间组织形式的规定，是某种教育评价类型的总构思。它包括评价的大体范围、基本程序、主要内容和一般方法。从 20 世纪三四十年代泰勒的第一个教育评价模式诞生以来，已经出现了几十种的教育评价模式，影响较大的主要有以下几种。

1. 目标达成模式（objectives–oriented evaluation）　又称目标导向评价模式或泰勒模式，是由"教育评价之父"泰勒（R.W. Tyler）创建的，是教育评价理论发展史上第一个较为完整的模式，也是影响最大的模式，与现代学生评价的关系最为密切。目标达成模式的基本步骤是：建立课程计划的目的和目标，根据预定目标规定学生的预期行为，选择和编制评价工具，最后依据行为变化情况分析判断预期目标的达成程度，因此是一个单向封闭系统。

泰勒模式的优点是工作流程相对简单，结构比较紧凑，逻辑性强，层次分明，故为大多数人所接受，运用范围较为广泛。但在实践中发现了不足，如"目标"是否合理？非预期的教育目标是否要评价？如何评价？教育教学是否有统一的目标？等。另外，目标达成模式过分重视结果评价，忽视了过程评价和教育的价值性问题。

2.CIPP 模式　也称决策类型模式，由美国的斯塔弗尔比姆（L.D. Stufflebeam）于 1966 年提出。取背景（context）评价、输入（input）评价、过程（process）评价和成果（product）评价的首字母组成 CIPP，每一类评价都与教育决策相联系。

CIPP 模式是在泰勒模式的基础上直接衍生出来的，具有一定的合理性。首先将评价目标本身纳入评价活动之中，有利于目标的选择，使评价更全面、更科学、体系更完整。其次 CIPP 模式对形成性评价比较重视，注重为决策提供信息。最后，CIPP 把评价看成是教育活动的一部分，使评价成为改进工作、提高教育质量的工具。CIPP 模式的缺点是过分注重评价的决策功能，导致缺乏完全意义上的价值判断。同时由于评价步骤繁多，技术复杂，需要大量的人力、物力和财力，要有专家参加，使用中受到了很大的限制。

3. 目标游离模式（Goal Free）　产生于 20 世纪 60 年代，是美国的教育家和心理家斯克里芬（M.Scriven）提出的。该模式的理论基础在于它认为实际的教育活动除了收到预期的效应外，还会产生各种"非预期效应"。这种非预期效应对教育活动的社会价值产生的影响有时是至关重要的。因此，根据预期教育目标进行的教育评价，不应该只重视预定目标所产生的预期效果，应当对非预期效应进行评价，使非预期效应在评价中得到反映。此模式主张不把方案的教育目的、目标告诉评价者，以有利于评价者搜集有关方案的全部成果和信息，使人们对方案做出正确的判断。这种模式把教育目标与评价活动分离开了，故称为目标游离模式。

该评价模式的可取之处是突破了目标的限制，评价的依据、准绳不是方案制定者的预定目标，而是活动参与者的实际成效。不足之处是如果评估组织中的各个评估者具有不同的价值观念和价值标准，就会给评估的操作带来很大的困难。

4. 应答评价模式（Responsive Evaluation）　由美国的斯塔克（R.E. stake）于 1973 年率先提出，后由他人发展形成。这种模式的主要特点是强调以问题，特别是直接从事教育活动的决策者和实施者所提出的问题作为评价的先导，而不是以预定的目标或假设为出发点。应答模式要求评价者与被评价有关的人员之间进行持续不断的对话，了解他们的愿望，对教育的方案做出修改，对大多数人的愿望做出应答。该模式在选择人们所关注的有价值的问题时，强调价值观的多元性和发散性。

应答评价模式的合理之处在于，评价目标反映了与被评价者有关的各方面人员的需要，具有一定的民主性；评价方法强调自然条件下的观察、访谈和定性描述等，但也不否定测验，促进了定性与定量结合，能有效地做出价值判断，并能及时得到反馈。不足之处是评价中要耗费大量的人力、物力和财力，使许多评价者望而却步。

除了以上介绍的评价模式，还有 CSE 评价模式、差距评价模式、外观评价模式、反对者模式、自然式探究评价模式等。

第二节　学习效果评价

学习效果评价是教学过程的一个重要环节，是教师总结授课经验，反馈教学信息，改进教学方法，提高教学效果的重要途径；是促使学生及时检验学习情况，增强学习动机，引导学生学习，提高学习效果的重要手段。学习效果评价不仅是对学生认知水平的测量，更强调对学生的整体素质进行全方位的评价。

一、学习效果评价的概念

学习效果评价是根据一定的标准，采用科学的方法对学生学习的质量和水平进行测评并予以价值判断的过程。

二、学习效果评价的依据

学习效果评价的主要依据包括培养目标和评价目的两方面。

1. 培养目标　是各级各类学校对学生身心发展所提出的具体标准和要求，是对所要培养的人才层次、类型和基本规格的预期和具体规定，是评价学生学习效果的基本依据。不同学校各层级护理专业都有相应的培养目标体系，从专业培养方案、课程教学大纲到单元教学目标，教师须熟知这些培养目标体系，并将这些目标进行分解，转变为具体的、可测量的评价指标或试题，对学生做出综合判断。

2. 评价目的　评价目的不同，对学生的学业成绩评价方式和内容也会不同。在教学活动开始前或过程中，了解学生学习准备程度或发现学生学习障碍，采用诊断性评价；在教学过程中，为完善教学活动，保证教学目标得以实现，采用形成性评价；在学期中或学期末，以预先设定的教学目标为基准，评价和确定学生达成目标的程度，考查学生掌握某门学科的整体水平，采用总结性评价。

三、学习效果评价的主体

1. 教师　教师评价是教育中学习效果评价的主要组成部分。教师是执教者，也是评价者，可以把培养目标、课程目标和评价目标有效地统一。除此之外，教师要客观地评价学生学习中智能、技能、态度和价值观的表现，从而提高教学质量，并激励学生学习。

护理教师评价时最常用的测验方法又可分为笔试、口试和操作技能考核。笔试主要适用于理论性内容的考核，口试主要适用于对学生的沟通能力及一些应急预案的考查，操作技能考核适用于对学生护理实践技能掌握情况的评价。

在对护理学生的学科学习效果进行评价时，要量化评价和质性评价相结合，通过形成性评价、总结性评价、临床能力考评、笔试测验等手段，对学生的基础知识、操作技能、情感和价值观进行综合测评。护理学科学习效果评价一般由出勤情况、上课表现、完成作业情况等构成的形成性评价成绩、护理操作技能考核成绩和期中期末试卷构成的笔试测验等三部分成绩组成。用公式表示：学科学习效果评价＝形成性评价成绩＋操作技能考核成绩＋笔试测验成绩。有些纯理论的考查课程也可表达为：学科学习效果评价＝平时成绩＋期末考试成绩，其中平时成绩为小讲课等多种形式构成的形成性评价。

2. 学生

（1）自我评价　可激发学生积极性和主观能动性，学生通过对自身学习情况的了解和判断，清楚地意识到自己是学习的主体，通过有效的自我评价，提高自我管理能力和学习欲望，以便更好地投入学习当中，从而创造出一种良性循环。学生自我评价的方法有：通过预设的个人学习目标自评，写反思日志，书写学习总结，建立学习记录册等。学习记录册保存学生一段时期内的作业和作品，可以体现学生在学业中的知识、技能、态度和价值观的不断发展和进步。

（2）同伴评价　又称相互评价，是指个体对与其状态类似的同伴的学习产出在数量、层次、重要性、价值、质量等方面所做的判断。学生利用同伴的力量，在与同伴相互评价的过程中可以发扬互助合作与知识共享的精神，通过观察、模仿、评价同伴的表现，提升自己的批判性思维和元认知技能，实现学习目标。同伴评价的主要方法：根据预设的学习目标、评价标准互相给出等级或分数，或者是给出质性反馈（即评语）。评价中的评语相对于分数来说，对促进学习有更大的潜力。

四、学习效果评价的方法

在护理教学过程中，根据评价目标不同而采用不同的评价方法，常用的方法有观察法、考核法和综合评定法。

1. 观察法　是指评价者在一定时间内，对评价对象在自然状态下的特定行为、活动、表现进行观察和分析，以获取评价信息的一种方法。

在护理教学评价中，操作技能考核、临床见习及实习考核等都要以观察法为基础。运用观察法观察学生在护理实践中的表现，判断学生的临床实践能力，包括知识运用能力、操作技能、沟通能力、评判性思维能力、书写能力等，一般由带教老师、护士长及临床护士负责。除了观察学生的实践能力，观察法还可以监督和指导学生的护理实践行为，确保临床实践工作的完成，预防护理差错事故的发生。通过较长时间的观察，获得对学生护理实践较为可靠的评价，也可对学生的专业态度、价值观和职业道德品质做出综合评价。

2. 考核法　是以某种形式提出问题，由学生用文字（笔试）或语言（口试）予以解答，并以此进行质量判断。由于它能按照评价的目的有计划地进行预定的测量，有针对性，因此应用普遍。考核法可分为考查、考试两种形式。

考试指通过书面、口头提问或实际操作等方式，考量参试者所掌握的知识和技能的活动。考试科目一般是公共必修课和本专业开设的主干课程，包括必修课和选修课。考试可采用闭卷考试、开卷考试、口试、操作、课程设计（论文）等多种形式进行。

护理学生实践技能考核主要包括床边考核法和模拟考核法。床边考核法主要用于临床出科考试和毕业综合考核，是应用临床实际病例的考核方法。一般要求学生完成一个临床真实病例的分析和相关护理操作，主考老师对学生的临床实践能力、操作技能、沟通能力、评判性思维能力、书写能力、对临床实际情境的处理能力和总体反应能力等做出综合评价。因没有统一的评分标准，结果可能受主考老师的主观意识影响。床边考核法一般为一对一的形式，受临床环境等客观条件的限制，不适用于大批考生进行考核。模拟考核法是指应用标准化患者模拟临床真实情境进行考核的方法，一般对临床情境的设定较为标准化，设计标准化的评分细则，可系统评价学生的临床实践综合能力，应用于课堂教学、实习前的强化训练和客观结构化临床考试（Objective Structured Clinical Examination, OSCE）。然而，考核的组织者需要在考核前专门培训标准化患者，对标准化患者的要求也相应较高，耗费大量的人力、财力训练"演员患者"，评判标准、学生通过阈限较难设置。

考查是对学生所学知识和技能进行定期考核，主要通过课堂提问、作业、论文、平时测验及学生学习态度等评定学生学习成绩的方式。考查结果往往是等级成绩，例如"优秀、良好、中等、及格、不及格"或"通过、不通过"。

3. 综合评定法 是根据护理专业培养目标和对学生临床护理操作技能的要求，拟定评价指标体系和相应的评定表，依据评价体系，评价小组（一般由学校教师、临床护理专家组成）采用定性和定量的方法对学生的临床护理能力做出综合评价。一般应用于毕业考核。这种方法可以对学生进行全面评价，但组织考核费时费力，评价结果也可能受到主观因素和客观条件的影响。

五、试题类型及编制

在诸多的学生学习效果评价方法中，最常用的评价方法是笔试测验。试卷编制是笔试测验中的关键环节，试题是笔试测验的精髓。试卷的质量直接关系到考试水平的高低，甚至笔试测验的成败。根据评价和测验的目的，试卷可有不同类型的试题组成，试卷中的试题可分为主观试题和客观试题，每一种类型的试题都各有特点。

（一）客观性试题的编制

客观题（Objective item）又称固定应答型试题，适用于测量识记、理解、应用、分析层次的认知目标，不适于测量高层次认知目标。对客观性试题进行评分时，不受评分人的主观意识影响，完全取决于考生的知识水平。在有限的测验时间内，可包含适当数量的客观题，保证教学大纲中要求的考试内容的覆盖率。客观题在编制时要给出固定答案，评分客观、准确，可采用计算机阅卷，既节省阅卷时间又节省人力，且可将试题储存在题库中，供反复使用。客观性试题的题目不易太长，否则易使考生产生疲倦感。因为有猜对答案的概率，客观题编制需与其他题型配合使用。编制高质量的客观性试题，往往需要花费较多的时间和精力。常用的客观性试题有以下几种：

1. 选择题 选择题的类型有多种，常用的有单项选择题（A 型题、B 型题）和多项选择题（X 型题）。

（1）A 型题：备选答案中只有一个是正确的或最佳答案，包括 A1、A2、A3 等。

①A1 型选择题：即知识点题型选择题，其结构是由 1 个题干和 4～5 个备选答案组成。

例 1：下列化学消毒剂中，能够杀灭芽孢的是（　　）。

　　A. 过氧乙酸　　　　B. 苯扎溴铵　　　C. 乙醇　　　　　D. 碘伏　　　　　E. 氯己定

②A2 型选择题：即病例摘要型选择题，题干以 1 个小病例的形式出现，有 4～5 个备选答案。

例 2：患者王某，女，55 岁。胰腺癌晚期，近日病情恶化，情绪低迷，常常哭泣并流露出厌世的想法。请问此时该患者的心理反应属于（　　）。

　　A. 否认期　　　　　B. 协议期　　　　C. 愤怒期　　　　D. 接受期　　　　E. 忧郁期

③ A3 型选择题：即病例组型选择题，试题是描述 1 个以患者为中心的临床情境，然后提出多个相关问题。一般来说问题不超过 3 个，每个问题都与题干的临床情境相关，但测试要点不同。

例 3：患者张某，男，35 岁。持续高热 5 天，精神萎靡，每天早上 9 时测口腔温度 39.2℃左右，下午 14 时测口腔温度 39.8℃左右。

1）此热型称为（ ）

A. 间歇热　　　　B. 弛张热　　　　C. 稽留热　　　D. 不规则热　　　E. 异常热

2）发热程度属于（ ）

A. 低热　　　　　B. 中等热　　　　C. 高热　　　　D. 超高热　　　　E. 极高热

3）下列对该患者的护理措施，不妥的是（ ）

A. 卧床休息　　　　　　　B. 定时测量体温　　　　　　　C. 鼓励患者多饮水

D. 禁忌开门窗通风　　　　E. 给予物理降温

（2）B 型题：即配伍选择题，可以测试知识的相关性，其结构是一组 4～5 个备选答案列于若干个题干前面，题干为一组问题，要求学生从备选答案中给每个问题选出一个最佳答案。

例 4：

A.4 小时　　　　B.12 小时　　　C.24 小时　　　D.48 小时　　　E.72 小时

1）已打开未使用完的无菌包，其包内物品有效期为（ ）。

2）已铺好的无菌盘，其有效期为（ ）。

（3）多项选择题（X 型题）：从选项中可以选出一个以上的正确答案，或者选出不正确的答案，后者又称为反选择题。

例 5：下列属于主观资料的是（ ）。

A. 头晕 2 天　　　B. 感到恶心　　　C. 体温 39℃　　D. 腹部压痛　　E. 睡眠不好，多梦

选择题不仅可以测量学生识记和理解层次的能力，也能评估应用和分析等较高层级的能力。在编制选择题时需注意：①题干应陈述清楚，措辞准确，只给出必需的内容即可。②选项为 4 个或以上，减少猜中答案的可能。③选项中文字表达尽量一致，应是同性质的内容，且简短精练，避免重复。④不能对正确答案有提示。⑤适当安排干扰项，不仅与题干相关，且与正确选项或其他选项相似，起到干扰作用，避免使用明显不正确或与题干不相干的表述。⑥选项应按逻辑顺序，或数字顺序排列。

2. 填空题　需要考生将题目中缺少的内容填入相应的空格内，使陈述的内容完整、正确。

例 6：隔离种类有严密隔离、呼吸道隔离、消化道隔离、_____、_____、_____、保护性隔离和其他隔离种类。

填空题常用于测验知识的记忆和理解程度，一般不适宜测试较高层级的能力。编制时需注意：①考生填写的应是关键的词和重要的内容。②题目中需要在空白处填写的内容不能太多太长，否则考生无法理解题目的含义。③空白处填写长度一致，避免起到暗示作用。④每个空白处应只有一个正确答案。

（二）主观性试题的编制

主观题（Subjective item）又称自由应答型题。这类试题用于测量较高层次的认知目标，如应用、分析、综合等。主观题让考生根据自己的思考结果答题，以表达对试题内容的理解和看法，对学生的思维逻辑性与条理性、文字表达能力、分析问题与解决问题的能力有较高的要求和

较好的检查效果。主观题易于编制，但一次考试中主观题量有限，知识覆盖面不大，且评分易受到主观因素的影响。在护理教育评价中，最常使用的形式是简答题和论述题。

1. 简答题　要求考生对试卷中提出的问题用简练的文字来回答。简答题的命题比较容易，适用于考查基本概念和原理，不能用来考查比较高层级的认知领域，评分时容易受评分者主观因素影响。编制简答题时教师应选择课程中的重点内容和知识点，问题措辞须简洁，答题要求须明确。

例 7：简述压力性损伤的预防措施。

2. 论述题　最大特点是考生可根据问题进行思考，用自己的语言自由作答。论述题可检测学生理解能力、概括总结能力、分析和解决问题能力等高层次认识水平。若对学生作答不加限制，可测量考生的综合和评价能力；若对考生作答予以一定的限制，可测量考生的理解、应用和分析能力。试卷中选用论述题可以促使学生注意知识之间的内在关系，学着把知识点组成知识链或知识面，从而整体掌握学科知识。

例 8：患者，女，69 岁，因"咽痛伴高热 3 天"入院，诊断为慢性支气管炎急性发作。现患者神志清楚，面色潮红，体温 39.5℃，呼吸 22 次 / 分，咳嗽咳痰，痰液黄色黏稠且不易咳出。请列出患者现存的两项主要护理诊断，并写出相应的护理措施。

在编制论述题时，需注意：①题意需清楚明确，避免出现模棱两可的问题，并确保所提问题的真实性，使考生能切实理解提问内容。②设计可以测验出考生较高层次能力的问题，如具体应用或解决实际问题的题目，以便区别难易度。③每题给出明确的注意事项、作答时间、字数和所占总分数的比例，便于考生合理安排。④尽可能不设选答题，保证考生成绩具有可比性，如根据考生学习经历和层次不同，可考虑设计选答题。

（三）试卷评定的质量分析

试卷编制应确保具有较高的可靠性（信度）和真实性（效度），为了进一步完善试卷，必须对试卷质量进行分析，以提高试卷质量和可靠性。进行试卷质量评价分析的作用，包括：检查试卷命题与课程大纲要求是否相符；检查考试结果是否实现考试目的；从考试结果中发现教学中存在的问题与不足；对试卷命题质量进行客观评价，促进教师命题质量的提高。试卷质量评价分析包括定量分析和定性分析两个方面的内容。定量分析是指对考试的成绩进行数据统计，包括平均分、及格率、优秀率、各成绩段的分布、各题得分情况。定性分析包括分析考试所要达到教学目标的程度，分析考查中发现的倾向性问题，分析考查结果，评估教学效果。难度和区分度是试题质量的分析指标，属于项目分析；信度和效度分析是试卷质量的分析指标，属于整体分析。

1. 难度（Difficulty）　是指试题的难易程度。通常用难度指数 P 表述。常用的难度计算方法主要是根据试题答对的百分比来估计，计算公式分两种。

（1）客观试题

$$P = \frac{R}{N}$$

其中 R 代表答对的人数，N 代表全体被测试人数。

（2）主观试题

$$P = \frac{某题的总平均分}{该题的满分值}$$

P越大，说明答对的人数越多，题目也就越容易；P越小，说明答对的人数越少，题目越难。题目太难或太容易，试题就无法区分被测试对象之间的差别，同时测试的信度也低；而难度适中的题目测试信度较高。试卷难度的选择需依据测验的目的、对象和性质决定。一般而言，难度P值为0.35～0.65较为适宜，一份试卷所有试题难度指数的平均数最好在0.5左右，这样既可以反映考生得分的最大个体差异，又不至于使试题偏易或偏难。如果测验的目的是选拔尖子生，难度应适当提高，按一般的标准，以0.2～0.4为宜。

2.区分度（Discrimination） 是指试题区分学生学习成效的差异或鉴别其优劣、高低程度的能力。常采用极端分组法计算区分度，此法简便，易于理解，但所得结果不十分精确，通常只在教师自编试卷进行的小规模测试中应用。

（1）客观试题

$$D = \frac{2 \times (P_H - P_L)}{N}$$

D代表区分度，P_H代表高分组中答对该题的人数，P_L代表低分组中答对该题的人数，N为高低分组的总人数。高分组为总分前27%的被测者，低分组为总分后27%的被测者。

（2）主观试题

$$D = \frac{2 \times (\text{高分组该题的总分} - \text{低分组该题的总分})}{\text{高分组该题的总分} + \text{低分组该题的总分}}$$

根据区分度的计算方法，区分度的范围是从-1.00～1.00。区分度为0，表示没有区别；区分度为负数，说明学得不好的学生的正确率比学得好的学生还要高，这需要教师特别注意，仔细分析这种情况发生的原因。例如，是题目含糊不清还是标准答案有错误，以便及时修订或更正。区分度是对试题进行筛选的主要依据，一般认为：D＞0.4的试题区分度为很好；0.3≤D≤0.4的试题区分度为良好，修改后更佳；0.2≤D＜0.3的试题区分度尚可，仍然需要修改；D＜0.2的试题区分度为差，必须淘汰。

3.信度（Reliability） 是指试卷的一致性和可靠性的程度，信度主要包括内部一致性信度和稳定性信度。前者是本测验内部各部分之间相关的程度，得出其等同相关系数。后者是指同一测验先后两次在同一被测总体中实施，两次测验结果的相关程度。试卷的信度系数一般要求在0.90甚至0.95以上。常用信度计算方法有以下三种。

（1）折半信度（Split-half reliability） 是将全部试题分为相等的两半，如奇数题和偶数题，将编号是奇数的题目作为一个测验，而将编号为偶数的题目作为另一个测验，分别计算每个考生两半试题的得分，再计算出两个分测验的相关系数。折半信度是测量内部一致性的方法。有的测量不可能再重测一次，不能计算重测信度；或者没有复本，不能计算复本信度，此时可以进行折半信度计算。计算折半信度时，需注意试题的分半方法。

（2）重测信度（Test-retest reliability） 是同一套试卷在不同时间内对同一组考生先后实施两次考试，这两次考核分数的相关系数即重测信度系数。它主要表示学生掌握知识的稳定程度，但易受时间间隔的长短、学生身心发育及学习经验的积累等干扰因素的影响，使用价值不大。

（3）复本信度（Equivalent forms reliability） 是用两份题数、题型、内容、难度及区别度均一致，但题目不同的试卷来考核同一组考生，然后求出两次得分的相关系数。它可以说明试题的取样是否有充分的代表性，可以避免重测信度的一些记忆效果和练习效果等问题，但无法表示考生掌握考核内容的稳定性。

4. 效度（Validity） 即有效性，指一次考核确实能测量到的知识和能力的程度，是衡量考试结果对考试目标实现程度的指标。常用内容效度和效标相关效度来表示。

（1）内容效度（Content validity） 指一次测验是否测量到了具有代表性的教学内容。对内容效度进行评价时，先要看试卷是否达到了考试的目标，再看试题的覆盖率是否达到了试卷设计要求，还要看试题是否有太难或太易和偏题的情况。内容效度是逻辑效度，不能用数量化的指标来反映考试内容的有效程度，而只能通过对考核内容和目标进行逻辑分析。

（2）效标相关效度（Criterion related validity） 是指某一考核分数与其效标之间的相关性。以一次公认为最有效的测验成绩作为效标，例如用有经验教师们集体命题的试卷进行测验的结果作为效标，计算出本次测验成绩与效标之间的相关系数。如果相关系数高，说明本次测验与效标的测量效果一致，测验的效度就高，试卷有效地实现了考试的目标。常用的相关系数计算公式如下。

$$\gamma_{sy} = \frac{\sum xy}{n \times \sigma x \times \sigma y}$$

$\sum xy$ 是每个学生在 x 测验中的离均差与在 y 测验中的离均差的乘积相加之和；n 为参与的学生数目；σx、σy 分别是 x 测验和 y 测验的标准差。如果相关系数高，说明本次测验与效标的测量效果一致，测验的效度就高。

5. 试卷质量的综合分析 虽然可以从难度、区分度、信度和效度四个不同的角度分析试卷质量，但是对试卷全面的分析，应该适当考虑这四个因素对试卷的整体影响，也就是一份高质量的试卷的评价应该考虑难度、区分度、效度和信度之间的相互关系。

（1）难度与区分度 是评估试题和试卷质量的两个主要指标，两者之间存在着密切的关系。区分度与难度有一定的交叉关系，区分度的提高主要是通过控制试题难度实现的，只有适宜的难度才会有很好的区分度。在一定的范围内，难度值（P）越小，则区分度（D）越高，但是如果难度值过小，区分度反而下降；如果难度过大，区分度自然也难以保证。

①P > 0.5，D > 0.2：可以认为试题难度适中，区分度良好。②P < 0.5，D > 0.2：试题偏难，但仍然有较好的区分度。③P > 0.5，D < 0.2：区分度较差，如果内容是学生必须掌握的，试题尚可使用。④P < 0.5，D < 0.2：试题无区分度，又过分难，应放弃不用。

（2）难度、区分度与信度 各个试题的区分度越大，试卷的信度越大，也就是难度中等的题目组成的试卷的信度较大。

（3）区分度与效度 试卷的区分度是以测验的实际得分与测验总分的相关性来表示的，从而，不难看出区分度越大，测验的效度也就越高。

（4）信度和效度 信度是效度的必要条件，要具有较高的效度，必须具有较高的信度，但较高的信度不能保证必定具有较高的效度。试卷测试前后两次结果相似，可以说明稳定性较高，试卷测试具有较高的信度，这并不能说明试卷与教学大纲有较高的符合率，即试卷内容的有效性高。

六、学生临床护理能力的评价

护理学是一门应用性及实践性很强的学科，学生在临床见习和毕业实习中，都要将所学的基本知识、基本理论、基本技能应用于临床护理工作。对学生临床护理能力进行恰当的评价，不仅是学生学习效果评价的必要内容，而且是教育机构检验自身教育成果的重要途径。

（一）评价范围及内容

临床护理能力是应用所学的知识解决临床护理问题的能力，是对于知识的理解和应用，其范围包括临床技能、态度和科研能力。临床技能又分为基础能力和专科能力两种。基础能力包括评判性思维能力、信息利用能力、沟通能力、分析和解决问题的能力、决策能力、自主学习能力等。另外，由于护理职业的岗位不同，要求护理人员具备不同岗位的专科能力，而基础能力具备可迁移性，适用于护理工作的各个岗位。因此，对学生临床护理能力的评价，要进行专科技能考核和基础能力的综合考核。

学生临床护理能力的评价贯穿于护理教育过程的始终，学校往往将其分为几个关键的阶段进行评价，根据不同阶段的特点，确定相应的评价内容。

1. 课堂教学中护理操作技能的达标考核　这是对学生的护理操作技能进行形成性评价的阶段，在最初的课堂教学中，对每一项技能进行达标考核，使学生规范操作，为进一步提高操作技能打好基础。

2. 实习前强化训练及技能考核　学生进入临床实习前进行强化训练和技能考核，可以使其重温由于时间的推移而变生疏的操作技能，减少畏难情绪，增强学生进入临床工作的信心。此外，经过考核，可以及时发现学生在护理操作中存在的问题，进行针对性指导，减少实习中的差错事故，较快地适应临床护理工作。

3. 实习过程中的出科考核　临床实习是课堂教学的延续和补充，是为学生提升综合能力，更好地适应护理工作。出科考核一般安排在各科室实习的最后一周进行，对学生的评判性思维、基础知识、基本技能、沟通能力、评估能力等进行综合评价的过程。

4. 毕业综合考核　学生毕业前，对学生进行全面的护理技能考核，以整体护理的方式进行考核，包括基础知识、临床护理能力及专业态度融为一体的综合考核，旨在对学生的专业理论水平、沟通能力、分析判断能力、解决问题能力、操作能力、书写能力等方面做综合评价。

（二）评价方法

临床护理能力评价的方法主要有观察法、考核法和综合评定法。

1. 观察法　是通过对学生的临床护理行为的表现做出评价，包括学生的临床护理能力、人际关系、工作态度等。一般由教学管理部门设计好观察项目及评分标准，由学生所在科室护士长、带教老师及科室中其他护士负责实施。观察法具有其独特的作用，如对学生的政治思想、职业道德品质和职业态度的评价，需要经过较长时间的观察才可做出较为准确的判断。另外，观察法能客观地、经常地观察学生的护理行为，随时检查学生临床技能的掌握情况，及时纠正不足，促进其改进，而且获得的结果更可靠。

2. 考核法　分为床边考核法和模拟考核法。

（1）床边考核法　是临床护理技能考核常用的方法，一般为考核组指定临床病例，学生按要求完成护理项目，由主考人按照考试大纲的要求提问，然后根据考生的操作和回答情况打分。床边考核法的优点：主考人可以当场观察学生的临床护理操作技能，可以灵活地运用患者的实际问题检验学生临床思维能力。其缺点是病例选择有一定难度，缺乏标准的考试环境，考核项目受病例、时间、地点限制，评分易受主考人主观因素的影响，学生之间没有绝对的可比性，且由于病例选择和教师安排问题，不适用于对大批学生进行考核。

（2）模拟考核法　是应用模拟患者在模拟环境中进行考核的方法。模拟考核法在课堂教学、实习前强化训练及毕业综合考核中得到广泛应用，如同在现实临床环境一样，学生可以对患者实施整体护理。模拟考核法的优点：临床环境标准化；对每个问题的选择都有事先商定的评分标准，评分相对客观；考核不受病种、时间、地点的限制，学生可以考核同样的问题，考核结果在学生间具有相对公平的比较性。其缺点主要是模拟者需要受过专门的训练。目前，模拟考核法已经应用于许多国家的医学院校用来测量学生的临床护理能力。

3. 综合评定法　根据培养目标和护理学专业学生临床护理技能的总体要求，拟定评价指标体系，一般在组织学生毕业考核时应用。由学校教师和临床护理专家组成评价小组，依据评价指标体系，采用定量与定性方法对学生临床护理能力做出综合评价，判断学生是否达到培养目标要求。综合评定法优点是对学生的考核比较全面，缺点是组织比较费时费力，评价结果受到主观因素的影响。

临床护理能力评价应采用多方法，从多角度，分多阶段进行，实现评价主体多方参与，注重学生自我评价、自我改进能力的培养，以及注意评价结果及时反馈，充分发挥评价的导向、调控和激励功能。

（三）影响临床护理评价的要素及控制方法

临床护理评价不同于认知领域的评价，其评价内容、评价方法、评价标准均比理论考核复杂，评价结果的稳定性和准确性容易受到多种因素的影响，主要包括评价主体、学生和考核方法的选择。

1. 评价主体　正确掌握标准对于学生临床护理能力的评价至关重要，而评价者正是评价标准的掌握者。因此，评价者自身是影响评价效果的重要因素。主要包括三个方面：一是评价者自身业务水平。如果评价者自身业务水平不强，护理操作不规范，则很难对学生做出正确的评价。二是评价者的工作态度是认真负责，还是应付了事。三是评价者对不同学生是否坚持公平、公正、客观的评价原则。

控制方法首先是慎重选择评价者。要选择业务水平高，有丰富的临床工作经验和教学经验，护理操作规范，客观公正，认真负责的教师担任评价者。此外，应对评价者进行培训，统一操作步骤和评分标准，熟悉评分量表等。

2. 评价客体　影响临床护理能力评价的另一个因素是评价客体——学生。学生对考核内容的准备情况及护理技术操作时的焦虑程度，直接影响评价结果。

控制方法是让学生在考核前对考核内容有充分准备，考核前和考核中让学生稳定情绪，适当鼓励，使学生增强信心，有利于更好的发挥。

3. 考核方法的选择　不同考核方法所得结果的客观性、有效性和可靠性是不同的。如床边考核法，即使是精心挑选的病例，患者病情轻重也不会完全相同，阳性体征不可能完全一样，考核内容的难度不能完全一致，这在一定程度上影响了考核结果的公平性。

控制方法主要是在考核中，根据各种考核的优缺点，扬长避短，合理选择。

第三节　教学效果评价

教学效果评价是教学评价的一个重要组成部分。通过评价，教师能及时发现自己教学中的优点和不足，及时改进教学方式方法，提高教学质量。学校管理者通过评价结果能够了解教师队伍的教学情况，并做出相应的管理对策。所以，对教师教学效果进行科学评价对于保证高校教学管理工作规范化、提高教育教学质量是非常重要的。

一、教学效果评价的概念

教学效果评价又称教学质量评价或教学水平评价，就是根据教学目的和教学原则，利用所有可行的评价方法及技术对教学过程及预期的一切效果进行价值判断，以提供信息改进教学和对被评价对象做出某种资格证明。高等院校护理教师的教学效果评价是遵照高等护理院校教学特点和教学规律，科学设置护理教学评价指标和项目，对护理教学相关的活动进行系统的价值评定和判断的过程。

二、教学效果评价的特征

1. 教学目标为依据　教学目标是在教学活动中所期待的学生学习结果，它规定了学习者应达到的终点能力水平。因此，明确教学目标是教学评价的前提。教学目标有三个维度：知识和能力、过程和方法、情感态度和价值观，三个方面相互渗透，融为一体，注重综合素养的整体提高。教学效果评价就是具体分析这些教学目标，并追求实现这些目标的过程。

2. 学生需求为导向　根据教学评价理论，教师教学效果评价可以由学生、领导、专家、教师自己及同行等参与。学生是课堂教学的全程体验者、教学效果的利益相关者，是最有评价权的评价主体。教学评价应尽可能提高学生在形式上和内容上的参与度，通过学生评教来参与教学评价，更重要的是通过设置重视学生需求的教师教学评价指标，来获得真实有效、以学生需求为导向的教学评价结论。

3. 评价内容系统性　教师教学评价是一个系统评价，这个系统包括课前准备、课堂教学、课后指导和教学研究等评价子系统。这些子系统相辅相成、缺一不可，其中课堂教学为中枢子系统，其余起着服务、保障和支持的作用。从大学教学的特点来看，许多重要的工作都需要教师在课下做，没有课前的精心筹划与准备及课后的及时讨论和辅导，不可能获得良好的教学效果。另外，教学活动是在理论指导下的实践过程，教学研究子系统对高校教学评价系统起到一个重要的支撑作用。

4. 评价对象学术性　大学教学评价对象的重要特征在于学术性，这体现在高校教师在传授知识时，不能满足于照本宣科式学科知识的单向流动，而是通过师生之间的良好互动，让学生在学到课本知识的同时，能够了解到相关领域的最新发展前沿，提升学生发现问题、解决问题的能力及具备创新思维和批判思维的能力。

5. 评价目标发展性　高等院校教师教学效果评价发展性特征有两个方面的含义。其一，教师教学评价目的不仅要帮助教师找到教学活动存在的问题，还要协助教师制定计划、实施计划，评价后向教师反馈信息，最终达到教师教学水平不断螺旋式发展；其二，教师教学评价是一个动态的评价过程。高等院校课程教学之间具有较强的相互关联性，课程完结后进行的总结性教师教学效果评价具有一定的片面性，科学全面的教师教学评价应当是结合多次的动态评价结果而进行的综合分析。

三、教学效果评价的范围

教学效果评价的范围也就是教学活动的范围，一般分为以下三个方面。

1. 教学的结果　对教学结果的评价，是教学评价最传统也是最主要的工作范围。教学结果的评价是总结性评价，它重点测定学生的知识和技能的掌握及提高程度，包括教师对学生学习效果的评价，以及学生毕业后的就业状况、就业单位对学生的评价等。教学结果的评价可以帮助人们从整体上了解教学的质量，判断教学任务的完成程度和教育目标的达成程度。

2. 教师的教学行为 对教师教学行为的评价是在动态的教学过程中进行的诊断性评价结果。教学过程包括备课、上课、作业批改、课程结束时的考查与讲评等一系列具体行为；也可以将教师的教学行为分为教学设计、组织实施、课堂管理、人际交往等行为。教师教学行为的评价对于提高教学效果评价的全面性和准确性具有重要意义。

3. 学生的学习行为 教学效果评价除了要重视学生的学习结果，还要关注他们在课堂中的学习行为。学生的学习行为既受教师行为的影响，同时又反过来影响教师的教学行为。通过对学生课堂中的学习状态、学习方式、学习效果等动态行为的观察，来获得大量有助于了解、判定教学现状及其效率的真实资料，以及改进学生学习、提高教学质量的信息。从这个角度看，必须将学生的学习行为纳入教学评价范围并认真对待。

四、教学效果评价的内容

教学效果评价贯穿于整个教学过程中。教学过程是多个有目的、有顺序的教学环节的集合体，各环节之间有机配合、相互影响，共同对教学目标的最终实现发挥合力作用。因此，要想全面、客观地评价教师的教学质量，必须对教学中每一个环节进行认真地了解和检查。

（一）教学活动前的准备

教师在教学之前的周密设计和充分准备是取得教学成功的根本保证，也是教师良好教学态度的真实体现。护理教师的准备工作包括编写课程指南、选择学生参考书目、收集与研究教学案例、确定课堂讨论题目、挑选学生阅读材料、安置和调试教学仪器、设计课后作业、开发设计测验和考试工具等。评价方法主要是通过查看教师提供的能反映教学准备情况的纪实性材料。另外，大多数学校还让学生根据自己在学期中的观察情况，对教师的教学准备进行如实的评价。

（二）教学活动的实施

护理专业教学活动基本上分为三种形式，即课堂教学、学术活动和社会实践。由于教学活动是以教师为主导、学生为主体的双边活动，因此，教学活动评价的对象既有教师又有学生。

1. 课堂教学 是教学活动的最主要环节，教学效果评价最主要的内容是对教师课堂教学行为及效果进行的价值判断和绩效评定。加强对课堂教学过程的全面动态检查和监控，保证和提高课堂教学质量，是推进学校教学改革、提高教学质量的关键。

（1）课堂教学质量的评价 可从教学态度、教学基本功、教学内容、教学方法、教学实施过程与教学活动的组织及教学效果等六个方面进行。教学态度重点评价是否能以身作则、为人师表；是否引导学生端正学习态度、指导学生采用有效的学习方法等。教学基本功包括教姿教态、语言表达、授课思路、教学时间分配等。教学内容包括教学过程中信息量是否饱满，重点是否突出，是否能够做到理论教学与实际结合，能否对学生有所启发等。教学方法评价的重点是能否运用现代化辅助教学手段，对学生进行启发性、多样性和创造性思维方法的训练，以及安排充足的辅导答疑等。教学活动的组织评价包括按时上下课、课堂教学组织周密、根据该课程设计课内和课外的教学活动等。教学效果的评价重点是学生对知识与技能的掌握与运用情况，以及学生通过本门课程学习后在智力和非智力因素方面的发展等。评价方法主要是采用评价量表进行收集信息和分析资料。

护理专业课程理论实验教学并重，应该根据课程性质和上课特点分别编制教师理论授课教学评价表（见本章第一节表 9-2）、教师实验教学评价表（表 9-3）。

表 9-3　教师实验教学评价表

项目	评价指标及标准	权重系数	等级				
			5	4	3	2	1
教学内容	教学进度、内容与教学计划相符	0.5					
	实验目的明确，实验原理、操作方法交代清楚	1.0					
	实验讲解内容充实，简明扼要，能结合教学需要补充本学科实验研究的新方法、新进展、新成果	1.0					
	熟练掌握实验教学全过程，示范操作准确、规范	1.0					
教学方法	实验教学组织有序，学生分组恰当	0.5					
	实验教学方法有改进、创新，实验设计有助于启迪学生的创新思维，培养学生的创新精神	1.0					
	注重能力训练，培养学生独立操作和观察分析实验结果的能力，绝大多数学生实验结果正确，当堂完成实验报告	1.0					
	教学作风严谨，有前次实验报告讲评和当堂实验教学小结	1.0					
教学态度	实验准备充分，实验器材完好，安放整齐	0.5					
	学生实验情绪饱满，精力集中，实验秩序良好	1.0					
	实验中往返巡回视察学生操作，发现问题，耐心指导，及时纠正	1.0					
	实验结束工作安排有序，实验器材损坏率低	0.5					
评价意见		签名：					

2. 学术活动　形式包括多学科的大型系列讲座或专题学术讲座，课程任课教师结合课程内容的选题讲座，学生专题学术研究活动和专场学生学术报告会，学生主办的学术研究社团、学术讨论班会等活动。对学术活动的评价重点是：学术活动计划的制定是否兼顾对学生知识的开拓与加深作用；学术活动方案的设计是否有利于学生的参与；学术活动的质量与效果是否达到预定目标；学生在报告会上的提问、发言等主动参与情况及学术活动对课堂教学的反馈等。

3. 社会实践　这一教学活动形式已越来越受到广大师生的重视，特别是在大力培养应用型人才的现阶段，这种教学活动形式显得更为重要。社会实践的评价重点是：教学管理方面为实践基地建设，具体包括实践基地的稳定性、实践教育的计划性、实践活动与教学目标的一致性等；学生方面为实践效果，包括思想品德方面所受到的教育与提高，知识面的拓展与深化，实践能力的提高，集体观念与合作精神的增强，社会责任感的提升等方面；教师方面为教师指导作用和对自己课堂教学的反馈。

（三）教学活动后辅导

除了全面评价教师在教学活动中的教学行为以外，还要注意考查教师在活动后的教学表现，对教师的课余辅导进行追踪检查。评价的问题涉及：教师是否为学生安排了方便、足够的来访和答疑时间；是否及时批改和反馈学生的作业、论文或报告；是否及时回应来自学生的各种形式的课业询问，如电子邮件、电话、信函等；是否提供课外的实验技能辅导；是否认真指导学生小组研究等。通过对这些方面的评价，学校便可以清楚了解教师在课下是否向学生提供了全方位的帮助。

五、教学效果评价的途径

1. 学生评价　是由教师授课的学生们按照一定指标体系对教师教学效果进行的评价。学生作为教师教学活动的直接参与者，在教学过程中可以直接感受到教师的授业思想、态度、水平、方法和效果，所以学生对教师教学水平最有发言权。学生评价主要有问卷调查与座谈会两种形式。通过考察对授课教师教学的意见，来评定其教学和治学态度、职业行为、教学技巧、表达能力、教学组织能力及沟通协调能力，还可以了解学生的学习负担、在课程中的收获等。另外，通过前后几届学生对同一个教师和同一门课程的评价，可以发现该教师的进步或该课程的教学改革成果。由此可见，通过学生评价教学，可以改进教学，为判断教学效果提供依据；可帮助学生选择课程和教师，促使学生对他们的教育活动进行思考；也可为领导者进行人员决策提供依据。

学生评价存在一定的缺点，如由于学生知识结构还不够完整，观察分析问题和判断问题的能力有限，对教学规律、教学大纲、教学内容熟悉度不够，加上容易受情绪影响和从众心理等因素，使其在评价过程中容易受表面现象和个人感情的影响，从而对评价内容缺乏正确判断能力。另外，学生评价还受到班组大小、课程学科类型、教师教龄等因素影响而产生偏差。因此，学生评定应与其他评定相结合。

2. 同行评价　同行们具有丰富的教学经验和管理经验，对本学科的教学目标、意图、内容、方法及师生的具体情况比较熟悉，能够从高校教学规律的共性、学生的个性角度及该课程现阶段教学工作的实际情况进行综合评价，更好地评出教学质量的实质性内容，从而提高评价的客观性和权威性。此外，同行评价还能促进教师之间的教学和学术交流，在创建课程群和营造浓厚的专业发展氛围方面有很大的潜在价值。

同行评价的不足之处在于一定程度上受人际关系的影响，存在同行认同性降低和互相包庇两种倾向，不能客观实际地对教师教学进行评价。只有同行教师具有良好的职业道德和高度负责的精神、提高对评价目的、意义的认识，才能充分发挥他们的评价作用。

3. 教师自评　是教师根据自己课上的教学表现、文化素质、情感态度等方面进行的自我反思性评价。通过自评，可以促进教师自我发展的内驱力，改善评价者与被评价者之间的关系，有助于教师自我反省、自我监控和自我完善，使之成长为反思型、研究型教师。实施教师的自我评价，不但有利于教师发现教学过程中的优缺点并及时调整教学工作，也有利于促进一线教师深入开展教研教改，更有利于教师主动把客观评价标准转化为努力方向，持续不断地提高专业化水平。但由于长期受传统评价方式影响，不少教师缺乏自我评价的意识和评价的有效方式。

4. 督导专家评价　督导专家教学质量评价小组由各教学单位的退休老专家、教授组成。他们的教学经验丰富，责任感强，与被评价对象没有直接的利害冲突。因此，督导专家评价一般比较客观和专业，更具权威性、准确性和可靠性，能更准确地对教师的教学做出判断。在此基础上，对教师的教学进行诊断性评价，从而帮助教师发现问题，提高教学质量。督导专家评价的不足之处在于：由于时间有限、听课次数较少，导致对宏观信息掌握较多，细节信息掌握不够，评价中可能会出现凭感觉、凭印象打分的现象。

5. 领导评价　这是一种自上而下的评价，它一般指由校长或学校上级领导实施的评价，具有较大的权威性。领导评价除了可以合理评价教师教学质量，还可以通过一定政策手段强化教师的教学质量意识，调动教师教学工作积极性，协助教师诊断与改进教学工作，从而促进教师职业发展，提高教师教学水平与教学能力，改进教学管理，提高教学管理水平。

领导评价与督导专家评价一样存在听课次数少，主要掌握的是宏观信息，细节信息掌握不够等问题。在领导评定过程中，要遵循一个原则，即评价要实事求是、公正、公平，不能凭主观印象，否则将会打击教师教学的积极性，影响教学质量的提高。

6. 其他　如用人单位的反馈，就开设的课程及毕业生质量制定相关调查表，不定期向用人单位征询反馈意见，其结果作为专业建设和课程改革的依据。

六、教学效果评价的方法

（一）课程教学的评价方法

1. 系统的学生等级评定　其评价工具包括学生等级评定问卷和检查表。等级评定量表作为一种教学效果评价的基本工具，优点是方便列表和进行统计分析，容易标准化和保存，能快速有效地收集大量信息；可预先设计，有大量的技术性文献可作参考。缺点是由于题目数量的限制，评价信息难以全面和翔实；等级评定不能鼓励评价者认真思考，会出现比较随意的现象；数字化结果对于指导教学缺乏具体性；仅靠分数来比较不同教师的教学水平不具有足够的说服力。

2. 书面评价　通过提出一系列开放性问题让学生自由回答，从而获得较为深刻的评价信息的方法。书面评价包括单独进行的书面评价，或作为学生等级评定检查表的一部分，与等级评定混合的形式。使用书面评价的主要目的是为了给学生提供发表自身观点的机会。书面评价主要用于教学改进，要求教师具有勇于接受各种不同看法的涵养和心态。

3. 座谈　分为个别座谈和小组座谈两种。组织座谈的人通常是教师同行和负责教学发展的专门人员。通过座谈收集的资料，可以作为人事决策的依据，更重要的是为了教学改进。

4. 学生的测验成绩　从某种意义上说，学生成绩是教学效果较为可靠的测量指标。由于学生的成绩受到学生自身因素及成绩测定方法等多种因素的影响，学生成绩只能把它看作评价教师教学能力的重要信息之一，而不可当作唯一的指标。

（二）课堂教学的评价方法

1. 现场观察评价　评价者进入课堂，实时实地听教师讲课并及时进行评价，这种评价方法在实际运用过程中往往表现为随堂听课、评课。这种评价资料的收集方法具有很强的时效性，而且能够对各种临时发生的情况进行评价，对教师的教学激情和学生的参与积极性有较深的体会。缺点在于会受到评价者注意力分配和记录速度等限制，而且由于评价者的出现往往会让被评教师和学生在心理和行为上产生一定影响。

2. 监视监听评价　利用单向玻璃或摄像设备等进行的实时课堂评价。评价者不直接进入课堂，这样可以在很大程度上避免给师生带来压力，使获取的信息更加真实。缺点在于可能会受到观察角度等影响，无法全面了解整个课堂的情况。

3. 录像评价　利用录像将教师的教学过程和学生的活动记录下来，进行课后的评价和分析。其优点在于可以多人反复观看和讨论，在评价的过程中也可以让被评教师参与讨论，从而使得整个评价资料更为全面、客观、准确，而且还可以将不同教师的教学录像进行对比，或者将同一个教师不同时期的教学录像进行对比，分析教师教学的进步情况。在录像评价中，录像往往只是一种评价资料的收集手段，对录像进行数据编码、分析和评价会派生出不同的录像评价分析技术。

4. 量表评价　又称问卷评价法，是采用事先编制好的评价量表，由教师和学生根据他们对教学过程和效果的主观感受进行回答。这是目前进行课堂教学评价最主要的方式，也是实践中应用最广泛的一种方式。这种评价方法的关键是编制信效度较高的评价量表。

（三）临床护理教学的评价方法

目前最常用的评价方法是采用观察法、整体护理理论考核法和操作考核法相结合的形式进行的综合评价。另外还有多元化评价方法，是包括学生护理教学查房质量评价、临床教师理论课授课质量评价、科室整体护理教学质量评价、临床实践师生双向评价及学生出科考核等构成的一套临床护理教学评价体系。

七、教学效果评价的基本原则

为了做好各种教学评价工作，必须根据教学的规律和特点，确立一些基本要求，作为评价的指导思想和实施准则。具体来说，护理教学效果评价应贯彻以下几条原则。

1. 客观性原则　是指在进行教学评价时，从测量标准和方法到评价者所持有的态度，特别是最终的评价结果，都应该符合客观实际，不能主观臆断或参入个人情感。因为教学评价的目的在于给学生的学和教师的教以客观的价值判断。如果缺乏客观性就失去了评价的意义，从而导致教学决策的错误。

2. 主体性原则　进行教学评价时，承认评价对象在评价中的主体地位，充分发挥他们的主观能动性，使他们自觉积极地参与评价活动。在教学评价过程中，评价对象既是评价的客体，又是评价的主体，他们既要被他人评价，又要对自己的工作进行价值判断。

3. 科学性原则　是指在进行教学评价时，要从教与学相统一的角度出发，以教学目标体系为依据，确定合理、统一的评价标准，认真编制、预试、修订评价工具。在此基础上，使用先进测量手段和统计方法，依据科学的评价程序和方法，对获得的各种数据进行严格地处理，而不是依靠经验和直觉进行主观判断。

4. 真实性原则　指课堂教学评价和学生学习结果评价时，强调在真实生活情景下对学生的发展进行评价。在真实性评价中应该有真实性任务，即某一具体领域中可能遇到的那些真实生活活动、表现或挑战。

5. 整体性原则　指在进行教学评价时，要对组成教学活动的各方面做多角度、全方位的评价。由于教学系统的复杂性和教学任务的多样化，使得教学质量往往从不同侧面反映出来，表现为一个由多因素组成的综合体。

6. 指导性原则　是指在进行教学评价时，不能就事论事，而是要把评价和指导结合起来，要对评价结果进行认真分析，从不同角度找出因果关系，确认产生的原因，并通过及时、具体、启发性的信息反馈，使被评价者明确今后的努力方向。

7. 发展性原则　指的是教学评价应该是动态的，把评价作为教学工作的一个组成部分来运用。这样的教学评价不仅仅起到检查、选拔和甄别的作用，更能促进学生、教师和学校的发展，发挥反馈调节、展示激励、反思总结、积极导向等基本功能。

思考题

1. 请阐述试卷编制所应遵循的原则。
2. 请列举事例，分析教育评价的具体功能有哪些？
3. 请分述诊断性评价、形成性评价和终结性评价的不同点。
4. 请阐述对试卷质量分析的理解。
5. 请分析对护理专业老师的教学效果评价应包括哪些方面？

第十章
护理学专业学生素质教育

扫一扫，查阅本章数字资源，含PPT、音视频、图片等

护理学是一门综合自然、社会和人文科学的应用科学，加强护理专业学生的素质教育，是适应现代医学模式转变的时代要求，因此护理院校应该本着全面育人的原则，高度重视护理专业人才综合素质的培养，使护理专业学生的思想道德素质、专业素质、创新素质、文化素质和身心素质和谐发展，成为全面发展、胜任岗位要求的高素质护理人才。

第一节　素质教育概述

素质教育是指适应时代发展需求而产生的一种新的教育观念、教育思想、教育方法及人才培养模式。真正的素质教育，目的在于让学生能发挥个人潜能，各展所长，形成良好的品质，并不局限于学术上的才能。素质教育是符合教育规律的更高层次、更高水平、更高质量的教育，它集中体现了中国新时期教育改革与发展的方向和需要。本节将着重介绍素质教育的本质、分类与特征、目的与任务，并对中西方素质教育进行比较。

一、素质教育的本质

素质教育，是一种旨在提高人的自身素质的教育活动。传统的素质是指有机体与生俱来的生理解剖特点。在教育领域，素质是指在先天生理基础上，受后天环境、教育等的影响，经过个体自身的认识和社会实践，特别是通过外在事物的内化、促成而形成的一种内在的、综合的、稳定的个性特征。目前有关素质教育概念的说法不一，自提出素质教育一词以来，教育理论界对其进行了众多的探讨。就中国近几十年的实践来看，素质教育表现为：从开始较重视科学技术素质，发展到全面关心人的整体素质，再提高到注重品德的培养、健全人格的养成和崇高精神的追求；从较重视人才的培养，发展到普遍关心人的培养，进而提高到更加关心个性的发展、主体性的提高，真正适应和促进人的发展。

以往的素质教育大致有两种基本类型：一种是把教育作为工具，对学生进行专才教育；另一种则是以人的发展为基础，是一种通识或通才教育，注意教育的本体价值。

素质教育是以树人、育人、提高人的整体素质，形成健全人格，提高主体意识，发展良好个性为目的的教育。它以适应社会发展需要，促成人的社会化、现代化为宗旨，以正在成长中的学生为主体，以全面提高素质和发展健康个性为核心，以社会文化的传播和创造为手段，使学生素质得到最大限度的开发与培养。

素质教育强调全面贯彻党的教育方针，使学生在德、智、体、美、劳诸方面得到全面发展，提高学生的政治思想素质、科学文化素质、心理素质等。通过实施素质教育，在德育方面，使学

生具备正确的人生观、世界观和价值观，有良好的道德品质修养和行为规范；在智育方面，使学生掌握必备的基础知识及技能，开拓创新能力，注重训练学生科学的辩证思维方式；在体育方面，要培养学生较强的顽强、竞争、乐观、向上的心理素质和较强的身体素质等；在美育方面，培养学生感受美、鉴赏美和创造美的能力，树立审美理想，形成审美观念，构建审美心理结构；在劳动教育方面，培养学生树立正确的劳动价值观，提升社会责任感，形成良好的劳动品质，历练劳动能力。

二、素质教育的分类与特征

（一）素质教育的分类

1. 自然素质　亦称为生理素质或身体素质。是指人们与生俱来的感知器官、运动器官和神经系统，特别是大脑在结构（解剖）与功能（生理）上的一系列稳定特点的综合。自然素质还应当包含人的一些本能，如生存本能、防御本能和性本能等。以上都是遗传所得，因而，自然素质是一种先天因素。

2. 心理素质　是人们以自然素质为基础，在教育和环境的影响下，通过学习等实践活动而习得的一系列稳定的心理品质，主要包括性格品质、认知能力、心理适应、内在动力等智力与非智力因素。由于人们的心理品质是以自然素质为基础，在后天的生活和活动中习得的，因此，心理素质是先天因素和后天因素的结晶。

3. 社会素质　是人们在选择、适应和改造社会环境的过程中逐渐形成的一系列稳定的社会性品质的综合，主要包括政治品质、思想品质、道德品质、业务品质、审美品质、劳技品质等，以上品质都可在实践中获得，因而，社会素质是一种纯后天因素。

把以上三类基本素质作为基础，又可将素质划分为如下八种。

（1）**政治素质**　即政治品质，指人的政治认识、政治观点、政治信念与政治理想，它涉及立场、观点与信仰。

（2）**思想素质**　即思想品德，指人的思想认识、思想情感与思想方法。

（3）**道德素质**　即道德品质，包括道德认识、道德情感、道德意志和道德行为。

（4）**业务素质**　即业务品质，包括科学知识、科学技术、技能技巧与一般文化修养。

（5）**审美素质**　即审美品质，主要由审美观、审美意识、美感、审美情趣和审美能力等组成。

（6）**劳技素质**　即劳动品质，由劳动观、劳动情感、劳动知识与技能等组成。

（7）**身体素质**　指个人体质的强弱，包括速度素质、力量素质、耐力素质、灵敏素质、柔韧素质。

（8）**心理素质**　即心理品质，指保持心理健康和具备建立良好人际关系的知识和技能。

（二）素质教育的特征

1. 全体性　素质教育是面向全体国民的教育，对各级各类学校而言，则是面向全体学生的教育。它与应试教育的"选择性"和"淘汰性"相对立，旨在促进每个学生的发展，开发他们的特长和潜能。教育对象的全体性是素质教育的最基本特征。

在面向全体的进程中要注意差异性，其实全体性和差异性是一个辩证的统一体，素质教育既是面向全体学生使其全面发展的教育，又承认学生之间的个体差异。这种差异决定了高等教育工作不能要求个体都要达到统一的教育目标，而应使每个受教育者能在自己原有的基础上得到发展，即重视其个性的发展。重视个性化素质的提高，是素质教育的重要特点。

2. 主体性　素质教育是一种主体性教育，这是素质教育的核心。素质教育要尊重学生的主体地位，培养学生的主体意识，充分发挥学生的主观能动性，使学习活动成为学生主动获取、主动发展的过程，并激励学生的探索和创新精神，促进学生个性化发展。

3. 整体性　亦称为全面性。即要求以促进学生在德、智、体、美、劳等各方面全面发展为教育宗旨，形成包含思想政治素质、科技素质、身体素质、心理素质、审美素质、创新素质及个性化素质等方面要求的合理的素质结构，促进学生全面协调发展。

4. 基础性　指在教育内容和要求上，要从最基本的、必需的、对今后发展有一定影响的角度出发，去培养人、发展人，为他们继续学习和为人处事乃至民族素质的提高打好基础，为未来人才的成长奠定基础。如果将人的素质分为专业素质和一般基本素质，那么素质教育培养的重点应该放在一般基本素质方面。

5. 实践性　素质教育离不开实践活动。良好素质的养成需要学生在实践中直接参与和体验，并进行长期的培养和锻炼。同时，素质教育重视培养学生的实践能力，强调教育与生产劳动、社会实践相结合，培养学生热爱劳动的习惯和艰苦奋斗的精神，并启发学生在实践中找问题，带着问题学习理论和相关知识，做到学以致用，促进知识的转化。

6. 创新性　民族创新精神的复兴，关键在于教育。素质教育就是要完成培养民族创新精神和培养创造型人才的特殊使命。高等院校要重视培养大学生的创新能力，普遍提高大学生的人文素养和科学素质。要在培养大批各类专业人才的同时，努力为优秀人才的脱颖而出创造条件，要爱护和培养学生的好奇心、求知欲，帮助学生自主学习、独立思考，保护学生的探索精神、创新思维，营造崇尚真知、追求真理的氛围，为学生的禀赋和潜能的充分开发创造一个宽松的环境。尤其是要下工夫造就一批真正能站在世界科技前沿的学术带头人和尖子人才，以带动和促进民族科技水平与创新能力的提高。可以说，高等院校实施素质教育的重点就是培养创新人才和为经济社会发展服务。

7. 时代性　不同时代对素质教育的目标、内容和要求不同，社会没有永恒不变的素质水准，素质教育是时代文明的教育，它要求教育活动与时代发展的脉搏紧密相连，满足时代对人才素质的要求。我们要按社会发展要求和当代青年身心发展的需要，从实际出发来确定高等院校素质教育的目标体系。

三、素质教育的目的与任务

（一）素质教育的目的

素质教育着眼于受教育者群体和社会长远发展的需求，其根本目的就是要全面提高人们的素质，培养学生具有正确的世界观、人生观、价值观，具有创新精神和实践能力。素质教育目的的确立或定位并非随意的，它必须考虑人的素质的结构、特点与规律，又顾及社会发展对人的素质的需求。前者即通常所说的个人本位，后者即所谓社会本位。我们思考素质教育目的的问题时，必须把个人本位与社会本位结合起来，不要顾此失彼。古今中外的教育思想与实践，都是就个人发展与社会需求做双向考虑的，但也不排斥不同的社会在这两方面有所侧重。就主要倾向说，古代社会特别是封建社会教育目的的确立，多侧重于社会本位；而现代社会则多侧重于从个人本位来考虑教育的目的。我国是社会主义大国，自然应当基于个人本位与社会本位的统一来规范素质教育的目的。素质教育的目的分为两个层次，一是培养学生做人，二是培养学生成才。

1. 培养学生做人 古今中外的教育不论有多大的分歧，在培养学生做人这一点上却是共同的。北宋张载就曾明确指出："学者当须立人之性。仁者人也，当辨其人之所谓人。学者学所以为人。"（《张载集语录》）我国现代教育家、"活教育"理论的首创者陈鹤琴结合当时的社会现实，提出了"三做人"的教育目的，"活教育的目的就是在做人，做中国人，做现代中国人"。抗日战争后，他又改为"做人，做中国人，做世界人"，要人们"爱国家，爱人类，爱真理"。德国近代哲学家费希特认为，教育首先是培养人，不是首先着眼于实用性去传授知识与技术，而是要去唤醒学生的力量，培养他们自我学习的主动性、归纳力、理解力，以便他们在无法预料的未来局势中做出有意义的自我选择。

2. 培养学生成才 素质教育的实施，还必须在教学生学会做人的基础上，把他们培养成才。蔡元培先生曾指出："教育是帮助被教育的人，给他能发展自己的能力，完成他的人格，于人类文化上尽一分子的责任；不是把被教育的人，造成一种特别器具，给抱有他种目的的人去应用的。"培养出来的人应是具有较高科学素质和人文素养的人。此外，培养学生成才要着眼于未来，在教育国际化趋势日趋明显的今天，社会对人才提出了高素质的要求。"成才"包括符合社会发展的需求、满足个体发展的心理需要及符合个体素质发展的特点。素质教育应不断丰富教育内容，创新教育方法，创建素质教育实践平台，因材施教，将学生的个性发展视为学生成才的基础。将"以人为本"在素质教育中贯彻到底，人人成才，为所有学生提供平等的成长机会。

成才与做人是紧密联系、相辅相成的。做人是成才的基础，是成才的一项重要内容或要求，会做人应当成为人才的一种基本素质，因而也应当把是否会做人作为评价和考核人才的一项重要指标；成才是学会做人者应有的追求或提升，每个人都不要以学会做人为满足，在学会做人后止步不前，而应当"百尺竿头，更进一步"；做人与成才在相互促进、彼此渗透之中获得发展，学会做人有助于培养成才，培养成才有助于学会做人。可以说，做人的过程就是成才的过程，成才的过程也就是做人的过程。做人无止境，成才也无止境，做人，成才，再做人，再成才，循环往复，直至终老。

（二）素质教育的任务

1. 培养与提高学生的思想政治素质 思想政治素质包括政治素质和道德素质两个方面。政治素质是指社会的政治思想、政治理念、政治态度及政治立场在人的心理中形成的并通过言行表现出来的内在品质；道德素质指个人在先天的基础上，通过后天环境的影响和道德教育、道德修养而形成的稳定的、长期发挥作用的内在道德品质。所谓培养和提高学生的思想政治素质就是贯彻"大思政"理念，通过思政课程、课程思政等方法培养学生内在政治、思想、道德等各方面的品质，落实学校教育"立德树人"的根本任务。

2. 培养与提高学生的科技素质 科技素质是指一个人具有用科学观点认识和描述客观世界的能力，具有在科学精神、科学理论、科学方法启示指导下养成的科学思维习惯，具有处理与科技问题有关事务的能力。科技素质包含四个方面的内容，即科技知识、科技方法、科学精神和科技能力，它们统一和贯穿在人们的实践活动之中。所谓培养和提高学生的科技素质，就是向学生传授科技知识、科技方法，培育科技精神，并提高科技实践能力，培养具有科技素质的人才，促进我国经济建设与社会和谐。

3. 培养与提高学生的身体素质 身体素质主要指力量、速度、耐力、灵敏及柔韧性等人体功能的表现，是评定人的身体总体状况的一项综合指标，它主要包括潜能和特点两个方面，并体现在身体结构与技能上，取决于身体结构与功能的状况。所谓培养与提高身体素质，就是要增强学生提高身体素质的锻炼意识，保持和增进身体健康，发挥生理潜能，促进和完善身体的结构与机能，为以后的工作打下坚实的基础。

4. 培养与提高学生的心理素质 心理素质主要是指人的心理发展和心理特征，是以先天为基础，在环境和教育的影响下形成并发展起来的稳定的心理品质。它主要包括认知、需要、情感、意志、兴趣、动机及性格素质。所谓培养与提高心理素质，就是要保持与增进心理健康，开展心理素质教育，不断提高学生自我完善心理素质的自觉性，发挥心理潜能，培养与提高各种心理特点与心理品质，促进和完善智力因素与非智力因素。

5. 培养与提高学生的审美素质 审美素质是指人们在长期生活、工作、学习中随着知识、思想、道德的积累、升华，而表现出来的一种对美的鉴赏能力。它包括正确的审美观念、健康的审美情趣，各种美（包括自然美、社会美和艺术美）的欣赏、评价和创造能力及人格精神等诸方面。所谓培养与提高审美素质，就是要促进学生在美育的熏陶中，培养道德意识，促进智力发展。促进学生人格魅力的完善和综合素质的提高，保持良好的精神风貌。

6. 培养与提高学生的创新素质 创新素质是指人们在认识的基础上，对新理论、新事物进行创造的意识和能力。它主要包括创新思维、创新意识、创新知识、创新能力及创新人格五个方面。所谓培养与提高创新素质，就是要促进学生发现问题、思考问题，主动建构知识，发挥创新意识和探索精神。

7. 培养与提高学生的个性化素质 个性化教育是指教育者在教育的不同阶段，面对独特的个体，通过运用适合每个个体的手段，发掘个体生命的潜能和优势，引导、促进个体自由发展。马克思主义强调"人才是社会进步的根本力量，同时人是具有个性潜能的动物"。人的个性潜能是无限的，若不被唤醒，就会萎缩甚至泯灭。而所谓培养与提高个性化素质，就是要培养学生的创新精神和实践能力，激发、唤醒、发现、发掘学生的个性潜能，以寻找一条最能鲜明地发挥个人的创造性和个性才能的道路，来实现真正的自我，使每个学生发现和找到他自身潜在的内能，形成精英型、创新型、应用型人才。

四、中西素质教育比较

素质教育已经成为许多国家国民教育的基本国策，尤其是在西方发达国家，素质教育不但有上百年的历史和实践经验，而且越做越精，越做越好。全面推进素质教育，是时代发展的需要，素质教育的推进要充分利用原有的教育资源，借鉴和吸取世界各国教育特别是西方发达国家教育的有益经验，加以融会贯通，才能创造出有中国特色的素质教育体系。

教育有自己的独立性，但它又必然要受到政治、经济的强烈制约，是一定社会的经济、政治结构的反应。由于经济、政治结构及历史、地理等条件的不同，中国与西方国家形成了各自的教育传统，表现出明显的差异。中西教育传统的差异表现在如下几方面。

1. 教育理想 教育是塑造人的事业，中西教育思想的不同，决定其有着不同的标准。西方教育提倡个人本位，注重个性的培养，追求人格的自由独立性。从苏格拉底启发人们"认识你自己"，到柏拉图和亚里士多德提出以"自由人"为对象、以培养人的身心和谐发展为旨趣的自由教育理论，均体现了西方人对个人本位和个性独立的价格追求。中国传统教育则主张社会本位，强调群体人格的塑造，追求人格的社会价值。作为传统文化教育的核心，在中国古代影响最大的儒家，则是自觉地站在统治阶级的立场上，去构建其群体人格教育体系。儒家从社会、国家利益的角度进行价值判断，认为为了维护和发展相应的群体利益，个人应该牺牲自己的利益，甚至不惜"舍生取义"。先秦儒家教育理论的出发点和归宿点都是社会，主张个人利益必须服从社会利益，强调"修身为本"，突出了教育的伦理政治价值和社会责任意识，适合自给自足的中国封建宗法社会的需要，具有丰富的群体意识和合作精神。这与西方教育家所崇尚个体独立自由有着根本的不同。

2. 教育内容　西方教育的重点在于哲学、科学和艺术，可称为主智型教育，认为人性是人区别于物和一般动物的根本点，认识是理智的，因此教育应注重人的理智本性的发展。古希腊和古罗马人对知识的态度是"为知识而知识"，是"不计利害的"，且是永无"止境"的追求，决定了古希腊和罗马人的那种"爱智""爱天"的特性，认为教育就是培养和发展人的人性或理性，有助于科学的发展，有助于求真、求美的科学精神的形成。

古代中国教育首要突出的就是为政治服务，培养"忠君"的从政人才，重德轻知，重视礼教孝道，维护社会稳定，保存社会风尚、民族传统及各种习俗。教育的重点在人文道德，可称为重德型教育。人们对"修身""教化""政事"等方面的认识成果构成了传统教育的核心内容。著名科学家竺可桢在其《为什么中国古代没有产生自然科学》一文中亦认为："中西文化的一个根本差异，是中国人对实际活动的兴趣，远在其对于纯粹活动兴趣之上……中国人讲好德如好色，而绝不说爱智爱天，西方人说爱智爱天。"中国人"在学校所习科目，只问其出路之好，待遇之丰……把利害之价值，放在是非价值之上，而社会上一般提倡科学的人们，亦只求科学之应用"。

3. 教学方法、手段及目标　在教学方法上，西方教育以启发为主，教育注重培养学生的实用能力和创新能力。教育方式各种各样，教育手段灵活、多样、实用，从而使个人人格得到多样化的发展。老师就如一根火柴，主要职能不是燃烧自己，而是点燃学生的希望之火、智慧之火，激发学生的激情，引导学生进入积极的思维状态。

中国教育以课堂灌输为主，传统教育热衷千篇一律，统一的培养目标、统一的大纲、统一的时间进度、统一的答案、统一的评定标准。这种单一化、模式化的教育，刻板呆滞，缺乏生机与活力。教学内容上政治色彩和道德说教过浓，学生的自主意识和独立意识得不到培养，成为所谓"知识"的活仓库，致使素质教育目标的最终偏离。

4. 教育观　东西方文化观念上的差异，所带来的教育价值观也有所不同。在西方，人们和社会更多关注的是学生的自立、个性的张扬和创造与探险的精神。从个人成长的需要出发，培养学生具备独立意识，养成自立能力，鼓励求新求异，彰显的是一种以学生兴趣需要和发展需要为主的教育思想，归根到底是一种个性发展教育。西方的教育观念使得西方人在教育问题上更注重培养孩子的独立意识和自立能力，更注重培养孩子的批判意识和实践能力，在教育方式上也更宽松、更开放。

而在中国的传统文化意识中，教师、家长和社会评价好学生的基本标准是遵守纪律、合乎社会规范加上优秀的学习成绩，人们关注的是教育如何培养学生实现个人与社会的心理同构；中国的传统教育追求的是学生如何能够适应社会的现存制度，如何维护社会的现存秩序，培养学生的守成能力和趋同心理，归根到底是一种鼓励共性发展的教育。这样培养出来的学生，基础知识扎实，自我约束、自我控制的意识较强，思维严密、严谨，比较适合重视纪律和自制的社会，但是学习的主动性、创造性较差，心理承受力较差。

第二节　护理学专业学生的综合素质要求

现代科技飞速发展和社会进步对人才的素质提出了更高的要求，只有知识和能力，没有良好的素质，难以适应未来社会的需要。护理人员是"健康中国"建设的主力军。实施素质教育，反映了 21 世纪我国社会主义现代化建设对人才的总体要求。护理专业学生素质教育在本质上是全面发展教育的具体化，高度注重护理专业学生的素质教育是社会和时代的要求。

一、护理院校开展综合素质教育的意义

（一）综合素质教育有助于生命科技人才的培养

中国科学院原院长路甬祥指出，"21 世纪将是生命科技的世纪"。在 21 世纪人们对生命活动规律的认识将会有更大的提高和突破，而其中创新意识将起着决定性的作用。人们的创新意识和创新能力不是生来就具有的，它是在实践中，在大量的知识、能力和素质达到一定水平后，随着社会的发展而萌生和爆发出来的。离开了全面的素质教育，就不可能造就出能遨游于世界生命科技领域的高质量医学人才。

（二）综合素质教育有利于对护理对象身心健康的维护

医学生毕业后所从事的事业绝大多数是医疗卫生事业。医疗卫生事业是人类非常崇高的一个事业，因为它的最终研究对象、服务对象是人。人的生命具有不可逆性，对人的研究和服务责任重大，来不得半点的虚假和差错。这就要求高等医学院校的学生必须具备全面而较高的医学科技素质和医学人文素质，不仅要对技术精益求精，而且要具备"敬佑生命、救死扶伤、甘于奉献、大爱无疆"的专业精神。素质的任何欠缺，都可能引起不堪设想的后果。只有具有全面素质的人，才能承担起维护人类身心健康的重大职责。

（三）综合素质教育有益于临床护理诊疗水平的提高

临床诊断和治疗是一个非常复杂的过程。在临床中，一个人可能同时患多种疾病，同一种疾病在不同的患者身上又会出现个体差异，任何疾病又都处在发展变化之中。要提高临床护理诊疗水平，就必然要求医学生（未来的医务人员）具有宽广的知识面，较高的分析、判断、综合问题的能力及崇高的思想道德素质。只有具备了全面的、较高的医学人文素质和医学科技素质，才能不断地提高临床诊断的正确率和临床治疗效果，真正达到为人类的身心健康服务。

二、护理专业学生的综合素质教育特点

（一）面向全体护理专业学生，具有普遍性

素质教育是面向全体学生的教育。素质教育坚持面向全体护理学生，努力开发每个学生的特长和潜能。素质教育是一种使每个人都得到发展的教育，每个人都在他原有的基础上有所发展，都在他天赋允许的范围内充分发展。素质教育也是差异性教育，面向每个护理学生，就是面向每个有差异的学生。换句话说，素质教育要求平等，要求尊重每个学生，但素质教育不赞成教育上的平均主义和"一刀切"。成功的教育实践需体现素质教育的全体性要求。

（二）促进护理专业学生全面发展

当代社会需要全面发展的护理"五术"（救死扶伤的道术、心中有爱的仁术、知识扎实的学术、本领过硬的技术、方法科学的艺术）人才。应试教育在"一切为了分数，一切围绕分数"的

思想指导下，必然具有片面性。素质教育则要求全面发展和整体发展，要求德、智、体、美、劳等各方面并重，要求全面发展学生的思想政治素质、文化科学素质、劳动技能素质、身体心理素质和审美素质等，要倡导为护理学生的全面发展创造良好宽松的条件，克服那种只重视智育、轻视德育，在智育中又只重视知识传授、忽视能力培养的倾向。学校教育不仅要抓好智育，更要重视德育，还要加强体育、美育、劳动技术教育和社会实践。使诸方面教育相互渗透、协调发展，促进护理专业学生的全面发展和健康成长。

同时我们也应该认识到，全面发展不是平均发展，不是齐步走，而实质是最优发展。护理综合素质教育可采用分层教学、能力分组这种既能适应个别差异又有较高效率效益的教学组织形式，它与传统意义上的快慢班有本质不同。

（三）注重学生创新精神和实践能力的培养

高等院校包括医学院校要重视培养大学生的创新能力，普遍提高大学生的人文素养和科学素质。要在培养大批各类专业人才的同时，努力为优秀人才的脱颖而出创造条件，尤其是要下功夫造就一批真正能站在世界科学技术前沿的学术带头人和尖子人才，以带动和促进民族科技水平与创新能力的提高。在我国"新医科"建设背景下，创新已经成为新时代医学教育改革的生命线。护理专业实施素质教育必须以培养护理创新人才为重点。

护理是一门实践性很强的学科。护理专业素质教育在培养学生创新精神的同时，应重视实践能力的培养，改变那种只重视书本知识、忽视实践能力培养的现象。要调整和改革课程体系、结构和内容，切忌过分强调学科体系、脱离时代和社会发展及学生实际，加强课程的综合性和实践性，重视实验课教学，培养学生的动手操作能力。

教育与生产劳动相结合是培养全面发展人才的重要途径。各级各类学校在加强学科教学中实践环节的同时，要从实际出发。加强和改进对学生的生产劳动和实践教育，使其接触自然、了解社会，培养实践能力，培养热爱劳动的习惯和艰苦奋斗的精神。建立医学生参与社区服务和社区建设的制度。要鼓励学生积极参加形式多样的课外实践活动，培养动手能力；完善医教协同体制，帮助学生在实践中掌握专业技能；加强社会实践，组织学生参加科学研究、推广活动及社会服务活动，利用假期组织学生到城乡开展志愿服务。

（四）发展学生主动精神，注重学生个性健康发展

素质教育强调学生创新精神的培养，创造性的培养是以学生主动精神和个性的健康发展为基础的。素质教育是弘扬人的个性和主体性的教育。素质教育强调教育要尊重和发展学生的主体意识和主动精神，培养和形成学生的健全个性和精神力量，使学生生动活泼健康地成长。这也是马克思全面发展学说中的应有内涵——人的发展既是全面的，又是主动的，"每个人的自由发展是一切人的自由发展的条件。"

正如《学会生存》一书中所说："未来的学校，包括医学院校在内，必须把教育的对象变成自己教育自己的主体。受教育的人必须成为教育他自己的人；别人的教育必须成为这个人自己的教育。这种个人同他自己关系的根本转变，是今后几十年内科学与技术革命中教育所面临的最困难的一个问题。"这里表达了世界范围内对个体主动教育的关注。从促进学生主动精神和个性健康发展的角度出发，素质教育不是把学生看作知识的被动接收器，而是看作知识的主人；不仅仅把学生作为认知体，更重要的更本质的是它把学生作为包含认知方面和非认知方面的完整的生命体。它要指导学生怎样做人，要为学生指导完整人生，要形成学生的人格力量和精神风貌。

　　从促进学生主动精神和个性健康发展的角度出发，护理专业学生的素质教育必然要求遵循教育的个性化原则。坚持因材施教，为优秀人才的脱颖而出创造条件。要鼓励和支持冒尖，鼓励和支持当领头羊，鼓励和支持一马当先。但这不是提倡搞个人突出、个人英雄主义，而是合乎人类成长规律的必然要求。必须坚决克服遏制用"一个模子"来铸造人才的倾向。

　　需要指出的是，素质教育注重学生主动精神培养，注重个性发展，也要求重视社会发展需要。成熟的教育科学认识中要防止矫枉过正，不能从一个极端走向另一个极端。

（五）着眼于护理专业学生的终身可持续发展

　　由新技术革命带来的社会生产和社会生活的新变革，促进了人类生产能力的飞速发展和生活质量的提高；而由新技术革命带来的产业结构的不断调整和职业的广泛流动性，医疗设备和技术的不断快速发展，对护理专业也提出了越来越高的要求，因此，直接形成了一个学习化社会和终身教育时代。"终身教育"这个概念起初应用于成人教育，后来逐步应用于职业教育，现在则包括整个教育过程和人的发展的各个阶段。在人生终身的教育过程中，学习期与劳动期的交替将更经常。终身教育是现代教育的重要标志，也是打开21世纪大门的一把钥匙。为了主动适应科学技术的飞速发展、全球化知识经济社会的变化和医疗技术的快速发展，为了缩小知识差距和培养"知识型劳动者"，为了适应人口老龄化趋势，为了应对疾病谱的变化和突发公共卫生事件的频发，为了满足人们的精神生活需求，必须建立终身教育体系，这是当今社会和医疗服务行业发展的必然趋势。

　　在21世纪的学习化社会中，唯有具备终身学习能力和自主发展能力的人，才能适应社会并创造未来。素质教育要着眼于学生的终身可持续发展，教是为了不教，素质教育不仅注重学生现在的一般发展及其对于未来的发展价值和迁移价值，而且重视直接培养学生自我发展能力。正规学校已经不再是一个学生为一生准备一切的地方，知识和技术需时时追加和更新，学习伴随人的一生。因此不仅要让学生"学会"，而且要让学生"会学"；不仅要给学生知识，而且要给学生打开知识宝库的"钥匙"，要使学生学会学习，学会发展。

三、护理专业学生综合素质要求

（一）思想道德素质

　　护理专业学生毕业后从业岗位的特殊性和岗位责任的重要性，都要求要有坚定的政治方向、崇高的道德素质和良好的职业道德，具有科学的人生观、世界观和价值观，敬畏生命，爱岗敬业，要有全心全意为人民服务的思想及救死扶伤的人道主义精神；要遵纪守法，为人正直、诚恳、坦率，能正确处理个人和集体、护士和患者、护士和医生及其他同事之间的关系。

（二）科学文化素质

　　医学包括护理学，是一门深奥的学科，有许多未知领域需要探索，人类对生命的认识有待于进一步提高，所以，只有具备独立思维和创新能力，才能突破前人的认识，打开科学的盲区，探索医学的奥秘，攻克各种疑难杂症。而很多医学生在校期间的学习只满足于学会课堂上老师讲的知识，不去积极主动地学习实践，这样是无法适应职业发展要求的。在当今知识爆炸时代，必须具备科学精神，培养科学思维能力和创造能力，掌握科学高效的学习方法，具备很强的自学能力，不断用新知识充实自己。

（三）心理素质

健康的心理是护理学生素质的重要组成部分，面对不断发展变化的社会，要有坚强的意志，敢于斗争，不断进取，对待困难和挫折，做到胜不骄、败不馁。比如，在地震、严重传染病等重大灾难面前，不仅要敢于冲锋陷阵，还要给予面临死亡的病人以抚慰，在学习考试中、工作中、为人处事中都要以诚相待，做一个人格、心理和谐健康的人。

（四）身体素质

良好的身体素质是从事学习、工作的基础条件。健康的体魄、旺盛的精力有助于提高学习能力和效率，顺利完成繁重的护理学业。护理工作既是艰苦的脑力工作，又是繁重的体力劳动。外科手术、抢救患者、社区医疗保健、灾区卫生服务等，都要求我们要有健康的身体素质。

（五）交际能力

如何与患者沟通是医务工作者每天面对的问题。现代医学模式要求医务工作者不仅要给患者治病，而且应对患者的各种心理问题，诸如恐惧、焦虑等不良情绪进行心理安慰，特别是对重症患者，医务工作者的一言一行都会影响患者的心理反应，甚至影响治疗效果。作为一名现代护理人员，经常要做卫生宣教工作，向人民群众宣传卫生健康知识，要承担医学教学任务，这些都要求我们有很好的语言表达能力、组织能力、交往能力、协调能力。

（六）创新能力

创新是一个民族进步的灵魂，是国家兴旺发达的不竭动力。医学领域里有无数的未知领域需要探索，许多疾病如肿瘤、艾滋病等还没有根治的方法。随着医学理念从治疗为主向兼具预防、治疗、康养转变，伴随医疗技术向智能化方向发展，护理专业学生只有具备独立思维能力和创新精神，才能适应新一代技术革命和生命科学变革，不断探索和解决护理领域的新问题。

第三节　护理学专业学生的创新素质教育

创造是人类永恒的主题，是思想智慧的最高升华、认识发展的客观标志、社会前进的推动力量。人类社会发展的历史，就是一部不断创造的历史。社会的进步、人类的发展、科技的飞跃归根结底在于人才的创造性劳动，没有创造，就没有人类社会的进步和发展。创新素质是人的素质中最精华的部分，是现代人才成就事业的关键。

创新教育是推动素质教育的核心。它是有目的地培养学生的创新意识和创新能力的教育。随着医学模式的转变和实际健康需求的变化，在"新医科"背景下，对护理人才综合素质提出了更高的要求，对护理教育改革提出了挑战。护理教育要面向未来，就必须适应社会需要，全面提高学生的创新素质，特别是要注重对学生创新意识和创新能力的培养。

一、创新素质教育的概念

创新最早源于经济学，1912 年由美籍奥地利经济学家约瑟夫·阿洛伊斯·熊彼特在《经济发展理论》中首次提出。他认为，创新就是把生产要素和生产条件的新组合引入生产体系，简言之，就是指运用已有的知识想出新办法、建立新工艺、创造新产品。此后，随着人们对创新问题研究的逐步深入，创新的内涵也有了新的发展。在《辞海》中对创新的解释为："'创'是首创、创始的意思；'新'是第一次出现，更新和改造的意思；'创新'就是创建新的。"从本质意义上理解，创新可以概括为：个体为达到一定目的，创造某种符合社会或个人价值需要的具有独创性产品的行为。

创新素质（innovation quality）是指人们在认识的基础上，对新理论、新事物进行创造的意识和能力。它是成功地完成某种创造性活动所必须具备的心理品质，与一般能力的区别在于它的新颖性和独创性。创新素质包括五个方面，即创新思维、创新意识、创新知识、创新能力及创新人格。创新素质是学生全面发展的重要标志。

创新素质的核心是创新思维。创新思维分为准备、酝酿、顿悟、验证四个阶段。准备阶段，个体从学习中获得基础知识，重点在收集、整理及积累资料；酝酿阶段，个体把基本资料转换成一种速记或模式的形式；顿悟阶段，个体表现出顿悟或因发现而体验到豁然贯通的感觉，并明确了解决问题的关键；验证阶段，就是将发明的概念加以证实，赋予实用的形式。

二、培养学生创新素质的意义

1. 时代的需求 当今时代是知识经济时代，是以高科技为先导，以知识、传播及应用为特征，其核心在于创新。创新能力将成为直接影响一个国家综合国力和竞争力的重要因素。因此，只有具备较高的创新素质，才可能使学生适应未来充满"挑战性""多样性""新奇性"的社会需求。

我国提出走中国特色自主创新的道路，使科技发展成为经济社会发展的有力支撑。"科教兴邦，人才强国"已成为国家重要战略目标。因此，培养学生的创新能力是高等教育乃至整个教育界的一项重要任务。同时，大力开展学生创新素质教育也是高等院校适应时代新要求的重要手段和主要内容。

2. 价值的实现 创新是学生自我发展、自我实现的必备条件。创造力的开发、创新素质的培养对于个体来说是将自身蕴藏的巨大潜能充分发挥出来以解决实际问题。注重学生的个体发展和个体因素，更好地发展自己的兴趣爱好，发挥自己的特长，实现综合素质的全面提升，成为推动自身健康成长的内在力量。学生在自身潜能释放的同时，也实现了个体的人生价值。

3. 责任的担当 大学生不仅是学习者，更是创新的主体，是社会宝贵的人力资源。现代科技突飞猛进，创新推动着时代的进步，大学生作为社会的高层次人才只有具备坚定的创新意识、积极的创新思维、广博的创新知识、较强的创新能力和顽强的创新品质，才能立足社会并为社会作出更大的贡献。对于教育者来说，培养学生的创新素质，不仅是学生个人为社会作出贡献的根本，也是高等院校为社会作出巨大贡献的根本。

三、创新素质的特征

创新素质是人类特有的一种综合性本领。它具有以下特征。

1. 多种心理功能的综合系统 创新素质是以创造性思维为核心，以一定的个性品质为支撑，在一定的环境下进行创造活动的系统的心理特征。在创造的过程中，许多心理因素参与并组成了一个系统的整体，这个整体只有高度的团结协作，才能有创新的成功。

2. 以客观现实为基础 创新素质从本质上讲是一种复杂的心理现象，而心理现象的内容又来源于客观现实。因此，创新素质依赖客观现实并以客观现实为基础。

3. 积极的能动性 创新素质虽然是客观现实在大脑中的反映活动，但这种反映绝不是简单、直接、被动的反映，而是自主、能动的反映。创造性思维进行的过程中，思维因子积极地、主动地、自主地向着目标构建新的联结方式，情感意志也达到了高潮的状态，积极地涌动各种心理功能促成问题的解决、新事物或新思路的产生。

4. 可培养性　人人都具有创造潜力，而且这种创造的潜力是取之不尽、用之不竭的。创造性思维是可以被激发和培养的，构成创新素质的其他因素，诸如智力等也是可以被激活和提高的，知识和知识结构可以通过学习获取和优化，个性品质可以改变，创造力同样可以被培养。

5. 创造性的结果具有社会或个人价值　创新素质产品是以某种形式存在的思维成果，它既可能是一种新观念、新设想、新理论，也可以是一项新技术、新工艺、新产品。它具有新颖性和独特性，具备社会或个人价值。

四、创新素质的内容

创新素质是以创新思维为核心的智能综合系统，包括创新思维、创新意识、创新知识、创新能力及创新人格。

（一）创新思维

创新思维是指在已有经验的基础上，用新思路、新方法对事物间的关系进行新的思考，从中进一步找出新的关系、寻求新的答案，从而创造出前所未有的新观念和新事物的思维方法。创新思维是整个创新活动智力结构的关键，是创新素质的灵魂，也是人的思维的最高形式。它决定着一个人能否创新及创新能力的大小。它具有独立性、联动性、多向性、跨越性、综合性及无畏性六个基本特征。

（二）创新意识

创新意识是创新活动中制约个体的内在力量，是个人创新素质中最核心的成分。只有在强烈的创新意识的引导下，才能产生强烈的创新动机、激发创新潜能、确立创新方向，去开展创新活动。创新意识主要体现在六个方面，即创新精神、自信心、兴趣和好奇心、独立性与批判性、高尚的动机及较强的团队素质。

（三）创新知识

创新知识是人们在社会实践中积累起来的创新理论和创新经验，是创新素质的重要组成部分，对创新素质的形成有直接关系。知识为创新提供原料，创新是知识的转化和整合。需要指出的是，思维和知识是辩证的关系，它们之间相互影响、相互作用、相互依赖。在创造力的范畴，思维是站在知识的基础之上的，是驾驭知识的主人。

（四）创新能力

创新能力是指个人提出新理论、新概念或发明新技术、新产品的能力。需要个体具备基本的创新知识技能和创新思维能力。创新能力是创新活动的实际操作指标，它反映主体的动手和实践能力。对学生而言，创新能力表现为具有敏锐的观察力、较强的学习能力、精确的记忆力、迅速发现问题和解决问题的能力及实践能力等。

（五）创新人格

创新人格是在创新活动中所表现出来的、有利于开展创新活动的各种优秀心理品质，是人的智力因素和非智力因素的有机结合和高度发展。创新人格是创新型人才的核心要素，没有创新人格，人的创新潜能很难充分发挥。其表现为强烈的好奇心、求知欲，具有良好的心理素质和自我控制能力、人际交往能力等，敢于怀疑、敢于批判、敢于冒险的人格特征。创新不仅是一种能力的开发，也是一种特质的培养，即要提高一个人的创新能力，基础在于培养一个人与创新有关的个性特质。

五、培养学生创新素质的途径和方法

学校创新素质的培养，可通过各种不同的途径和方法。

（一）创新性教学

在创造性的教学过程中，应从教学氛围、教学方法和资源等方面培养学生的创新思维。

1. 营造适宜的教学氛围　民主、自由、和谐的环境有利于减轻学生学习上的精神负担，使学生在教师的关爱、尊重及期待中产生强烈的求知欲望，从而充分发挥个人的创造力和主体地位、积极主动地参与教学。这就要求：①教师的教学态度要和蔼可亲，保持幽默，提供一种轻松、愉悦的气氛。②不排斥学生的错误或失败，给学生改进的机会，引导他们从错误中学习，从失败中获取经验。③鼓励学生发表各种不同的观点和意见，并加以系统化。④应鼓励每个学生都参与教学活动。

2. 运用创造性的教学方法　创造性的教学方法应是生动活泼、有声有色、趣味横生、不断赋予教材新意和活力的方法，它可以打破学生的思维障碍，充分发挥其想象力，学会集思广益，激发学生的创新意识。这种教学的特点包括：①要克服思维定式。②培养学生的创造性思维，如运用立体思维、多路思维、侧向思维及逆向思维等。③训练学生承受挫折的忍受力和感觉敏锐性等。④重视提问，延迟判断。⑤注重整体结构。⑥尽可能创造多种条件让学生接触不同的概念。

3. 建立创新性教学资源　建立创新的管理制度和评价机制，为学生创新素质的培养和提高创造良好的环境。同时，提供足够的空间使学生自由地、不受干扰地进行创造活动，并给学生提供一些必要的支持，激发学生的创造力。

（二）作业及评价

可以通过改进作业及评价的方法，来增强学生的创造能力。教师在指定作业及考试命题方面，不要完全以书本作为唯一的取材范围和评判标准，作业及命题应力求变化，计分应具弹性，充分运用发散性思维的题目，鼓励学生提出多种恰当的答案，以增强其创造性思维的能力。

（三）实践与发明

学生除了可以借助于前人的实践经验和理论总结外，更重要的是要积极参加校园文化活动、科技创新活动、科研训练及社会实践调查等，在大量实践活动中不断观察、体会及发现，并结合专业实践，发挥爱好特长，积极参加发明创造活动。因此，要鼓励学生积极参加课外学习活动，对于有兴趣的事物做进一步的探究。在实践中学习，在实践中探索，在实践中创造。

（四）自我训练

学生不能仅仅依靠外部力量来获得创造力的培养，而且还需要有意识地从各个方面把握创造力和创造性思维的特点，培养自己独立获取知识的能力，主动自觉地通过训练来提高自己的创造力，从而树立创新意识。应鼓励学生独立、主动、广泛地学习，充分发挥学生的积极性和能动性。

（五）鼓励与奖励

鼓励学生积极参加丰富多彩的课余活动，采取一系列鼓励措施，如设立大学生科研奖金、科研基金，开设"自助实验室"等，鼓励大学生进行科研立项，参加开放实验室、教师课题组、科研小组及课外创新创业大赛，如中国国际互联网＋大学生创新创业大赛、"挑战杯"全国大学生课外科技作品竞赛等，让学生在实际工作中加强创新素质的培养。应注重开展学生的社会实践活动，充分利用寒暑假或课余时间带领学生走出校门，走进医院、学校、社区，为社会服务，学以致用，在实际工作中培养学生的创新素质。

（六）开展"互联网＋"活动

伴随互联网技术的日新月异和移动客户端的快速增长，各行各业都在尝试用"互联网＋"来重构本行业的形态，护理领域也不例外。护理专业学生应独立思考、勇于创新，深刻理解"互联网＋护理"的时代要求，将临床护理、重症监护、护患关系、护理教学、护理科研、康复指导、养老照护等传统护理工作与移动互联网、云计算、大数据、物联网交叉融合，转变新思维、新方法，实现"互联网＋护理""互联网＋医学"等突破性发展，实现护理服务内涵的创新改变，提升服务质量。

护理学专业是直接维系人的生命和健康的专业，护理职业的性质决定了护理专业学生除了要掌握专业知识和技能外，还要培养其创新精神和创新能力，培养科学素质与人文素质。教学不仅仅是传道、授业、解惑的过程，更重要的是帮助学生创造完美人生的过程。因此在护理教育过程中，必须转变妨碍学生创新精神和创新能力发展的教育观念、教育模式，促进护理专业学生创新素质教育的发展，推动护理事业的长足进步。

第四节　护理学专业学生的个性化素质教育

个性化教育是新时期高等教育改革的一种新理念和发展趋势。《中国教育现代化 2035》明确提出，要更加注重因材施教，利用现代技术加快推动人才培养模式改革，实现规模化教育与个性化培养的有机结合。我国早在春秋时期，孔子提出并实践了"因材施教"，重视学生个性化发展。多样化、学习化、个性化和现代化已成为当前我国高等教育发展的四大特征。在"新医科"背景下，如何提升护理学专业学生个性化素质教育质量，培养能践行"服务生命全周期，健康全过程"的高素质、应用型护理人才是新的挑战。

一、个性化素质教育的概念

个性是指个体在生理素质和心理特征的基础上，在社会实践活动中，通过一定社会环境、家庭和学校教育等因素的影响，"在身心、才智、德行和技能等方面所形成的比较稳固而持久的独特特征的总和"。

　　个性化教育（personalized education）是指教育者在教育的不同阶段，面对独特的个体，通过运用适合每个个体的手段，发掘个体生命的潜能和优势，引导、促进个体自由发展。个性化素质教育就是采用各种教育方式和组织模式，灵活地激发学生的主观能动性，使学生根据自身特点充分发挥自身潜能，形成丰富的学习意识，最终达到提升学生综合素质的目的。通过开展个性化素质教育，使学生能显示自己独特价值，树立自信心，形成创造性人格，以适应发展的需要。

　　个性化素质（individualized quality）是在个性化教育中，个体培养、形成的稳定性的品质特征。

二、开展个性化素质教育的意义

（一）契合国家战略要求，推动社会发展

　　党和国家提出了科教兴国战略、人才强国战略。高等教育肩负起人才培养重任，提高大学生综合素质，加强大学生素质教育符合我国发展战略的要求。培养具有创新精神、创造能力的高素质、应用型人才已成为当代教育改革的核心。创新性人才培养离不开个性化发展，个性发展的多样性促进社会持续进步。让每位学生的个性得到发展和完善不仅是我国高等教育改革的重要方向，更是现代社会发展的需要。

（二）遵循人才培养规律，提升人才培养质量

　　遵循"以学生发展为中心"的理念，承认个性差异，尊重个性特点，强化个性优势，为学生个性化素质形成营造学习、实践的氛围，搭建多样化学习性、学术性、科普性等平台，培养富有个性化的创新精神、创造能力，全面提升学生综合素质。

三、个性化素质教育的内容

　　素质教育是基于人人成功、个个发展的教育，因此尊重个性、发展个性，在实际教学中改进教学、改进评价机制，运用多样的教学法为每个学生提供适于其学习方式与认知方式的学习机会，切实把握学生的个性差异是现代教师的基本功。因而，实施个性化素质教育内容主要体现在以下几方面。

（一）重视主体性教育

　　主体性是个性的本质特征。教学中要重视主体性教育，发展学生的自主性。学生只有作为主体独立支配自己意识和活动，发扬积极、创造性，才能是个性的人。个性教育强调人的价值、需要，强调学生既是受教育者，又是自我教育的主体。发展学生的自主性，使学生成为自主、自强、自觉的人。个性化素质教育的主要目的就是培养具有主体精神的人才。个性教育要求教师重视激发学生的主动性，通过学生自主学习、自我管理和自我教育，实现其主体地位，形成自尊、自强、自立等个性化品质。

（二）注重差异性教育

　　个性是人与人的差异性，是人的特殊性。个性的特殊性在于个性成分或各要素之间关系的相对差异性。这种差异表现为智力、性格、情感与意志的外部表现差异及生理、心理各要素发展不

平衡所致要素间关系的差异。重视对学生的差异性教育，是培养学生个性化的重要方面。教学中既要有丰富多彩的课程和教材，也要有多样化的教学模式和个别化的教学方法。要求教师能全面深入地了解学生，针对学生的个性特点，帮助学生找到最能发挥个人的创造性和个性才能的生活道路，并把社会发展的统一要求转化为每一个学生的主观因素。

（三）充分发掘学生的创造性教育

创造性作为个性特点，是人主体性的充分表现，是个性发展的最高形式。创造性不仅是创造力的表现，而且是创造意识、创造情感和创造能力的统一。个性化素质教育重视创造性培养，要求教师尊重学生的特殊性、好奇心，让学生有充分的心理安全和心理自由，着力为每个学生营造创造性教育环境，形成培养创造性的机制，强化创造意识，激发创造欲望和动机，发展创造想象、创造思维等认知能力，培养创造性人格品质。

（四）实现完整性教育

个性是一个多层次、多维度的整体结构，包括动力结构、特征结构与调节结构。三个结构及其具体内容彼此关联，相互制约。个性化素质教育要求三个结构要素的发展并重，培养学生个性的完整性和丰富性。学生的个性只能在具体的活动形式中得以形成和发展，丰富多彩的教育活动，有利于学生完整个性的发展。个性教育要求学校为学生优化活动环境，提供实践的机会，校内外、课内外相结合，使学生的个性品质在实践活动中得到培养。教学中要求教师经常变换活动的形式和方法，使学生在活动和交往中培养完整的个性。

四、个性化素质教育的基本原则

（一）全面性原则

又称整体性原则，主要包括教育对象全面，而不是针对个别尖子生和特长生；内容全面，教育内容涉及个性的各个层次和维度；范围全面，涵盖学校、社会、家庭的宏观教育及德智体美劳五育并举的内容。以上均需渗透个性化素质教育，以促进学生个性品质全面、整体的发展。

（二）自主性原则

个性化素质教育一定要突出学生主体地位、自主地位，充分发挥其主动性和积极性。转变教育观念，转变"师本"教育观念为"生本"。营造民主的教育环境，培养学生自主学习的能力，提倡合作学习。通过调动学生自身的积极性，促使他们以主动的态度接受教育，开发其学习的最大潜能。

（三）针对性原则

每个学生具有各自不同的心理特征、个性特点、兴趣爱好和发展速度、水平。个性化素质教育应遵循差异，在教学内容、教学方法的使用和组织形式上均应做到针对性，考虑学生各自不同的特点，做到因材施教。

（四）活动性原则

活动是个性发展的基本途径，活动性是个性化教育最显著的特征。个性化素质教育要求学校为学生营造良好的活动环境，提供丰富的实践机会，确保学生个性品质在实践中得到充分培养。

（五）适量性原则

即纠正不良的个性和发展优良的个性方面要做到适度。如何把握"纠正"和"发展"两方面的适度性十分重要。

（六）发展性原则

个性化素质教育重视对学生个性品质的全面塑造，强调学生未来的发展。通过培养学生的认知能力、发现能力、学习能力、自我教育能力、创造能力等，增进学生自我发展，提高其终身学习能力，以适应未来社会发展。

五、个性化素质教育培养的途径和方法

坚持"以学生发展为中心"，激发大学生对个性化素质教育的参与意识，搭建平台，鼓励大学生组织和设计个性化素质教育活动内容。个性化素质教育必须根据大学生身心发展、个性发展的需要来选择和组织个性化教育活动，实现个性化教育内容与学生成长阶段与水平的有机结合，使教育手段、措施和方法易于被学生接受，充分体现学生的主体性和能动性，满足其个性发展的要求。

（一）制定目标

个性化素质教育目标是培养社会需要的智力、情感、伦理等各方面全面发展，且个性鲜明、富有创造性的人。制定个性化素质教育目标，即在教学目标上体现个性化的设计。

（二）优化课程设置

课程设置方面注重个性化。我国的基础课程由国家课程、地方课程、学校课程三部分构成，并在此基础上开发了第四级课程，即学生本位课程。学生本位课程是依据学生个体特点和需要设计的课程，旨在在把教育的自主权交给学生。各高等护理院校应优化课程设置，突显教育的个性化特点。

（三）实施个体化的教学方法

全面贯彻"以学生发展为中心"的教育理念。教学方法应"以学定教""因材施教"，按照每一个学生的要求和才能制定个人学习计划。教师在教学过程中要更多地引导、指导，淡化"教"的意识。

（四）构建多元教学评价方法

不断推进教学评价体系的改革，评价指标应突显以"学生发展为中心"的理念。评价内容应涉及本专业培养内容的各个环节。评价形式多样化，动静结合、定性与定量结合、过程与终末结合等，形成全方位、全过程、多维立体的评价。

（五）构建师生学习共同体

教师要转变角色定位，由领导者变为学生的朋友、知己和学生学习的指导者，以平等的态度

对待学生，允许学生表达不同的思想、观点和思路，使学生掌握自身发展的主动权。教师与学生自我价值实现相互依存，教师的价值通过学生成长进步反映，其专业成长和发展贯穿指导学生的全过程。

（六）营造文化氛围

空间是物质存在的客观形式，是具体事物的组成部分，是运动的存在和表现形式。物质的存在离不开时间和空间，学生的个性发展同样离不开时间和空间。在个性化教育中，学校的重要任务是为学生创设广阔的空间，提供丰富的课程资源和实践平台，把促进学生全面发展和专业素养发展的各种教育渗透到大学各项文化活动中，营造良好的文化氛围。

思考题

1. 谈谈你对素质教育本质的理解。
2. 简述素质教育的特征。
3. 简述素质教育的目的。
4. 护理专业学生素质教育的特点是什么？
5. 护理专业大学生的综合素质要求有哪些？

主要参考书目

[1] 王益锵.中国护理发展史 [M].北京：中国医药科技出版社，2000.

[2] 王坦.合作学习——原理与策略 [M].北京：学苑出版社，2001.

[3] 李小妹.护理教育学 [M].北京：人民卫生出版社，2002.

[4] 刘义兰，王桂兰，赵光红.现代护理教育 [M].北京：中国协和医科大学出版社，2002.

[5] 郑修霞.护理教育学概论 [M].北京：北京大学医学出版社，2002.

[6] 姜安丽，李树贞.护理教育学 [M].北京：高等教育出版社，2002.

[7] 谢利民，郑百伟.现代教学基础理论 [M].上海：上海教育出版社，2003.

[8] 廖哲勋，田慧生.课程新论 [M].北京：教育科学出版社，2003.

[9] 张改叶，董晓建.护理教育学 [M].北京：人民军医出版社，2004.

[10] 孙宏玉，简福爱.护理教育学 [M].北京：中国中医药出版社，2005.

[11] [美] 雪伦·梅里安.成人学习理论的新进展 [M].北京：中国人民大学出版社，2006.

[12] 钟启泉.现代课程论 [M].上海：上海教育出版社，2006.

[13] 涂艳国.教育评价 [M].北京：高等教育出版社，2007.

[14] 张传燧.课程与教学论 [M].北京：人民教育出版社，2008.

[15] 王道俊，郭文安.教育学 [M].7 版.北京：人民卫生出版社，2016.

[16] 范秀珍.护理教育学 [M].北京：人民卫生出版社，2009.

[17] 李小融，唐安奎.多元化学校教育评价 [M].杭州：浙江教育出版社，2009.

[18] 李丽萍.护理教育学 [M].杭州：浙江大学出版社，2010.

[19] 范秀珍.教育心理学与护理教育 [M].北京：人民卫生出版社，2011.

[20] 夏海鸥，孙宏玉.护理教育理论与实践 [M].北京：人民卫生出版社，2012.

[21] 黄济，王策三.护理教育理论与实践 [M].3 版.北京：人民教育出版社，2012.

[22] 姜安丽.护理教育学 [M].3 版.北京：人民卫生出版社，2012.

[23] 李小寒.护理教育学 [M].3 版.北京：人民卫生出版社，2018.

[24] 胡中锋.教育评价学 [M].2 版.北京：中国人民大学出版社，2013.

[25] 顾建民.高等教育学 [M].杭州：浙江大学出版社，2014.

[26] 全国十二所重点师范大学.教育学基础 [M].3 版.北京：教育科学出版社，2015.

[27] 郭瑜洁，李惠萍.护理教育学 [M].2 版.北京：人民卫生出版社，2015.

[28] 孙宏玉，孟庆慧.护理教育学 [M].北京：北京大学医学出版社，2015.

[29] 谷晓红.医学生人文素质教育初探 [M].北京：中国中医药出版社，2015.

[30] 姜德君，孔锴，贾春明.教育学原理 [M].北京：清华大学出版社，2016.

［31］朱雪梅，潘杰.护理教育学［M］.武汉：华中科技大学出版社，2016.

［32］吴欣娟，姜小鹰.中国护理发展史（1909—1949）［M］.北京：人民卫生出版社，2022.

［33］孙宏玉，范秀珍.护理教育理论与实践［M］.2版.北京：人民卫生出版社，2018.

［34］陈海燕，赵美玉.护理教育学［M］.郑州：郑州大学出版社，2017.

［35］崔香淑，李强.护理教育学［M］.北京：科学出版社，2018.

［36］赵海侠，郭婧萱.教育管理学［M］.北京：电子科技大学出版社，2017，

［37］胡立厚.教育管理学探索与教学实践［M］.长春：吉林大学出版社，2020.

［38］段志光，孙宏玉，刘霖.护理教育学［M］.5版.北京：人民卫生出版社，2022.

［39］姜安丽，段志光.护理教育学［M］.4版.北京：人民卫生出版社，2020.

［40］潘洪建，陈云奔.课程与教学论基础［M］.2版.镇江：江苏大学出版社，2020.

［41］徐继存.教学论研究［M］.福州：福建教育出版社，2019.

教材目录

注：凡标☆号者为"核心示范教材"。

（一）中医学类专业

序号	书名	主编		主编所在单位	
1	中国医学史	郭宏伟	徐江雁	黑龙江中医药大学	河南中医药大学
2	医古文	王育林	李亚军	北京中医药大学	陕西中医药大学
3	大学语文	黄作阵		北京中医药大学	
4	中医基础理论☆	郑洪新	杨柱	辽宁中医药大学	贵州中医药大学
5	中医诊断学☆	李灿东	方朝义	福建中医药大学	河北中医药大学
6	中药学☆	钟赣生	杨柏灿	北京中医药大学	上海中医药大学
7	方剂学☆	李冀	左铮云	黑龙江中医药大学	江西中医药大学
8	内经选读☆	翟双庆	黎敬波	北京中医药大学	广州中医药大学
9	伤寒论选读☆	王庆国	周春祥	北京中医药大学	南京中医药大学
10	金匮要略☆	范永升	姜德友	浙江中医药大学	黑龙江中医药大学
11	温病学☆	谷晓红	马健	北京中医药大学	南京中医药大学
12	中医内科学☆	吴勉华	石岩	南京中医药大学	辽宁中医药大学
13	中医外科学☆	陈红风		上海中医药大学	
14	中医妇科学☆	冯晓玲	张婷婷	黑龙江中医药大学	上海中医药大学
15	中医儿科学☆	赵霞	李新民	南京中医药大学	天津中医药大学
16	中医骨伤科学☆	黄桂成	王拥军	南京中医药大学	上海中医药大学
17	中医眼科学	彭清华		湖南中医药大学	
18	中医耳鼻咽喉科学	刘蓬		广州中医药大学	
19	中医急诊学☆	刘清泉	方邦江	首都医科大学	上海中医药大学
20	中医各家学说☆	尚力	戴铭	上海中医药大学	广西中医药大学
21	针灸学☆	梁繁荣	王华	成都中医药大学	湖北中医药大学
22	推拿学☆	房敏	王金贵	上海中医药大学	天津中医药大学
23	中医养生学	马烈光	章德林	成都中医药大学	江西中医药大学
24	中医药膳学	谢梦洲	朱天民	湖南中医药大学	成都中医药大学
25	中医食疗学	施洪飞	方泓	南京中医药大学	上海中医药大学
26	中医气功学	章文春	魏玉龙	江西中医药大学	北京中医药大学
27	细胞生物学	赵宗江	高碧珍	北京中医药大学	福建中医药大学

序号	书　名	主　编		主编所在单位	
28	人体解剖学	邵水金		上海中医药大学	
29	组织学与胚胎学	周忠光	汪　涛	黑龙江中医药大学	天津中医药大学
30	生物化学	唐炳华		北京中医药大学	
31	生理学	赵铁建	朱大诚	广西中医药大学	江西中医药大学
32	病理学	刘春英	高维娟	辽宁中医药大学	河北中医药大学
33	免疫学基础与病原生物学	袁嘉丽	刘永琦	云南中医药大学	甘肃中医药大学
34	预防医学	史周华		山东中医药大学	
35	药理学	张硕峰	方晓艳	北京中医药大学	河南中医药大学
36	诊断学	詹华奎		成都中医药大学	
37	医学影像学	侯　键	许茂盛	成都中医药大学	浙江中医药大学
38	内科学	潘　涛	戴爱国	南京中医药大学	湖南中医药大学
39	外科学	谢建兴		广州中医药大学	
40	中西医文献检索	林丹红	孙　玲	福建中医药大学	湖北中医药大学
41	中医疫病学	张伯礼	吕文亮	天津中医药大学	湖北中医药大学
42	中医文化学	张其成	臧守虎	北京中医药大学	山东中医药大学
43	中医文献学	陈仁寿	宋咏梅	南京中医药大学	山东中医药大学
44	医学伦理学	崔瑞兰	赵　丽	山东中医药大学	北京中医药大学
45	医学生物学	詹秀琴	许　勇	南京中医药大学	成都中医药大学
46	中医全科医学概论	郭　栋	严小军	山东中医药大学	江西中医药大学
47	卫生统计学	魏高文	徐　刚	湖南中医药大学	江西中医药大学
48	中医老年病学	王　飞	张学智	成都中医药大学	北京大学医学部
49	医学遗传学	赵丕文	卫爱武	北京中医药大学	河南中医药大学
50	针刀医学	郭长青		北京中医药大学	
51	腧穴解剖学	邵水金		上海中医药大学	
52	神经解剖学	孙红梅	申国明	北京中医药大学	安徽中医药大学
53	医学免疫学	高永翔	刘永琦	成都中医药大学	甘肃中医药大学
54	神经定位诊断学	王东岩		黑龙江中医药大学	
55	中医运气学	苏　颖		长春中医药大学	
56	实验动物学	苗明三	王春田	河南中医药大学	辽宁中医药大学
57	中医医案学	姜德友	方祝元	黑龙江中医药大学	南京中医药大学
58	分子生物学	唐炳华	郑晓珂	北京中医药大学	河南中医药大学

（二）针灸推拿学专业

序号	书　名	主　编		主编所在单位	
59	局部解剖学	姜国华	李义凯	黑龙江中医药大学	南方医科大学
60	经络腧穴学☆	沈雪勇	刘存志	上海中医药大学	北京中医药大学
61	刺法灸法学☆	王富春	岳增辉	长春中医药大学	湖南中医药大学
62	针灸治疗学☆	高树中	冀来喜	山东中医药大学	山西中医药大学
63	各家针灸学说	高希言	王　威	河南中医药大学	辽宁中医药大学
64	针灸医籍选读	常小荣	张建斌	湖南中医药大学	南京中医药大学
65	实验针灸学	郭　义		天津中医药大学	

序号	书　名	主　编		主编所在单位	
66	推拿手法学☆	周运峰		河南中医药大学	
67	推拿功法学☆	吕立江		浙江中医药大学	
68	推拿治疗学☆	井夫杰	杨永刚	山东中医药大学	长春中医药大学
69	小儿推拿学	刘明军	邰先桃	长春中医药大学	云南中医药大学

（三）中西医临床医学专业

序号	书　名	主　编		主编所在单位	
70	中外医学史	王振国	徐建云	山东中医药大学	南京中医药大学
71	中西医结合内科学	陈志强	杨文明	河北中医药大学	安徽中医药大学
72	中西医结合外科学	何清湖		湖南中医药大学	
73	中西医结合妇产科学	杜惠兰		河北中医药大学	
74	中西医结合儿科学	王雪峰	郑健	辽宁中医药大学	福建中医药大学
75	中西医结合骨伤科学	詹红生	刘军	上海中医药大学	广州中医药大学
76	中西医结合眼科学	段俊国	毕宏生	成都中医药大学	山东中医药大学
77	中西医结合耳鼻咽喉科学	张勤修	陈文勇	成都中医药大学	广州中医药大学
78	中西医结合口腔科学	谭劲		湖南中医药大学	
79	中药学	周祯祥	吴庆光	湖北中医药大学	广州中医药大学
80	中医基础理论	战丽彬	章文春	辽宁中医药大学	江西中医药大学
81	针灸推拿学	梁繁荣	刘明军	成都中医药大学	长春中医药大学
82	方剂学	李冀	季旭明	黑龙江中医药大学	浙江中医药大学
83	医学心理学	李光英	张斌	长春中医药大学	湖南中医药大学
84	中西医结合皮肤性病学	李斌	陈达灿	上海中医药大学	广州中医药大学
85	诊断学	詹华奎	刘潜	成都中医药大学	江西中医药大学
86	系统解剖学	武煜明	李新华	云南中医药大学	湖南中医药大学
87	生物化学	施红	贾连群	福建中医药大学	辽宁中医药大学
88	中西医结合急救医学	方邦江	刘清泉	上海中医药大学	首都医科大学
89	中西医结合肛肠病学	何永恒		湖南中医药大学	
90	生理学	朱大诚	徐颖	江西中医药大学	上海中医药大学
91	病理学	刘春英	姜希娟	辽宁中医药大学	天津中医药大学
92	中西医结合肿瘤学	程海波	贾立群	南京中医药大学	北京中医药大学
93	中西医结合传染病学	李素云	孙克伟	河南中医药大学	湖南中医药大学

（四）中药学类专业

序号	书　名	主　编		主编所在单位	
94	中医学基础	陈晶	程海波	黑龙江中医药大学	南京中医药大学
95	高等数学	李秀昌	邵建华	长春中医药大学	上海中医药大学
96	中医药统计学	何雁		江西中医药大学	
97	物理学	章新友	侯俊玲	江西中医药大学	北京中医药大学
98	无机化学	杨怀霞	吴培云	河南中医药大学	安徽中医药大学
99	有机化学	林辉		广州中医药大学	
100	分析化学（上）（化学分析）	张凌		江西中医药大学	

序号	书 名	主编		主编所在单位	
101	分析化学（下）（仪器分析）	王淑美		广东药科大学	
102	物理化学	刘 雄	王颖莉	甘肃中医药大学	山西中医药大学
103	临床中药学☆	周祯祥	唐德才	湖北中医药大学	南京中医药大学
104	方剂学	贾 波	许二平	成都中医药大学	河南中医药大学
105	中药药剂学☆	杨 明		江西中医药大学	
106	中药鉴定学☆	康廷国	闫永红	辽宁中医药大学	北京中医药大学
107	中药药理学☆	彭 成		成都中医药大学	
108	中药拉丁语	李 峰	马 琳	山东中医药大学	天津中医药大学
109	药用植物学☆	刘春生	谷 巍	北京中医药大学	南京中医药大学
110	中药炮制学☆	钟凌云		江西中医药大学	
111	中药分析学☆	梁生旺	张 彤	广东药科大学	上海中医药大学
112	中药化学☆	匡海学	冯卫生	黑龙江中医药大学	河南中医药大学
113	中药制药工程原理与设备	周长征		山东中医药大学	
114	药事管理学☆	刘红宁		江西中医药大学	
115	本草典籍选读	彭代银	陈仁寿	安徽中医药大学	南京中医药大学
116	中药制药分离工程	朱卫丰		江西中医药大学	
117	中药制药设备与车间设计	李 正		天津中医药大学	
118	药用植物栽培学	张永清		山东中医药大学	
119	中药资源学	马云桐		成都中医药大学	
120	中药产品与开发	孟宪生		辽宁中医药大学	
121	中药加工与炮制学	王秋红		广东药科大学	
122	人体形态学	武煜明	游言文	云南中医药大学	河南中医药大学
123	生理学基础	于远望		陕西中医药大学	
124	病理学基础	王 谦		北京中医药大学	
125	解剖生理学	李新华	于远望	湖南中医药大学	陕西中医药大学
126	微生物学与免疫学	袁嘉丽	刘永琦	云南中医药大学	甘肃中医药大学
127	线性代数	李秀昌		长春中医药大学	
128	中药新药研发学	张永萍	王利胜	贵州中医药大学	广州中医药大学
129	中药安全与合理应用导论	张 冰		北京中医药大学	
130	中药商品学	闫永红	蒋桂华	北京中医药大学	成都中医药大学

（五）药学类专业

序号	书 名	主编		主编所在单位	
131	药用高分子材料学	刘 文		贵州医科大学	
132	中成药学	张金莲	陈 军	江西中医药大学	南京中医药大学
133	制药工艺学	王 沛	赵 鹏	长春中医药大学	陕西中医药大学
134	生物药剂学与药物动力学	龚慕辛	贺福元	首都医科大学	湖南中医药大学
135	生药学	王喜军	陈随清	黑龙江中医药大学	河南中医药大学
136	药学文献检索	章新友	黄必胜	江西中医药大学	湖北中医药大学
137	天然药物化学	邱 峰	廖尚高	天津中医药大学	贵州医科大学
138	药物合成反应	李念光	方 方	南京中医药大学	安徽中医药大学

序号	书　名	主　编		主编所在单位	
139	分子生药学	刘春生	袁　媛	北京中医药大学	中国中医科学院
140	药用辅料学	王世宇	关志宇	成都中医药大学	江西中医药大学
141	物理药剂学	吴　清		北京中医药大学	
142	药剂学	李范珠	冯年平	浙江中医药大学	上海中医药大学
143	药物分析	俞　捷	姚卫峰	云南中医药大学	南京中医药大学

（六）护理学专业

序号	书　名	主　编		主编所在单位	
144	中医护理学基础	徐桂华	胡　慧	南京中医药大学	湖北中医药大学
145	护理学导论	穆　欣	马小琴	黑龙江中医药大学	浙江中医药大学
146	护理学基础	杨巧菊		河南中医药大学	
147	护理专业英语	刘红霞	刘　娅	北京中医药大学	湖北中医药大学
148	护理美学	余雨枫		成都中医药大学	
149	健康评估	阚丽君	张玉芳	黑龙江中医药大学	山东中医药大学
150	护理心理学	郝玉芳		北京中医药大学	
151	护理伦理学	崔瑞兰		山东中医药大学	
152	内科护理学	陈　燕	孙志岭	湖南中医药大学	南京中医药大学
153	外科护理学	陆静波	蔡恩丽	上海中医药大学	云南中医药大学
154	妇产科护理学	冯　进	王丽芹	湖南中医药大学	黑龙江中医药大学
155	儿科护理学	肖洪玲	陈偶英	安徽中医药大学	湖南中医药大学
156	五官科护理学	喻京生		湖南中医药大学	
157	老年护理学	王　燕	高　静	天津中医药大学	成都中医药大学
158	急救护理学	吕　静	卢根娣	长春中医药大学	上海中医药大学
159	康复护理学	陈锦秀	汤继芹	福建中医药大学	山东中医药大学
160	社区护理学	沈翠珍	王诗源	浙江中医药大学	山东中医药大学
161	中医临床护理学	裘秀月	刘建军	浙江中医药大学	江西中医药大学
162	护理管理学	全小明	柏亚妹	广州中医药大学	南京中医药大学
163	医学营养学	聂　宏	李艳玲	黑龙江中医药大学	天津中医药大学
164	安宁疗护	邸淑珍	陆静波	河北中医药大学	上海中医药大学
165	护理健康教育	王　芳		成都中医药大学	
166	护理教育学	聂　宏	杨巧菊	黑龙江中医药大学	河南中医药大学

（七）公共课

序号	书　名	主　编		主编所在单位	
167	中医学概论	储全根	胡志希	安徽中医药大学	湖南中医药大学
168	传统体育	吴志坤	邵玉萍	上海中医药大学	湖北中医药大学
169	科研思路与方法	刘　涛	商洪才	南京中医药大学	北京中医药大学
170	大学生职业发展规划	石作荣	李　玮	山东中医药大学	北京中医药大学
171	大学计算机基础教程	叶　青		江西中医药大学	
172	大学生就业指导	曹世奎	张光霁	长春中医药大学	浙江中医药大学

序号	书　名	主　编		主编所在单位	
173	医患沟通技能	王自润　殷　越		大同大学	黑龙江中医药大学
174	基础医学概论	刘黎青　朱大诚		山东中医药大学	江西中医药大学
175	国学经典导读	胡　真　王明强		湖北中医药大学	南京中医药大学
176	临床医学概论	潘　涛　付　滨		南京中医药大学	天津中医药大学
177	Visual Basic 程序设计教程	闫朝升　曹　慧		黑龙江中医药大学	山东中医药大学
178	SPSS 统计分析教程	刘仁权		北京中医药大学	
179	医学图形图像处理	章新友　孟昭鹏		江西中医药大学	天津中医药大学
180	医药数据库系统原理与应用	杜建强　胡孔法		江西中医药大学	南京中医药大学
181	医药数据管理与可视化分析	马星光		北京中医药大学	
182	中医药统计学与软件应用	史周华　何　雁		山东中医药大学	江西中医药大学

（八）中医骨伤科学专业

序号	书　名	主　编		主编所在单位	
183	中医骨伤科学基础	李　楠　李　刚		福建中医药大学	山东中医药大学
184	骨伤解剖学	侯德才　姜国华		辽宁中医药大学	黑龙江中医药大学
185	骨伤影像学	栾金红　郭会利		黑龙江中医药大学	河南中医药大学洛阳平乐正骨学院
186	中医正骨学	冷向阳　马　勇		长春中医药大学	南京中医药大学
187	中医筋伤学	周红海　于　栋		广西中医药大学	北京中医药大学
188	中医骨病学	徐展望　郑福增		山东中医药大学	河南中医药大学
189	创伤急救学	毕荣修　李无阴		山东中医药大学	河南中医药大学洛阳平乐正骨学院
190	骨伤手术学	童培建　曾意荣		浙江中医药大学	广州中医药大学

（九）中医养生学专业

序号	书　名	主　编		主编所在单位	
191	中医养生文献学	蒋力生　王　平		江西中医药大学	湖北中医药大学
192	中医治未病学概论	陈涤平		南京中医药大学	
193	中医饮食养生学	方　泓		上海中医药大学	
194	中医养生方法技术学	顾一煌　王金贵		南京中医药大学	天津中医药大学
195	中医养生学导论	马烈光　樊　旭		成都中医药大学	辽宁中医药大学
196	中医运动养生学	章文春　邬建卫		江西中医药大学	成都中医药大学

（十）管理学类专业

序号	书　名	主　编		主编所在单位	
197	卫生法学	田　侃　冯秀云		南京中医药大学	山东中医药大学
198	社会医学	王素珍　杨　义		江西中医药大学	成都中医药大学
199	管理学基础	徐爱军		南京中医药大学	
200	卫生经济学	陈永成　欧阳静		江西中医药大学	陕西中医药大学
201	医院管理学	王志伟　翟理祥		北京中医药大学	广东药科大学
202	医药人力资源管理	曹世奎		长春中医药大学	
203	公共关系学	关晓光		黑龙江中医药大学	

序号	书名	主编		主编所在单位	
204	卫生管理学	乔学斌	王长青	南京中医药大学	南京医科大学
205	管理心理学	刘鲁蓉	曾智	成都中医药大学	南京中医药大学
206	医药商品学	徐晶		辽宁中医药大学	

（十一）康复医学类专业

序号	书名	主编		主编所在单位	
207	中医康复学	王瑞辉	冯晓东	陕西中医药大学	河南中医药大学
208	康复评定学	张泓	陶静	湖南中医药大学	福建中医药大学
209	临床康复学	朱路文	公维军	黑龙江中医药大学	首都医科大学
210	康复医学导论	唐强	严兴科	黑龙江中医药大学	甘肃中医药大学
211	言语治疗学	汤继芹		山东中医药大学	
212	康复医学	张宏	苏友新	上海中医药大学	福建中医药大学
213	运动医学	潘华山	王艳	广东潮州卫生健康职业学院	黑龙江中医药大学
214	作业治疗学	胡军	艾坤	上海中医药大学	湖南中医药大学
215	物理治疗学	金荣疆	王磊	成都中医药大学	南京中医药大学

策划编辑 王利广 郭青丽
责任编辑 郭青丽
责任印制 刘 衍

全国中医药行业高等教育"十四五"规划教材（第二批）
全国高等中医药院校规划教材（第十一版）

读中医药书，走健康之路

绿色印刷产品

服务号
（zgzyycbs）

医开讲
（yikaijiang）

8202-4
登录www.e-lesson.cn
扫码添加客服微信
刮开涂层获取序列号

ISBN 978-7-5132-8202-4

9 787513 282024 >

定价：55.00 元